P.-J. CADIOT

PRÉCIS

de

Chirurgie Vétérinaire

Avec 195 figures dans le texte

PARIS

ASSELIN et HOUZEAU

ÉDITEURS

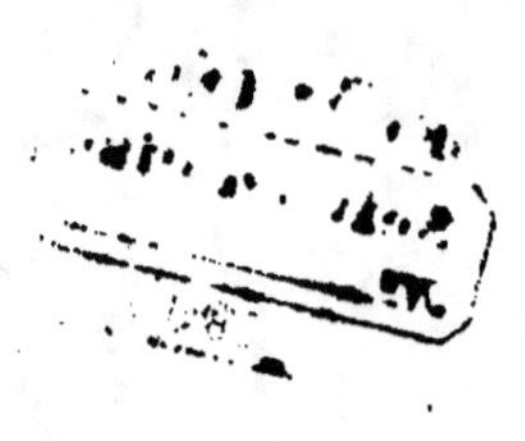

P.-J. CADIOT

PRÉCIS

DE

CHIRURGIE VÉTÉRINAIRE

AVEC 195 FIGURES DANS LE TEXTE

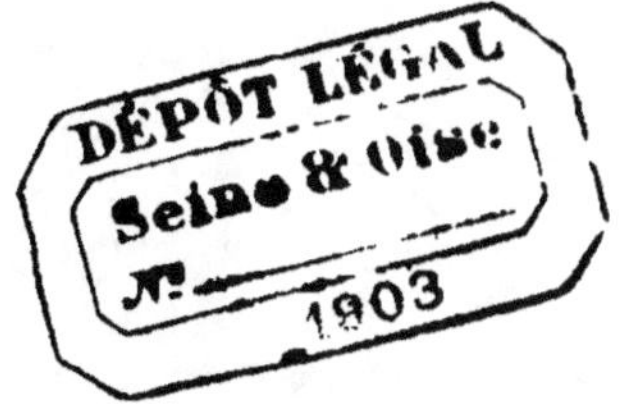

PARIS

ASSELIN ET HOUZEAU

LIBRAIRES DE LA SOCIÉTÉ CENTRALE DE MÉDECINE VÉTÉRINAIRE

PLACE DE L'ÉCOLE-DE-MÉDECINE

1903

TABLE DES MATIÈRES

PREMIÈRE PARTIE
OPÉRATIONS PRATIQUÉES SUR LES SOLIPÈDES

I

II
Opérations élémentaires.

III

Opérations spéciales.

I. — Opérations pratiquées sur la tête.

II. — Opérations pratiquées sur l'encolure.

III. — Opérations pratiquées sur le thorax.

IV. — Opérations pratiquées sur l'abdomen.

V. — Opérations pratiquées sur la queue.

VI. — Opérations pratiquées sur les membres.

VII. — Opérations pratiquées sur le pied.

DEUXIÈME PARTIE

OPÉRATIONS PRATIQUÉES SUR LES ANIMAUX DE L'ESPÈCE BOVINE

TROISIÈME PARTIE

OPÉRATIONS PRATIQUÉES SUR LES PETITS RUMINANTS ET LE PORC

QUATRIÈME PARTIE

OPÉRATIONS PRATIQUÉES SUR LE CHIEN

PRÉCIS

DE

CHIRURGIE VÉTÉRINAIRE

PREMIÈRE PARTIE

OPÉRATIONS PRATIQUÉES SUR LES SOLIPÈDES

SECTION I

ASSUJETTISSEMENT. — ANESTHÉSIE. ANTISEPSIE. — HÉMOSTASE.

I. — Assujettissement.

La plupart des interventions chirurgicales s'accompagnent de douleur et provoquent des mouvements de défense, des réactions dangereuses pour le chirurgien, pour les aides, pour l'opéré lui-même. A part les cas où le cheval est profondément déprimé, il faut se mettre à l'abri de ses atteintes, et généralement recourir aux moyens de contrainte. — La contention en position couchée expose à la fracture du rachis et à d'autres accidents très graves ; aussi doit-on — de préférence assujettir l'animal debout, sur un sol meuble, gazonné ou recouvert d'une couche de paille ; sur le pavé, sur une aire glissante, il peut s'abattre et se couronner. — On ne pratiquera à l'écurie que les interventions peu douloureuses ou nécessitées par les maladies internes, tout en prenant les mesures voulues pour ne pas se faire serrer contre le mur ou les parois de la stalle. — Il importe de voir clair si l'on veut travailler avec assurance; la nuit, des lumières éclaireront le champ opératoire.

A. — **Contention du cheval debout**.

Si le cheval doit être tenu en main, garnissez la tête d'un bridon ou d'un licol dont la longe est ensuite passée dans la bouche. — Si vous voulez l'attacher à un anneau ou à un poteau, à l'aide d'un licol ordinaire ou d'un licol de force, ne passez la longe ni dans la bouche, ni sur le nez : l'animal, « tirant au renard », pourrait se couper la langue, se fracturer les sus-maxillaires ou les sus-nasaux. Le bridon expose aux mêmes accidents. — Beaucoup de chevaux dangereux deviennent maniables dès qu'on les a momentanément privés de la vue au moyen d'une *capote* de toile ou de cuir, ou d'un simple tablier jeté sur le front et noué sous la gorge.

L'animal ainsi préparé, il est possible d'exécuter certaines opérations peu douloureuses. S'il se défend, appliquez un tord-nez à la lèvre supérieure : le patient ressent une souffrance qui l'occupe entièrement; il ne réagit pas sous l'action de l'instrument. Appliqué à l'oreille ou à la lèvre inférieure, ce dérivatif a moins d'action. L'aide qui en est chargé doit se tenir en avant du patient et un peu sur le côté, afin d'éviter les atteintes des membres antérieurs. — Lorsque le cheval cherche à attaquer de la dent, enroulez une corde sur la partie inférieure de la tête, au niveau du chanfrein et du col du maxillaire, ou appliquez une muselière fixée au licol.

Pour diminuer la base de sustentation et gêner l'animal qui veut frapper, faites lever un membre de devant ou de derrière par un aide vigoureux. Si le cheval se défend ou si l'opération doit durer un certain temps, il convient d'utiliser la courroie, la plate-longe ou le trousse-pied. L'application de celui-ci est

des plus simples. La courroie, passée dans la première boucle,
forme une anse que l'on serre sur le paturon ; elle contourne
ensuite l'avant-bras de dedans en dehors et passe dans la
seconde boucle, où elle est arrêtée (*fig.* 1) : le canon est

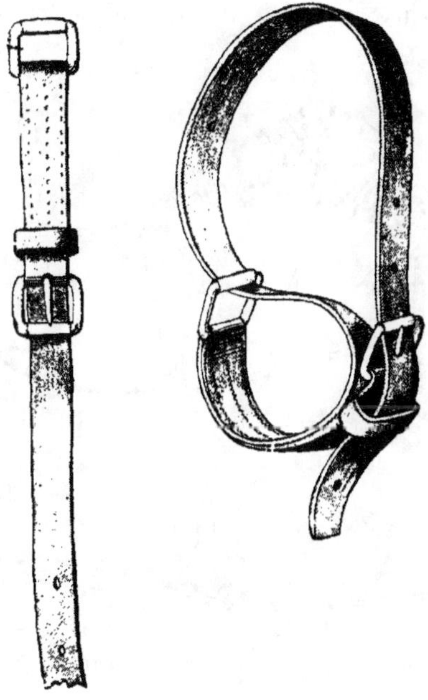

Fig. 1. — Trousse-pied. (Trasbot.)

maintenu fléchi sur l'avant-bras ; l'animal ne peut se servir
de son membre entravé ; il se fatigue vite en réagissant, bientôt
il se laisse facilement approcher.

Pour porter en avant un des membres postérieurs, employez
une plate-longe comme le montre la *figure* 2. En exerçant
une traction sur elle, le membre est détaché du sol et immobilisé ; le cheval ne peut frapper avec le pied congénère.
— Pour immobiliser les deux membres postérieurs, servez-
vous de deux entravons, dont le porte-lacs. Appliquez-les sur

les paturons, l'anneau en avant ; réunissez-les par le lacs ;
passez celui-ci entre les membres antérieurs, en avant de
l'épaule droite, sur le garrot, croisez-le au niveau de la côte
opposée et faites-en tenir l'extrémité par un aide (*fig.* 3).

Avec l'entrave Le Goff, vous pouvez encore facilement
immobiliser les membres de devant ou ceux de derrière.

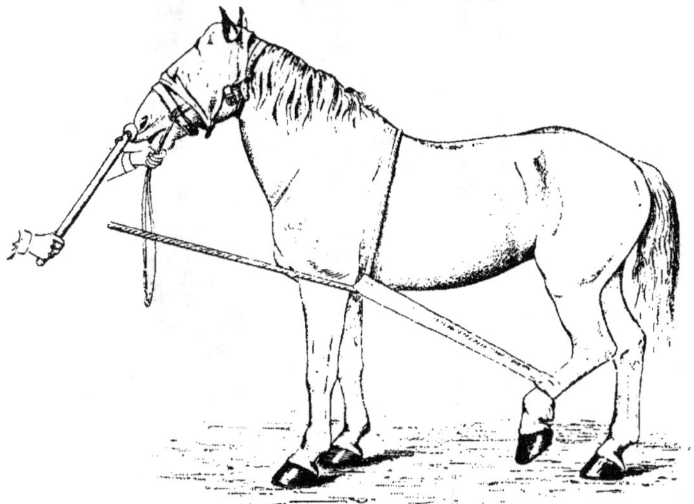

Fig. 2. — Membre postérieur porté en avant avec la plate-longe.

L'appareil, qui a la forme d'un **Y**, est fixé aux deux paturons
antérieurs et à l'un des postérieurs, ou inversement. — Pour
limiter les mouvements des membres d'un bipède latéral,
entravez ceux-ci au moyen d'une corde terminée par
deux nœuds coulants, ou avec deux branches de l'entrave
Le Goff.

Dans le *travail ordinaire*, on peut étroitement immobiliser le cheval et pratiquer avec sécurité nombre d'opérations.
— Le *travail* de Vinsot *fig.* 4, en fer, permet d'effectuer plus
facilement certaines opérations sur l'animal debout. Deux
barres horizontales ferment l'appareil sur ses côtés. Après

avoir écarté l'une d'elles, on fait reculer le cheval dans l'aire
du travail. La barre replacée, l'animal est enfermé
dans le cadre. La tête est fixée aux poteaux antérieurs au
moyen des longes du licol de force ; sous le thorax, on tend un
tablier dont deux prolongements, passés entre les cuisses,
soutiennent le train de derrière, et deux autres, passés entre les

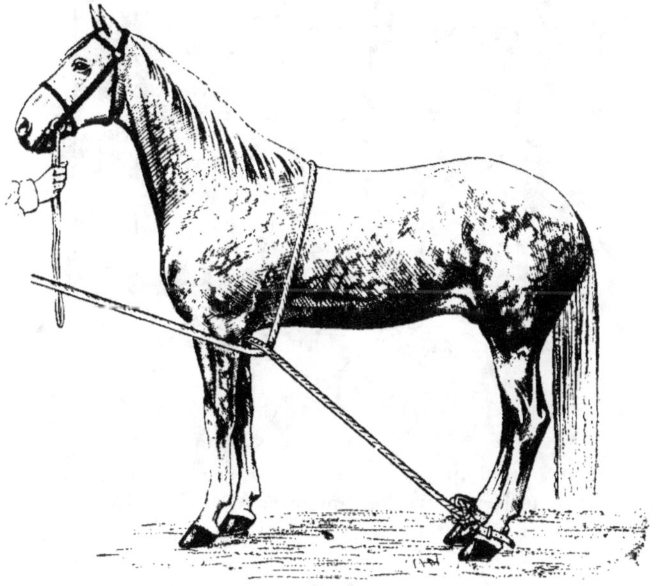

Fig. 3. — Contention des membres postérieurs.

membres antérieurs, soutiennent l'avant-main. Les membres,
fixés par des entraves à une solide chaîne métallique reposant sur le sol dans l'axe de l'appareil et tendue par un treuil
peuvent être attachés, les antérieurs aux barres latérales,
comme dans le travail ordinaire, les postérieurs à la barre
transversale, où ils sont amenés à l'aide d'un treuil. Pou,
la castration debout, on porte le membre postérieur gauche
en arrière : l'opérateur s'accroupit sous le flanc correspon

dant. Beaucoup d'interventions sur le tronc, les membres et

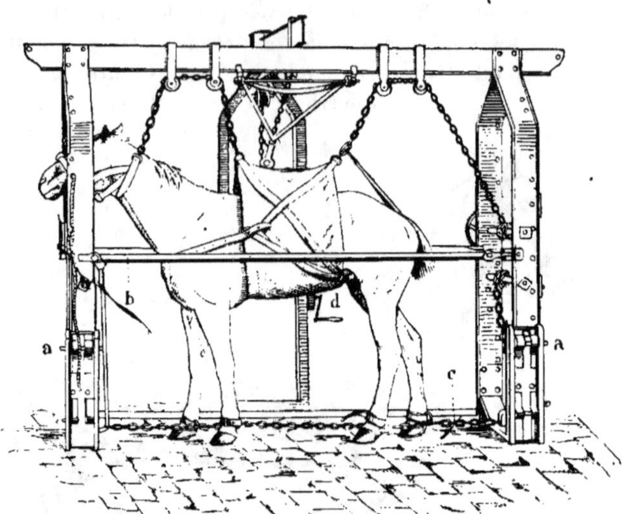

Fig. 4. — Travail-bascule de Vinsot (modèle primitif).

le pied sont d'une exécution aisée avec cet appareil. — Le *travail* de Neuf offre les mêmes avantages. C'est une sorte de parallélipipède en poutrelles de fer, qui repose par deux tourillons sur des supports *ad hoc* solidement scellés dans le sol (*fig.* 5 . Muni d'un licol et d'un masque matelassé, le cheval est amené près de la face gauche du travail. Le déplacement d'une barre mobile, qui occupe horizontalement le milieu de cette face et pivote sur son extrémité postérieure, permet de faire entrer le cheval à reculons dans le cadre. La barre est replacée, le cheval sanglé, légèrement soulevé de terre, puis entravé.

Lorsque le cheval est placé dans l'un de ces appareils, *on ne doit jamais négliger de soutenir le tronc par les sangles ou le tablier de soutien.*

Quand on ne dispose pas d'un travail, ou si la contention

effectuée comme il a été dit plus haut est trop difficile ou

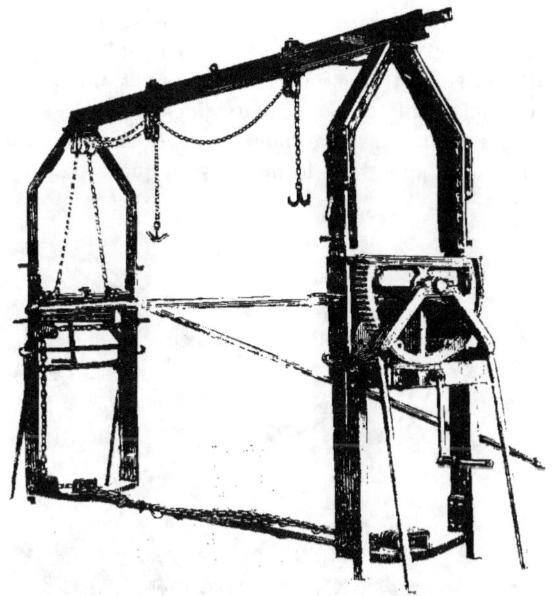

Fig. 5. — Travail-bascule de Neuf.

dangereuse, on assujettit l'animal en position décubitale.

B. — Contention du cheval en position couchée.

Pour coucher le cheval, amenez-le sur le bord d'un épais lit
de paille; passez simplement la longe dans la bouche ou appliquez un tord-nez à la lèvre supérieure et chargez un aide de
tenir la tête. Faites lever le pied antérieur du côté opposé à
celui sur lequel l'animal doit être abattu. Appliquez les entravons sur les quatre paturons, le porte-lacs sur celui
du pied levé, les boucles en dehors, les anneaux des antérieurs dirigés en arrière, ceux des postérieurs dirigés en
avant. Passez le lacs dans les anneaux des entravons, en com-

mençant par celui du membre postérieur correspondant au
pied levé, puis successivement dans ceux du membre postérieur et du membre antérieur opposés, enfin dans celui où il
est fixé, et faites-le tenir modérément tendu par des aides.
Glissez sur le tronc, en arrière du garrot, une plate-longe dont
les chefs sont tenus par deux aides, du côté où le cheval doit
être abattu. Un autre aide saisit les crins de la queue et se
dispose à agir dans le même sens que ceux qui tiennent la

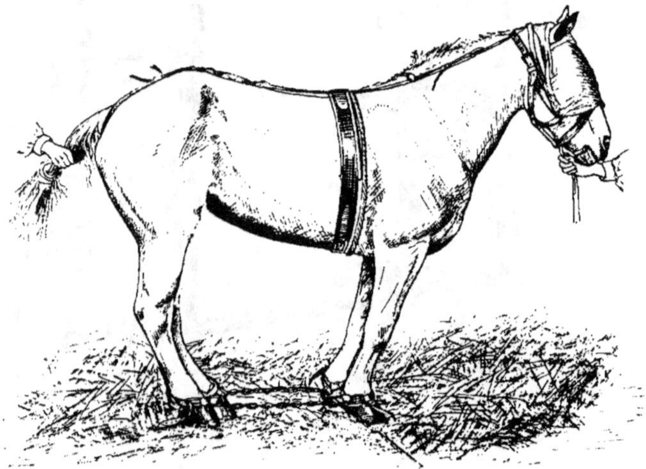

Fig. 6. — Abatage du cheval. Procédé ordinaire.

plate-longe. Diminuez le plus possible la base de sustentation
du cheval : rassemblez-le en le faisant reculer ou en portant
successivement en avant les deux membres postérieurs, l'anse
que forme le lacs étant graduellement rétrécie (*fig.* 6). — Au
signal convenu, une action commune a lieu : les extrémités
sont rapprochées ; l'animal, sentant sa chute imminente, flé-
chit les rayons des membres ; les tractions simultanément
exercées sur le tronc, la queue, la tête, entraînent la masse
du corps. Le cheval doit tomber doucement sur le lit, ou
plutôt s'y étendre de l'arrière à l'avant ou en sens inverse.

Arrêtez le lacs par un nœud double ou par un porte-mousqueton. — Assurez-vous que le tord-nez et la sous-gorge ne gênent pas la respiration. Recommandez à l'aide qui tient la tête de ne pas occlure ou laisser occlure les naseaux ni comprimer la gorge. Durant l'opération, veillez aussi à ce que les

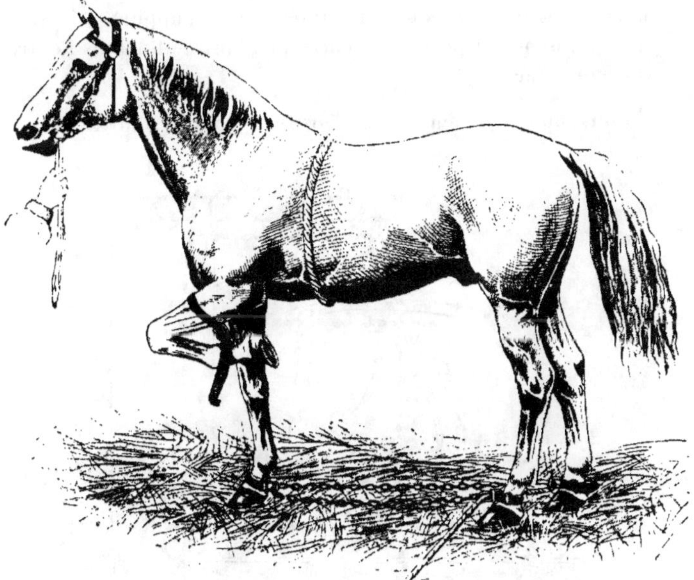

Fig. 7. — Abatage avec le trousse-pied.

assistants n'exercent pas de pressions fortes ou permanentes sur le thorax.

Lorsque les quatre extrémités sont laissées dans les entraves, maintenues rapprochées pendant toute la durée d'une opération, les réactions sont plus dangereuses et la fracture de la colonne vertébrale plus à redouter que si l'un des membres est ensuite déplacé, fixé sur un autre ou désentravé après l'avoir assujetti par une courroie ou une plate-longe au membre congénère. — Dans le but d'éviter cet accident, quand on couche un cheval très irritable ou très vigoureux il convient

d'appliquer le trousse-pied au membre antérieur du côté opposé
à celui sur lequel l'animal doit être abattu. L'appareil fixé,
laissez faire au cheval, tout en le guidant, quelques tours sur
le lit de paille : bientôt il est fatigué et ne réagit plus. Placez
alors les entravons sur les membres libres, le porte-lacs au
paturon postérieur correspondant au pied levé. Passez le lacs
dans l'entravon du membre antérieur à l'appui, puis dans
celui du membre postérieur correspondant, enfin dans l'entravon porte-lacs (*fig.* 7).

Pour placer le cheval en position dorsale, faites passer

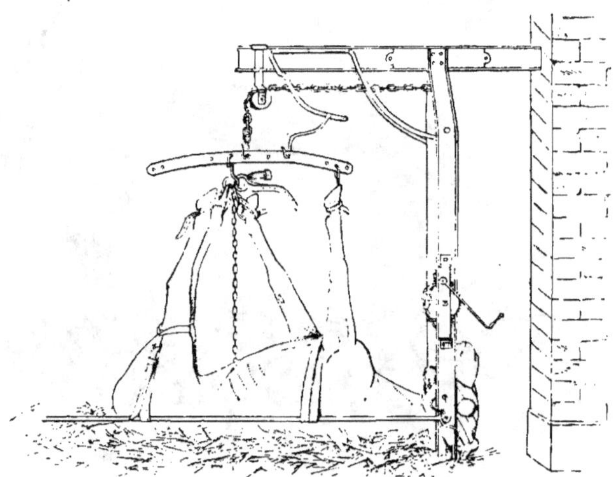

Fig. 8. — Potence de Vidron.

entre les membres antérieurs et ceux de derrière une barre
dont les extrémités sont soulevées par des aides et tenue perpendiculaire à l'axe du corps. Parfois on peut passer le lacs
sur une solide traverse de la pièce où l'on opère et le faire
tirer par des aides. — Vidron a imaginé un appareil en fer
pour la contention en position dorsale. Celui-ci se compose
de deux montants verticaux réunis à 2^m,60 du sol pour
supporter une potence horizontale scellée au mur à l'une

de ses extrémités. Cette potence soutient une chaîne-câble
mue par un moulinet et terminée par un crochet auquel se
fixe une barre de suspension. — On commence par abattre le
cheval sur un lit de paille disposé sous l'appareil. On attache
ensuite les membres le long de la barre. — le membre à opérer dans l'entravon, les trois autres réunis dans un crochet
mousse. — Deux aides tournent le moulinet ; le cheval est
bientôt en position dorsale, les membres en extension. — On
peut le faire pivoter de manière à placer la tête entre les montants *fig*. 8 . Deux brancards sont alors rabattus de chaque
côté du corps. Il ne reste plus qu'à immobiliser le sternum et
les cuisses avec des sangles. — Le dispositif de la barre de
suspension a pour effet de décomposer les efforts du patient, la
contraction des trois membres provoquant l'extension du quatrième, et réciproquement.

Si l'on doit porter un membre antérieur sur le postérieur
superficiel, une plate-longe, fixée au canon du premier, est
dirigée vers la partie inférieure de la jambe, passée de dessus
en dessous, ensuite portée en avant et passée sous la partie
supérieure de l'avant-bras. Un aide placé au lacs, deux autres
tirent l'extrémité de la plate-longe dans la direction du garrot
dès que le pied est sorti de l'entravon *fig*. 9 , puis le membre,
porté à la hauteur voulue, est fixé par deux tours croisés en **X**
et un tour circulaire.

Lorsqu'un membre postérieur doit être porté sur l'antérieur
superficiel, la plate-longe, fixée sur le canon du premier, est
passée sur le tiers inférieur de l'avant-bras, de dessus en
dessous, ensuite amenée sous la jambe du membre à déplacer
et tirée par deux aides dans la direction de la croupe *fig*. 10 .
Une autre plate-longe fixée et tendue au-dessus du genou
favorise la manœuvre.

Quand une opération doit être pratiquée sur la région
inguinale, faites porter en avant, sur l'épaule correspondante,
le membre postérieur superficiel. Une plate-longe fixée au
canon est passée sur le garrot, puis sous l'encolure, ramenée
en arrière, passée au-dessus de sa première partie qu'elle

croise obliquement, ensuite sous la jambe et tirée dans la direction de la croupe. (V. *fig.* 92.)—Pour opérer commodément dans

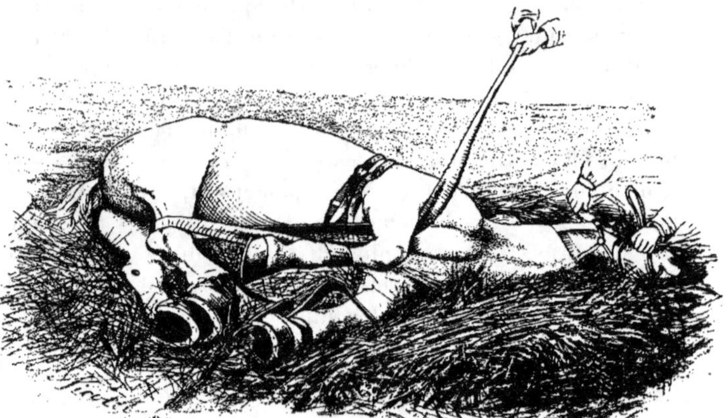

Fig. 9. — Le membre antérieur droit est porté sur le postérieur
correspondant.

la région de l'aine (hernie, cryptorchidie), faites porter dans

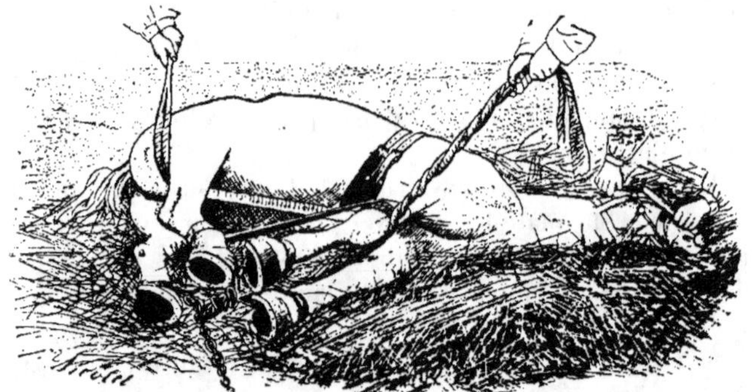

Fig. 10. — Le membre postérieur droit est porté sur l'antérieur
correspondant.

l'abduction le membre postérieur superficiel. A cet effet, deux
plates-longes fixées sur le canon et passées dans des anneaux

scellés ou autour de solides piliers sont tirées, l'une dans la direction du garrot, l'autre perpendiculairement à la colonne vertébrale. V. *fig.* 105.

On peut encore : 1° entraver en **8** les membres antérieurs au-dessus du genou, ou les membres postérieurs au-dessus du jarret ; 2° porter un membre en avant ou en arrière au moyen d'une plate-longe ou du bâton à entraves.

Quelle que soit la manœuvre effectuée ou le déplacement imprimé à un membre, *jamais on ne doit se tenir dans le champ de mouvement de celui-ci tant qu'il n'est pas solidement fixé.* Et pendant les opérations pratiquées sur les membres ou dans la région inguinale, on ne transgressera ce précepte qu'après avoir pris les mesures donnant une absolue sécurité. En maintes circonstances, il n'est pas superflu d'associer la plate-longe et l'entravon.

Pour désentraver un membre, ayez soin aussi de vous placer en dehors de son champ de mouvement, — en face de la région plantaire des pieds. Pour désentraver les quatre extrémités, placez-vous de la même manière, au bout des membres : enlevez d'abord les entravons inférieurs, puis les autres, sans mouvement brusque pouvant inciter le sujet à réagir.

Les *entravons anglais* permettent de relever facilement le cheval en supprimant une partie de l'opération — le débou-

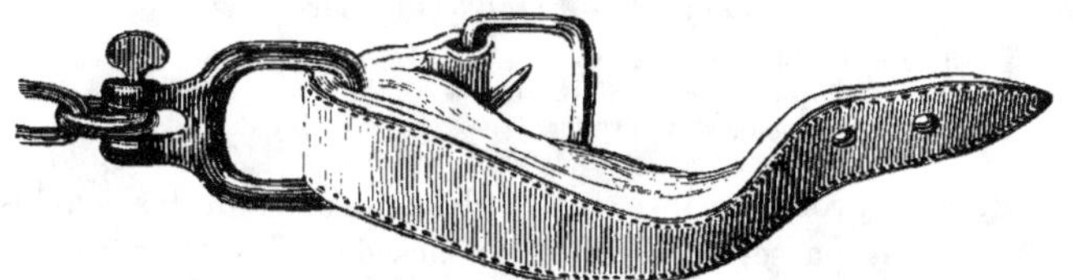

Fig. 11. — Entravon de Bracy-Clark.

clement sur l'animal couché. Ceux de Bracy-Clark sont semblables aux entravons ordinaires, mais la chaîne est fixée à l'entravon porte-lacs au moyen d'une vis dont l'enlèvement libère immédiatement les membres *fig.* 11. L'animal se

relève avec les entravons fixés aux paturons. Pour les retirer,
on fait lever un membre antérieur. — Les entravons anglais
actuels se composent de deux courroies d'inégale longueur
réunies par une boucle avec ardillon : la plus courte porte à
son extrémité libre un anneau, et la plus longue une boucle
pouvant livrer passage à cet anneau (*fig*. 12). On les place

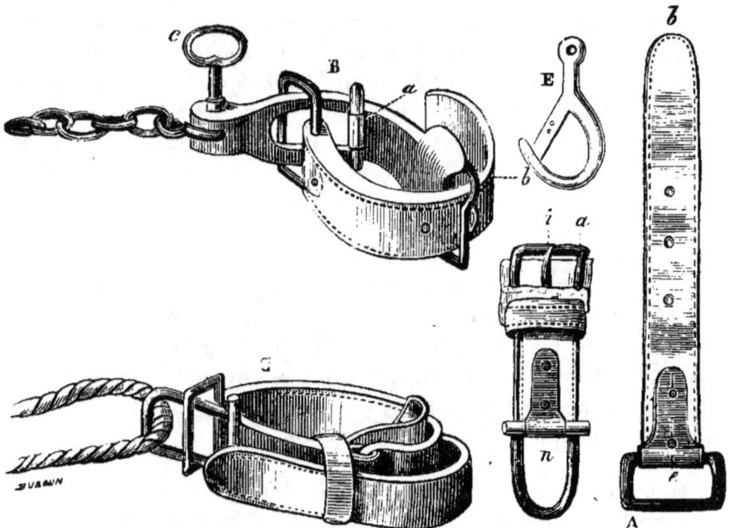

Fig. 12. — Entravons anglais.

A. entravon démonté ; *be*, grande courroie ; *in*, petite courroie ; *a*, boucle avec
ardillon ; — C. disposition de l'entravon bouclé et placé ; — B. entravon porte-lacs ;
c, clef ; — E. porte-mousqueton. (Peuch et Toussaint.)

sur les paturons, en introduisant les anneaux dans les boucles ;
il suffit de passer rapidement le lacs dans ces anneaux pour
les maintenir en place. L'animal abattu, les membres sont
tenus rassemblés en fixant le porte-mousqueton sur la chaîne,
dans la maille la plus rapprochée des entravons. — Pour le
relever, on ôte la vis comme dans le système de Bracy-Clark,
puis on tire sur le lacs : les entravons se détachent d'eux-
mêmes. Quelquefois ils sont projetés au loin par la détente

des membres postérieurs : aussi doit-on éviter de se tenir en arrière du cheval.

Pour coucher les sujets de petite taille, — les poneys et les poulains, — employez les entravons improvisés. Prenez quatre bouts de corde que vous fixez successivement par un nœud droit

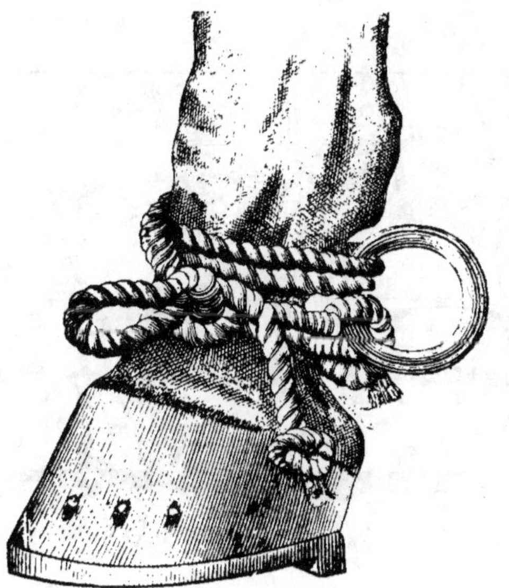

Fig. 13. — Entravon improvisé de Deneubourg. (Peuch et Toussaint.)

sur chacun des paturons, en laissant entre les cordes et la peau assez d'espace pour que le lacs puisse glisser. — Ou servez-vous de quatre anneaux métalliques solides et assez larges, de quatre bouts de corde et d'un lacs. Les anneaux sont fixés aux paturons, en arrière pour les membres antérieurs, en avant pour les membres postérieurs, par les cordes que l'on passe deux ou trois fois dans ces anneaux et que l'on arrête par un nœud droit (*fig.* 13. — L'abatage se fait comme avec les entravons ordinaires.

La table de Daviau permet l'assujettissement facile en position décubitale et expose beaucoup moins aux fractures et aux déchirures musculaires que l'abatage ordinaire. Elle consiste en un solide plateau en chêne, garni de cuir souple rembourré, qu'un mécanisme spécial fait basculer autour d'un axe horizontal. — Muni de la capote, l'animal est amené près du plateau verticalement disposé, où il est attaché au moyen de sangles, puis entravé. Les longes du licol et les cordes

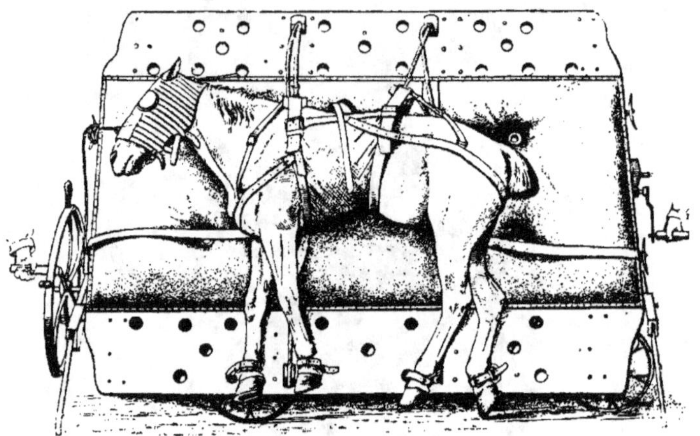

Fig. 14. — Table de Daviau.

sont arrêtées à des chevilles disposées sur la face postérieure du plateau. Quand le cheval est ainsi immobilisé, un aide actionne une manivelle : la table bascule et arrive en situation horizontale, à hauteur convenable pour l'action chirurgicale. En général, les animaux réagissent peu. — Avec l'ancien appareil, pour retourner le patient, il fallait le relever, le placer en sens inverse près de la planche et recommencer les manœuvres. L'appareil perfectionné, monté sur roues et que l'on peut fixer solidement sur le sol au moment de s'en servir fig. 14, permet de retourner le cheval sans le relever, sans modifier l'horizontalité de la planche.

Avec le travail de Vinsot, le cheval est également placé sans secousse dans l'attitude décubitale ; il est fixé comme pour l'opération debout, la tête attachée à l'un des montants, le tablier et la chaîne tendus. A la barre horizontale sur laquelle va reposer le tronc, on adapte un double coussin formant une sorte de table. Par le fonctionnement du grand treuil (*fig.* 4, *d*), l'appareil bascule, pivote sur un axe (*aa*) situé à une certaine distance du sol. Il est aisé de détacher ensuite les membres et de les fixer aux barres ou aux traverses. Le praticien peut opérer assis, le membre est solidement fixé, et, ainsi qu'avec le Daviau, l'asepsie est facile.

Tel qu'il est construit actuellement (*fig.* 15), l'appareil

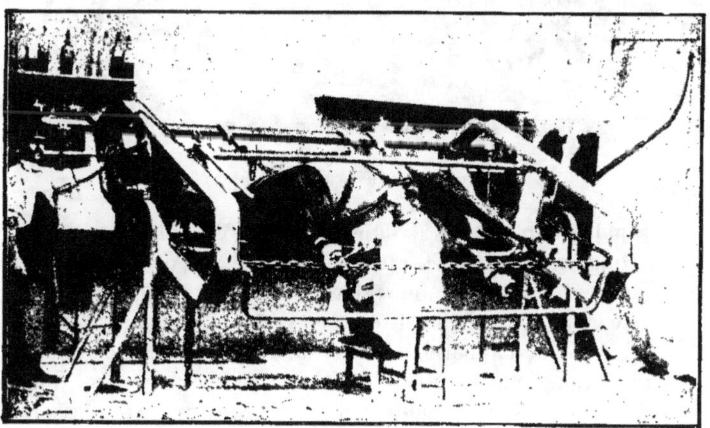

Fig. 15. — Travail de Vinsot basculé.

bascule dans les deux sens, à droite ou à gauche, et le praticien peut assujettir ses opérés dans les diverses attitudes sans recourir à plusieurs aides. Quatre taquets d'arrêt le maintiennent en position verticale. Une fois le cheval entravé, on peut le soulever de terre au moyen d'un treuil qui tend une chaîne à laquelle est relié le tablier de soutien. Les taquets enlevés, une traction exercée sur un levier adapté à l'extrémité de l'axe suffit pour faire basculer l'appareil, que

deux supports arrêtent quand sa position est devenue horizon
tale.

Le travail de Neuf permet aussi de placer facilement et

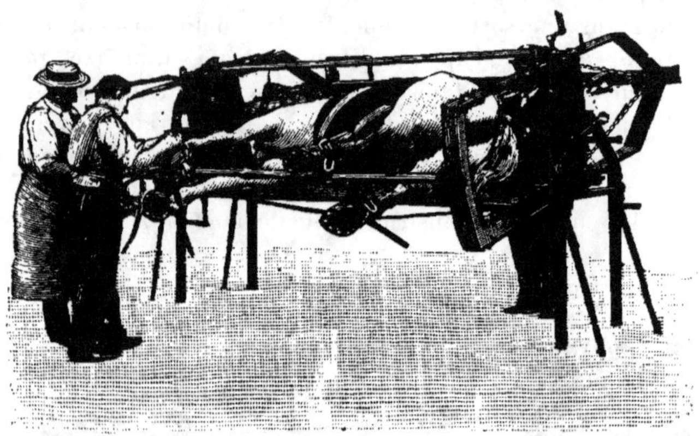

Fig. 16. — Travail de Neuf basculé.

rapidement le cheval dans l'attitude décubitale, puis de le
retourner sans le désentraver. Du côté où l'on veut renverser
l'animal, on dispose une table mobile capitonnée, que l'on fixe
aux montants à l'aide de deux clavettes. Une manivelle placée
à l'avant de l'appareil actionne une vis d'Archimède qui s'en-
grène dans un demi-cercle de roue dentée : l'appareil tourne
doucement, sans à-coups, autour de son grand axe horizontal,
et s'arrête en la position voulue.

Si l'opérateur ou un aide doit se placer soit entre les
membres, soit dans leur champ de mouvement, il est indiqué
de les fixer très solidement par des plates-longes ou de fortes
courroies, même lorsque leur assujettissement par les entravons ne laisse rien à désirer.

On peut coucher les chevaux de petite taille et les ânes sans
utiliser les entravons. Prenez une plate-longe, fixez-la d'abord
par une de ses extrémités à un paturon antérieur, puis au

paturon de l'autre membre de devant. Avec une deuxième plate-longe, réunissez les paturons postérieurs. Passez la première longe entre les membres de derrière, et l'autre entre les membres antérieurs (*fig.* 17). En faisant tirer sur ces

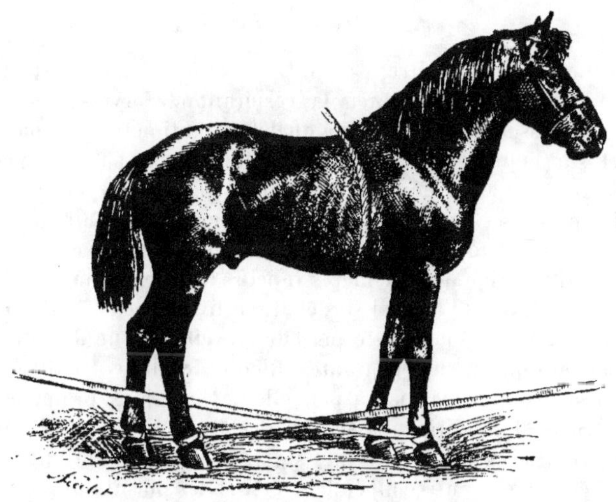

Fig. 17. — Abatage avec deux plates-longes.

cordes, sur la tête et la queue, l'animal tombe. Rapprochez les longes, tordez-les ensemble et faites-les tenir par un aide.

En outre des accidents immédiatement reconnus auxquels expose la contention du cheval, la *hernie inguinale aiguë* se produit quelquefois chez les animaux assujettis en position décubitale ou dans le travail, un membre postérieur étant déplacé en arrière et fixé à la barre transversale. Quand des signes de coliques apparaissent dans les heures qui suivent l'opération, il faut songer à cette complication et faire tout de suite l'examen des régions inguinales.

II. — Anesthésie.

I. — Anesthésie générale.

A. — Par le chloroforme.

Le cheval doit être à jeun. Couchez-le et débarrassez-le de tout lien pouvant gêner la respiration. Servez-vous d'une compresse que vous étalez à quelques centimètres des naseaux et sur laquelle un aide verse le chloroforme par très petites quantités (20-30 gouttes à la fois). Rapprochez ou éloignez la compresse des naseaux selon que vous voulez faire pénétrer l'anesthésique en plus ou moins grande abondance. .

L'inhalation des premières vapeurs de chloroforme provoque de l'agitation : l'animal se débat, se livre à des efforts parfois très violents ; mais cette période d'excitation ne dure le plus souvent que quelques minutes. Bientôt le calme arrive, l'anesthésie commence, peu à peu elle devient plus profonde. La période d'excitation passée, si des troubles respiratoires ou circulatoires se produisent, si la respiration devient précipitée ou est entrecoupée d'arrêts, si les pulsations sont très petites, irrégulières ou intermittentes, il faut suspendre les inhalations.

Les modifications de la sensibilité, de la motricité, du pouls et de la respiration, les variations du champ pupillaire, la persistance ou la cessation du réflexe palpébral permettent de reconnaître le degré de la narcose. Complète, elle est caractérisée surtout par l'atrésie de la pupille et la disparition du réflexe palpébral : l'attouchement de la conjonctive et de la cornée ne provoque plus la contraction de l'orbiculaire. La sensibilité est abolie ; tous les muscles sont inertes. — Si la respiration et la circulation s'accomplissent régulièrement, l'anesthésie peut être continuée sans danger en administrant, par intermittences, de nouvelles doses de chloroforme.

Le réveil est lent, graduel. On empêchera le patient de se relever trop tôt, et lorsqu'il a repris l'attitude quadrupédale, il convient de le soutenir jusqu'au moment où tout danger de chute est écarté.

A la condition de donner le chloroforme à petites doses progressives et de surveiller attentivement l'anesthésie, les accidents sont peu à redouter. Toutefois, pour les sujets atteints d'emphysème ou d'une affection chronique du cœur, il est préférable d'employer l'*éther*.

B. — Par l'éther.

Administrez l'éther comme le chloroforme, en vous servant d'une compresse plutôt que d'une éponge, d'étoupe ou d'ouate. L'aide le débite par petites quantités, plus largement toutefois que le chloroforme. La période d'excitation est plus longue qu'avec celui-ci : l'anesthésie est bien plus tardive et aussi moins profonde. Pour l'obtenir, souvent il faut 500 grammes d'éther, quelquefois davantage. On peut la prolonger aussi longtemps qu'il est nécessaire, en continuant ou en répétant les inhalations. — Le réveil est en général plus rapide qu'avec le chloroforme. — On prendra les mêmes précautions qu'après la chloroformisation.

C. — Par le chloral. — Par le chloral et la morphine.

Pour l'injection intraveineuse de chloral (en solution à 1 p. 3-5), on se sert habituellement de l'appareil de Dieulafoy. L'aiguille peut être remplacée par un trocart. On prendra les précautions aseptiques indiquées pour les opérations pratiquées sur les veines.

La région préparée, un aide comprime la veine à la partie inférieure de la gouttière jugulaire. Tendez la peau en exerçant sur elle une traction vers la tête ; avec la main libre, enfoncez obliquement en arrière l'aiguille ou le trocart dans le vaisseau distendu. Tandis que l'aide tient la canule inclinée, poussez lentement le liquide dans la veine. La dose anesthésique est de 8 à 10 grammes de chloral par 100 kilos d'animal. Retirez la canule par une action brusque de la main, en évitant de soulever la peau. — Aussitôt le cheval dort, l'immobilité est absolue, la résolution musculaire complète ; la respiration et la circulation, un moment troublées, reviennent vite à leur rythme normal. Selon la quantité de chloral injectée, la durée de la narcose varie de une à trois heures.

Ce procédé ne s'est pas répandu dans la pratique. Il expose à de graves accidents : à la phlébite et à des lésions nécrotiques des tissus périveineux.

Pour obtenir un certain degré d'anesthésie pouvant faciliter l'assujettissement en position décubitale ou l'exécution de diverses opérations sur l'animal debout, on peut encore utiliser le *chlorhydrate de morphine* (20 à 60 centigrammes) en injection sous-cutanée, ou faire d'abord cette injection de morphine et, au bout de dix minutes, administrer un lavement contenant de 30 à 60 grammes de *chloral*. L'assoupissement survient en moins d'une demi-heure, et sa durée est assez longue, parfois de plusieurs heures.

Des doses plus fortes de chloral (100-150 grammes dans 2 à 3 litres d'eau) donnent l'anesthésie complète.

II. — Anesthésie locale.

Les dangers de l'anesthésie générale ont suscité la recherche de moyens permettant d'insensibiliser la seule région sur laquelle on doit opérer. On utilise le plus souvent la *solution de cocaïne* à 1 p. 100.

Chlorhydrate de cocaïne	10 centigrammes.
Sublimé	2 milligrammes.
Eau distillée	10 grammes.

Quelques gouttes de ce collyre instillées entre les paupières insensibilisent en trois minutes les couches superficielles de la cornée. En répétant les instillations à deux minutes d'intervalle, l'anesthésie de la cornée, de la conjonctive et des paupières est souvent complète en moins de dix minutes et dure un quart d'heure. Après l'emploi de la cocaïne, la ponction de la cornée et l'extraction des corps étrangers fixés dans cette membrane sont faciles. Cinq ou six injections sous-conjonctivales faites autour du globe oculaire permettent l'ablation de l'œil sans grande douleur. — En injection sous-cutanée, la cocaïne insensibilise les tissus superficiels, et l'anesthésie produite peut durer une demi-heure, quelquefois davantage. Par les injections en traînées, on peut étendre à volonté l'aire anesthésique. On adapte à la seringue une longue et fine aiguille ; celle-ci est introduite dans le tissu conjonctif sous-cutané ou dans l'épaisseur du derme, sur la ligne de l'incision que l'on veut pratiquer ; on la retire graduellement en refoulant le piston, de manière à laisser derrière elle une traînée du liquide.

Les solutions de cocaïne injectées sur le trajet des nerfs insensibilisent les régions auxquelles se distribuent ceux-ci. On peut anesthésier le pied du cheval en faisant une injection de cocaïne (10 grammes d'une solution à 1 p. 50 au niveau de chacun des nerfs plantaires, au-dessus du boulet.

L'anesthésie médullaire par injection sous-arachnoïdienne lombaire d'une solution de cocaïne n'est pas à recommander pour les animaux.

III. — Antisepsie et asepsie.

L'antisepsie consiste en l'emploi d'agents chimiques réputés capables de détruire les microbes qui pourraient être ou ont été déposés aux plaies opératoires pendant ou après l'intervention. *L'asepsie* a pour but de prévenir l'infection des plaies opératoires en détruisant par la chaleur ou en éloignant mécaniquement les germes qui pourraient les contaminer durant l'intervention.

Loin de s'exclure, les deux méthodes se complètent mutuellement. On doit s'en tenir à la dernière quand on divise des tissus indemnes de souillure et pour lesquels les antiseptiques sont irritants : mais si, lorsqu'on est sûr de l'asepsie, il est plutôt nuisible de répandre des liquides bactéricides sur les tissus sains ou les surfaces cruentées, souvent l'on s'en sert au cours des opérations pour purifier les tissus accidentellement souillés. Il faut recourir à l'antisepsie lorsque la région où l'on va travailler est le siège d'une plaie suppurante, d'un trajet fistuleux, d'un ulcère : on l'emploie après les interventions dans lesquelles la réunion par première intention a été manquée ; on en utilise les agents pour désinfecter le champ opératoire, les mains, quelquefois les instruments, et pour préparer les matériaux de pansement. Aucune chirurgie courante n'est faite sans antiseptiques.

I. — Principaux agents antiseptiques.

Acide phénique. — Avec lui on prépare des solutions à 1, 2 ou 5 p. 100. La solution forte peut être employée pour désinfecter les surfaces souillées, pour déterger les abcès, les plaies suppurantes. Les solutions faibles conviennent pour la désinfection des mains, de la peau, et l'irrigation des plaies récentes.

Bichlorure de mercure. — C'est l'un des plus puissants antiseptiques chimiques. La solution aqueuse ordinairement usitée est la liqueur de Van Swieten :

```
Sublimé...........................    1 gramme.
Alcool............................  100 grammes.
Eau bouillie......................  900    —
```

On peut l'utiliser pour la désinfection de la peau, pour l'irrigation des plaies opératoires ou accidentelles. Le sublimé irrite moins les tissus que l'acide phénique ; il ne convient pas pour la désinfection des instruments, dont il altère le poli et le tranchant. On lui substitue le biiodure de mercure pour les opérations obstétricales, et l'oxycyanure de mercure (2-5 p. 1000) pour la préparation de l'appareil instrumental.

La solution faible est obtenue en ajoutant 1000 grammes d'eau à la précédente. On se sert de solutions plus étendues (1 p. 3000-5000) pour l'asepsie de la plupart des muqueuses.

Biiodure de mercure. — On le recommande en solution très faible (1 p. 10000-20000) pour la désinfection des muqueuses oculaire et utérine. Cette solution n'irrite pas les tissus et n'altère pas les instruments.

Chlorure de zinc. — On l'emploie en solution légère (1 p. 100) ou forte (1 p. 10). Cette dernière, qui est caustique, convient pour désinfecter les fistules, les plaies suppurantes ou septiques. — La *pâte de Socin* (oxyde de zinc, 50 grammes ; chlorure de zinc, 5-6 grammes ; eau, 50 grammes), étendue sur les traumas aseptiques suturés, forme un vernis protecteur qui peut servir de pansement.

Eau oxygénée. — L'eau oxygénée officinale dégage de 10 à

12 fois son volume d'oxygène. On l'utilise en lotions ou en irrigations, pure ou peu diluée de préférence si l'on veut une action énergique.

Permanganate de potasse. — Il doit ses propriétés antiseptiques à l'oxygène qu'il dégage. On l'emploie en solution à 1 p. 1 000-2 000 pour la désinfection de la peau, des cavités nasales, du vagin, de l'utérus, du rectum et des plaies cavitaires. On utilise les solutions fortes (1-5 p. 100) pour les plaies infectées.

Formol. — Le *formol* ou *formaldéhyde* est livré en solution alcoolique à 40 p. 100, avec laquelle on fait des solutions aqueuses plus ou moins étendues (1 p. 4 000 — 1 p. 200). C'est un antiseptique puissant, aussi actif que le sublimé. Il convient pour la désinfection des plaies suppurantes et des instruments.

Crésyl. Créoline. — Parmi les *crésols*, produits retirés du goudron de houille, le *crésyl* et la *créoline* sont les plus usités en chirurgie vétérinaire. La solution forte (3-5 p. 100) peut servir à la désinfection du champ opératoire, des mains, des traumas infectés. La solution faible (1 p. 100-200) est utilisée pour les plaies récentes et pour certaines muqueuses; on en fait un large usage pour les opérations obstétricales et la désinfection de l'utérus.

Lysol. — Il possède les mêmes propriétés que le crésyl. On l'emploie en solution aqueuse à 1-3 p. 100.

Teinture d'iode. — Pure, elle peut remplacer les solutions antiseptiques fortes pour la désinfection des plaies suppurantes. Diluée, elle est usitée pour l'antisepsie de diverses muqueuses.

Phénosalyl. — Ce produit contient de l'acide phénique, de l'acide salicylique, de l'acide lactique, du thymol, du menthol, de l'eucalyptol et de la glycérine. Environ trois fois plus actif et trois fois moins toxique que l'acide phénique, on l'emploie en solution à 1-2 p. 100 pour la désinfection de la peau, de quelques muqueuses (vagin, utérus), des plaies et des instruments.

Alcool. — Il jouit de propriétés antiseptiques plus ou moins actives suivant son degré de concentration. On l'a recommandé d'abord dans la désinfection des mains et de la région opératoire, pour dégraisser la peau et permettre une action plus énergique des antiseptiques. On lui a reconnu ensuite des effets bactéricides réalisés par une sorte de déshydratation des microbes. L'alcool à 55° aurait une action antiseptique égale à celle de l'acide phénique à 3 p. 100 et un peu inférieure à celle du sublimé à 1 p. 1000. On utilise de préférence l'alcool à 80°.

Sel marin. — L'*eau bouillie salée* (6-7 grammes de chlorure de sodium par litre d'eau) est excellente pour les irrigations péritonéales après les opérations intra-abdominales. A défaut d'autres agents, on peut employer les solutions plus concentrées (6-7 p. 100, soit une poignée de sel par litre d'eau) pour la désinfection des mains et du champ opératoire.

Iodoforme. — A la fois antiseptique et analgésique, il active la cicatrisation des plaies, entrave la décomposition des liquides qu'elles sécrètent et atténue la douleur. Il se décompose lentement ; par l'iode mis en liberté, il agit à la fois sur les microbes et sur leurs poisons. Pulvérisé en petite quantité sur les tissus cruentés, ou étalé en couche mince dans les traumas avec perte de substance, il y entretient un état aseptique pendant plusieurs jours. On l'emploie le plus souvent en poudre finement porphyrisée, mais fréquemment aussi sous d'autres formes. Voici les préparations les plus usitées.

Éther iodoformé.

Iodoforme........................	7 à 10 grammes.
Éther..........	100 —

Émulsion glycérinée.

Iodoforme........................	10 grammes.
Glycérine........................	100 —

Pommade iodoformée.

Iodoforme........................	1 à 2 grammes.
Vaseline........................	10 —

On fixe l'iodoforme sur la gaze et l'ouate. Les *gazes iodoformées* sont celles qui servent habituellement pour les pansements antiseptiques.

Salol. — Le *salol* (salicylate de phénol) possède les mêmes propriétés antiseptiques que l'iodoforme. Il a sur ce dernier le double avantage de n'être point toxique et de ne pas répandre d'odeur désagréable. Il convient pour panser les petits animaux d'appartement.

Chrysoforme. — Composé bromo-iodé, c'est l'antiseptique de choix pour les traumas compliqués de nécrose cartilagineuse, tendineuse ou aponévrotique.

II. — **Instruments.** — **Matériel de pansement.**

On emploiera de préférence des *instruments* entièrement métalliques, sans rainures inutiles et aussi simples que possible.

Le *matériel de pansement* comprend l'ouate, le jute ou l'étoupe, la gaze, les drains, la soie, le crin de Florence, le crin de cheval ou le fil de Bretagne, les éponges et les compresses, la bande ou la tarlatane.

Pour stériliser les objets de pansement on se borne généralement à l'immersion pendant cinq à dix minutes dans les solutions phéniquée, crésylée ou sublimée fortes, portées à l'ébullition.

III. — **Technique.**

1° Avant l'opération.

Désinfection des mains. — L'asepsie des mains est d'importance capitale : souvent c'est la main qui est l'agent de l'infection des plaies opératoires. Le vétérinaire qui ne veut pas s'exposer à des mécomptes doit avoir les mains parfaitement propres. La sertissure des ongles, les espaces sous-unguéaux, les gerçures, les rides, les orifices des glandes cutanées sont autant de repaires à microbes. Il est des cas où, quoi qu'on fasse, les mains ne peuvent être aseptisées sur-le-champ. Lorsqu'elles ont été souillées par du pus ou des liquides septiques, il est difficile de les rendre stériles avant quarante-huit heures. C'est là une donnée dont il importe de tenir grand compte quand on doit pratiquer une opération intra-abdominale (cryptorchidie, ovariotomie); elle commande de différer l'intervention de quelques jours, ou de redoubler de précautions si l'on doit opérer incontinent. Le plus souvent on se borne au curage des ongles, au savonnage à l'eau bouillie, au décapage de la peau par un lavage à l'alcool, puis à un autre lavage dans la solution de sublimé à 1 p. 1000.

Les mains doivent rester exemptes de souillure pendant toute la durée de l'intervention. On évitera de les porter sur la peau des régions non préparées, sur la table, sur la paille.

sur des objets non désinfectés. Dès qu'une faute a été commise, qu'elles ont été souillées, il faut immédiatement les purifier. Même lorsqu'elles n'ont touché aucun corps suspect, il convient, au cours de l'opération, de les plonger de temps à autre dans l'eau bouillie simple ou salée.

Désinfection des instruments. — On se méfiera surtout des parties qui peuvent recéler des matières infectieuses, — des mors cannelés et des encoignures des pinces, du cul-de-sac terminal de la sonde, du chas des aiguilles.

Pour rendre aseptiques les instruments, on peut se servir de la solution phéniquée ou crésylée forte, mais l'acide phénique altère le tranchant des bistouris, le crésyl rend les instruments glissants, et l'opacité de l'émulsion empêche de les distinguer dans le récipient où ils sont déposés. L'immersion dans l'eau bouillante est un bon procédé. On prévient toute altération des instruments métalliques en additionnant l'eau de 1 p. 100 de soude ou de carbonate de cette base. On peut élever le degré d'ébullition de l'eau en y ajoutant du sel marin, du borate de soude, du carbonate de soude, du carbonate de potasse, du chlorure de calcium. — Pour les instruments à manche de bois, on aseptise la partie métallique en la tenant quelques instants immergée dans l'eau bouillante. — Les bains d'huile, de glycérine, de vaseline liquide, portés à la température de 120-130°, permettent d'obtenir une complète désinfection. Si les instruments sont souillés par des matières septiques ou tétaniques, on les stérilise en les immergeant dix minutes à un quart d'heure dans le bain d'huile ou de glycérine. Hormis ce cas, le bouillissage dans l'eau ordinaire ou dans la solution de carbonate de soude est suffisant. — Le flambage à l'alcool — le *punch aux instruments* — est encore un mode de désinfection rapide de l'outillage opératoire. On dispose les instruments sur le fond d'un plat métallique, on les arrose d'un peu d'alcool et on allume : en quelques instants ils sont stériles. On les submerge avec la solution de soude ou de l'eau bouillie.

Désinfection du champ opératoire. — La région opératoire et ses environs doivent être soigneusement aseptisés.

Si la peau est saine, on coupe les poils avec les ciseaux ou la tondeuse, puis le tégument est savonné, rasé et lavé à l'eau bouillie. Après l'avoir essuyé avec une compresse stérilisée, on peut faire une friction à l'alcool ou à l'éther pour le débarrasser des matières grasses déposées à sa surface. Mais le plus souvent on se borne à un second lavage avec une solution antiseptique (acide phénique ou crésyl à 3-5 p. 100 ou sublimé à 1 p. 1 000). — Lorsque la peau est infectée, que la région est le siège d'un trauma suppurant, d'un ulcère, d'une fistule, il faut au préalable soit curetter la plaie, soit l'écouvillonner avec la solution forte de chlorure de zinc ou la teinture d'iode. — Pour certaines interventions, on devra recouvrir la région de compresses isolantes ou d'une toile fenêtrée.

Avant de commencer l'opération, on disposera les instruments dans un plateau stérilisé, et dans un autre les fils destinés aux ligatures, aux sutures, ainsi que les objets de pansement ; une cuvette remplie d'eau bouillie simple ou salée recevra les tampons d'ouate pour l'hémostase. Il convient toujours de préparer une réserve d'eau bouillie, d'eau salée ou d'une solution antiseptique.

2° Pendant l'opération.

Le chirurgien vétérinaire est généralement mal aidé. Autant que possible, il devra prendre lui-même et replacer dans le plateau où ils sont rangés les instruments dont il se servira dans le cours de l'opération. — Celle-ci commencée, on étanchera ou l'on fera étancher le sang avec des tampons d'ouate pris au fur et à mesure des besoins dans le vase qui les contient, et exprimés avant d'être portés dans la plaie. Les irrigations avec l'alcool, les solutions phéniquée ou sublimée favorisent l'hémostase, mais elles irritent les tissus. Lorsque des artérioles ou des veinules d'un certain calibre sont coupées, on en oblitère les orifices avec des pinces ou par des ligatures avec des fils de soie.

Si l'on veut obtenir la cicatrisation adhésive, on prendra

les précautions requises pour éviter toute souillure de la plaie. L'hémostase parfaite et l'affrontement exact des lèvres sont deux autres conditions essentielles. Les surfaces cruentées devront être étroitement rapprochées dans toute leur étendue ; il faut un contact uniforme et total. Dans les cas où la plaie intéresse plusieurs couches de tissus, pour maintenir ceux-ci affrontés il convient d'associer aux sutures superficielles quelques points profonds (sutures à bourdonnet, en capiton ou de soutien). On lave la couture, on l'essuie avec des tampons d'ouate et on la recouvre d'une couche de collodion iodoformé.

Aux plaies où l'affrontement intime des surfaces n'est pas possible et dans tous les traumas avec perte de substance, il faut assurer l'écoulement des sécrétions par le drainage effectué au moyen d'un tube de caoutchouc (drainage tubulaire), de crin de cheval, de crin de Florence (drainage capillaire) ou avec de la gaze (tamponnement drainant). Le tube de caoutchouc fixé aux lèvres, en l'un des angles de la plaie, par un fil de soie ou un crin de Florence, permet de déterger celle-ci sans toucher aux sutures.

L'opération terminée, la plaie doit être protégée par un *pansement*. On la recouvrira de gaze, puis de couches d'ouate ou d'étoupe stérilisées, disposées d'une façon variable suivant les cas et fixées par une bande de toile ou de tarlatane.

On peut d'ailleurs simplifier l'antisepsie ou en négliger les minuties, même pour les opérations intra-abdominales. Lorsque nous avons à faire la castration des cryptorchides ou celle de la jument, bien souvent nous nous bornons, pour les mains, au curage des ongles et au savonnage dans l'eau bouillie, suivis d'un lavage dans la solution de sublimé ou dans l'alcool à 80°, et pour les instruments, à l'immersion dans l'eau bouillante. Il est, au reste, des urgences opératoires, des circonstances où l'intervention doit être immédiate, exécutée avec les moyens que l'on a sous la main.

En ce cas, voici comment il convient de procéder. On peut

opérer sous un hangar ou en plein air. Pour éviter que des poussières soulevées par les réactions du sujet ne s'abattent sur la plaie, on fera une légère aspersion du lit de paille. On préparera une solution stérilisée de sel marin (6-7 p. 100) et de l'eau bouillie. La région, tondue ou rasée, sera nettoyée par un savonnage, par l'essuyage avec un linge un peu rude, puis lavée à l'eau bouillie salée. Après s'être curé les ongles, on se nettoiera les mains et les avant-bras par un savonnage dans ce liquide. Une cuvette flambée et remplie d'eau bouillie servira pour les ablutions au cours de l'opération.

On désinfectera les instruments par le flambage ou en les immergeant pendant quelques minutes dans l'eau bouillante simple ou additionnée de 1 p. 100 de carbonate de soude.

Pour la désinfection des serviettes, des tampons hémostatiques, des fils, des drains, de l'étoupe, on emploiera l'eau salée bouillante (1).

IV. — Hémostase.

1. *Hémostase préventive*. — On y a recours surtout pour les opérations qui se pratiquent sur les membres. Le *garrottage* et le *procédé d'Esmarch* sont les moyens usuels.

On réalise habituellement la constriction circulaire au moyen d'une anse de cordelette placée sur le paturon ou le canon pour les opérations faites sur le pied, anse dont on réduit l'étendue par la torsion avec un fer, une tige métallique quelconque ou un bâtonnet. La compression exercée sur les vaisseaux interrompt la circulation ; l'hémorragie qui se pro-

(1) Dans la pratique courante, exception faite pour un petit nombre d'interventions, en général on ne réalise pas une asepsie assez rigoureuse pour obtenir la réunion adhésive des plaies opératoires. Souvent on prépare la région par la simple section des poils suivie d'un lavage ou d'un savonnage de la peau. — L'opération terminée, parfois la plaie est laissée béante ; on se borne à la déterger et à la recouvrir soit d'un pansement, soit de vaseline ou d'un topique antiseptique. — Néanmoins les résultats sont bons, à condition de travailler *proprement* et — dans les localités où le tétanos est fréquent — d'immuniser les opérés contre cette toxi-infection.

duit au début de l'opération s'arrête bientôt. Elle a une autre action utile : la conductibilité des filets nerveux se fait moins librement, la sensibilité des régions situées au-dessous de la ligature est diminuée, et la douleur moindre pendant l'intervention. — La striction avec un tube ou une bande de caoutchouc est préférable au garrottage. On se sert d'un fort

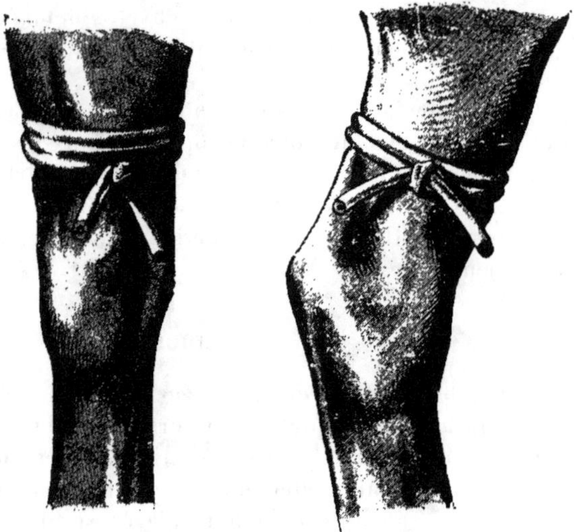

Fig. 18 et 19. — Hémostase préventive. — Liens de caoutchouc appliqués au-dessus du genou et du jarret.

lien de caoutchouc long de 50 à 60 centimètres: on l'enroule autour du membre, au-dessus du boulet, du genou ou du jarret, en lui faisant subir une élongation qui le tende à un degré suffisant, et l'on en réunit les extrémités avec un fil solide ou par un simple nœud (*fig.* 18 et 19).

Le *procédé d'Esmarch* consiste en l'emploi d'une bande élastique que l'on enroule sur le membre, en commençant par son extrémité libre. Les spires de la bande, contiguës ou se recouvrant en partie, exercent sur les tissus une pression qui refoule graduellement le sang vers le tronc. Lorsque les tissus sont exprimés du sang qu'ils contenaient, on fixe immédiatement au-dessus du bandage un lien de caoutchouc bien tendu, qui efface la lumière des artères. On peut ensuite retirer la bande et pratiquer l'ablation *à sec*, au-dessous du lien.

II. *Hémostase pendant et après l'opération.* — L'hémorragie est faible ou nulle quand on emploie les procédés de l'exérèse non sanglante : *ablation par le cautère, écrasement linéaire, arrachement, dissection mousse, ligature élastique.*

Le *cautère cultellaire* est un bon agent de diérèse hémostatique pour effectuer certaines opérations. Avec le cautère chauffé à blanc, la section des vaisseaux est trop rapide, leur oblitération parfois incomplète ; rouge sombre, il coupe les artérioles en provoquant un retrait des tuniques : c'est la température la plus favorable pour obtenir une bonne hémostase.

L'*écraseur de Chassaignac* (*fig.* 20) broie les tissus mous, les divise par écrasement et un peu à la façon de la scie : le tissu conjonctif, les muscles, les vaisseaux, les couches fibreuses cèdent à l'étreinte progressive de la chaîne et se coupent sans hémorragie si l'instrument est manœuvré avec la lenteur voulue, — en rétrécissant l'anse d'un maillon chaque 15-30 secondes, selon leur vascularité.

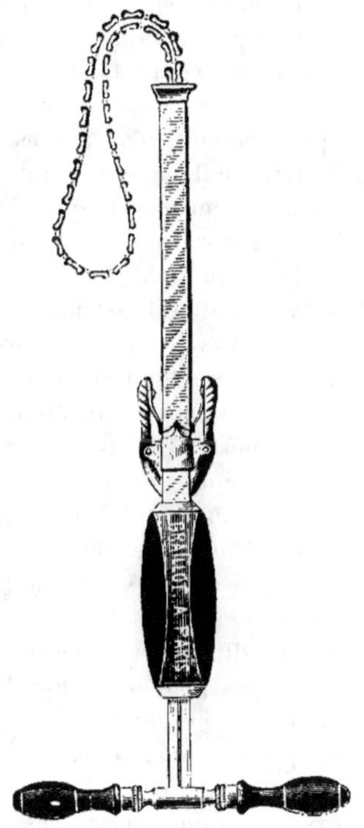

Fig. 20. — Écraseur de Chassaignac.

Les *angiotripteurs* de Doyen, de Tuffier, de Faure produisent dans les pédicules des lésions d'attrition qui assurent l'hémostase. Ainsi que l'émasculateur, on peut les employer pour la castration du cheval.

L'*arrachement* et la *déchirure* sont surtout usités dans les ablations de tumeurs bien délimitées, peu adhérentes aux tissus adjacents. La peau incisée, on isole le néoplasme soit par des pressions ou des tractions effectuées avec les doigts, qui décollent, séparent les parties en déchirant le tissu conjonctif, soit par un double mouvement de traction et de torsion, ou encore en combinant ces manœuvres.

La *dissection mousse* ou *énucléation* se fait avec l'extrémité de la sonde cannelée. On imprime un mouvement de va-et-vient à l'instrument, dont la pointe déchire le tissu conjonctif et isole les organes sans causer d'hémorragie. Procédé excellent quand on opère dans les régions à périlleux voisinages, il est surtout avantageux pour isoler les vaisseaux et les nerfs.

Le *raclage* est un mode d'ablation dans lequel on se sert de la rénette ou de la curette tranchante. Il permet d'exciser, sans hémorragie abondante, les granulations, les fongosités qui tapissent les fistules, les cavités suppurantes, et d'évider les os cariés.

Les différents procédés de *ligature* sont fréquemment employés pour provoquer la mortification et l'élimination de tumeurs, d'organes ou de portions d'organes (vagin, utérus). Le plus avantageux est la ligature élastique. (V. *Ligatures.*)

Mais ces moyens d'exérèse ne sont utilisables que dans des cas en somme assez restreints. C'est le bistouri que l'on emploie d'ordinaire, et souvent il divise des tissus dans lesquels l'hémostase préventive n'a pu être réalisée. Aussi le sang coule, en nappe ou en jet, selon que l'instrument tranche des vaisseaux de petit calibre ou des artérioles.

Les hémorragies capillaires s'arrêtent d'ordinaire spontanément : les très petits vaisseaux sont affaissés par la rétraction des tissus, leurs bouches microscopiques sont bientôt oblitérées. Si elles persistent, on les tarit soit par des affusions d'eau bouillie chaude ou d'une solution antiseptique légère.

Lorsque des artérioles, des veinules ou des canaux de plus fort calibre sont divisés, on peut employer la *compression*, la *cautérisation*, la *ligature*, la *torsion*, la *forcipressure* ou le *tamponnement*.

La *compression* rend des services dans les cas où l'on ne veut pas s'attarder à la recherche du vaisseau coupé. Au voisinage de la plaie ou sur l'une de ses lèvres, on comprime soit avec le doigt, soit avec un tampon d'ouate, la partie où est situé le vaisseau ouvert. L'opération terminée, on fait l'hémostase définitive.

La *cautérisation* des surfaces vives et des vaisseaux coupés n'est hémostatique qu'en provoquant une escarre plus ou moins épaisse, une vive inflammation et la suppuration.

La *ligature des vaisseaux* se fait avec des fils de chanvre, de soie ou de catgut. Dans les excisions, lorsque l'on doit couper une artère visible, isolée, on jette sur elle deux liens entre lesquels on la sectionne. Si le vaisseau — artère ou veine — est accidentellement divisé, avec des pinces on en saisit les bouts ou seulement celui qui saigne, et on les lie solidement en arrêtant les fils par un nœud droit. Les pinces hémostatiques à mors larges, coniques ou cylindro-coniques sont commodes pour effectuer ces ligatures vasculaires : à mesure qu'on le serre, le fil glisse jusqu'au delà des mors et s'applique sur le vaisseau. En général, on coupe les chefs au ras du nœud ; si l'asepsie est douteuse, on conserve l'un d'eux, on l'amène au dehors de la plaie, et on le retire avec l'anse quand celle-ci est devenue libre par la section du vaisseau.

La *torsion* convient pour les artérioles de petit calibre et les veinules. Avec une pince, on saisit les bouts du vaisseau coupé et on les tord. Aux artérioles de fort calibre, la détorsion de la tunique adventice peut donner lieu à une hémorragie secondaire.

La *forcipressure* consiste en l'application, sur les bouts des vaisseaux sectionnés, de pinces à arrêt *fig.* 21 et 22 , qu'on laisse à demeure jusqu'à ce que ceux-ci soient oblitérés par

un caillot, ou seulement pendant la durée de l'intervention,
l'hémostase définitive étant ensuite réalisée par la ligature.
Dès que le sang jaillit par les bouts d'une artériole divisée,
immédiatement on les oblitère avec ces pinces qu'un aide
tient en dehors du champ d'action du bistouri. — Quand les

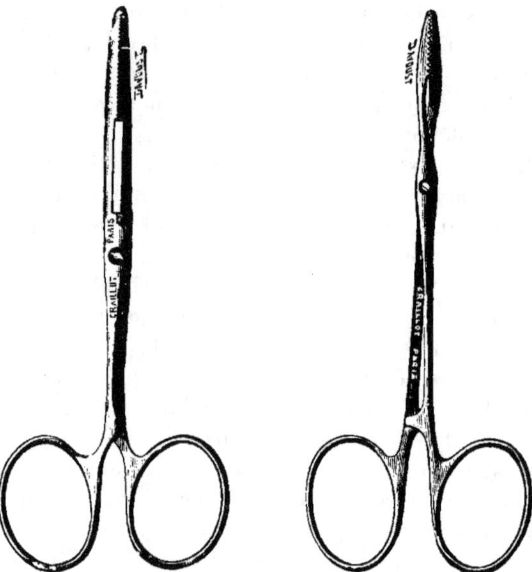

Fig. 21 et 22. — Pinces à forcipressure.

pinces sont laissées dans la plaie pour assurer l'hémostase
définitive, on les enlève au bout de vingt-quatre à quarante-
huit heures, selon le calibre des vaisseaux qu'elles oblitèrent.

Il va sans dire que les pinces, les fils et les autres instruments ou objets employés doivent être aseptiques, si l'on veut
conjurer tout accident infectieux.

Pour les plaies cavitaires dont les parois saignent abondamment, le *tamponnement à la gaze iodoformée* est un
excellent procédé d'hémostase post-opératoire.

OPÉRATIONS ÉLÉMENTAIRES

I. — Incisions.

Instruments. — Ciseaux ou rasoir, bistouri, feuille de sauge ou ténotomes, sonde cannelée, pince.

Assujettissement. — Si l'intervention se réduit à une simple incision, assujettissez l'animal debout. Mais souvent les incisions ne sont que le premier temps d'opérations plus ou moins compliquées ; elles sont effectuées sur le patient fixé en position décubitale.

Technique. — La préparation de la région comporte la section des poils ou le rasement de la peau et sa désinfection.

On fait généralement les incisions de *dehors en dedans* (de la peau vers les parties profondes) ou de *dedans en dehors* (des parties profondes vers la peau). Dans quelques cas, l'incision est sous-cutanée, pratiquée sous le tégument.

Pour les *incisions de dehors en dedans*, on emploie ordinairement le bistouri, et celui-ci, tenu comme une plume à écrire ou un couteau à découper, le tranchant en bas, peut être mu en des directions diverses, le plus souvent vers soi, de haut en bas ou de gauche à droite.

Pour les incisions simples, voici les principales règles : — tendre la peau sous le bistouri pour en faciliter la section ; — prendre un point d'appui avec la main qui divise, afin d'éviter les échappées ; — faire des incisions nettes avec division complète de la peau aux deux angles, sans section effleurée, sans queue. — Au lieu de tendre la peau, on y peut faire un pli que l'on tient serré dans toute sa hauteur avec ou sans le concours d'un aide, et que l'on divise du sommet à la base.

Les *incisions composées* se réduisent à cinq formes principales : en **V**, en **+**, en **T**, en ellipse et en croissant.

L'*incision en* **V** est faite par deux incisions droites, dont la seconde se termine à angle aigu à l'une des extrémités de la première. Elle est dite *en* **V** *renversé* (**Λ**) quand le sommet est en haut, et *en* **L** quand l'angle est plus ouvert ou droit. — L'*incision en* **T** résulte de deux incisions droites dont la seconde tombe vers le milieu de la première. — Pour l'*incision en* **+**, faites d'abord l'incision transversale, puis successivement les deux autres, qui aboutissent au même point vers la partie moyenne de la première. Lorsque la peau adhère intimement aux tissus sous-jacents, faites simplement deux incisions, la seconde perpendiculaire à la première et la coupant en sa partie moyenne. — L'*incision elliptique* résulte de deux incisions courbes à concavité opposée, réunies à leurs extrémités, et l'*incision en croissant*, de deux incisions courbes à concavité de même sens, également réunies à leurs extrémités.

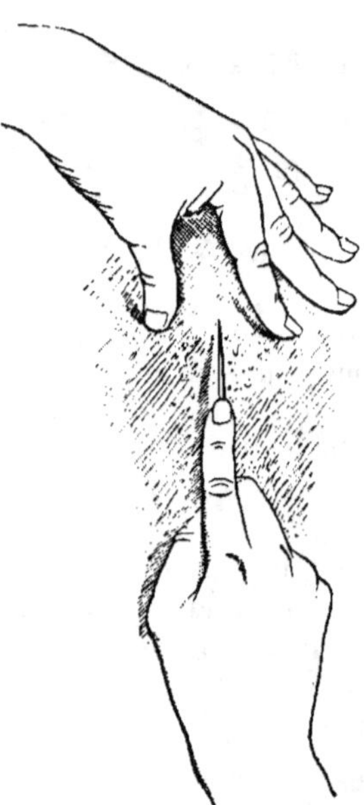

Fig. 23. — Incision de dehors en dedans.

Les *incisions de dedans en dehors* se pratiquent avec ou sans conducteur. — Si vous les faites *sans conducteur*, tenez le bistouri en plume à écrire ou en couteau de table, le tranchant en bas ou en haut ; plongez-le perpendiculairement dans les tissus ; abaissez ou élevez le manche de l'instrument de telle sorte que le dos de celui-ci fasse avec la peau un angle de 45°, et sectionnez les tissus tendus sur le tranchant. — Pour les incisions faites *avec un conducteur*, introduisez une sonde cannelée sous la peau ou sous les tissus à diviser, jusqu'au point où doit s'arrêter l'incision. Glissez dans la rainure de la sonde le dos du bistouri tenu en archet ou comme un couteau à découper, le manche porté en haut, en bas ou de côté, de façon que l'instrument soit incliné à 45° : vous divisez ainsi de dedans en dehors les tissus tendus sur le tranchant de la lame. On peut aussi introduire le bistouri parallèlement à la sonde, puis l'incliner à 45°, et, en le retirant, diviser les tissus de dedans en dehors. — Quand l'incision doit être faite profondément, dans une région à dangereux voisinage (collet de la gaine vaginale), employez le bistouri boutonné, et si l'introduction du doigt est possible, servez-vous de l'index comme conducteur ; engagez l'instrument à plat sur la face palmaire du doigt, tournez-en le tranchant vers les tissus et divisez ceux-ci de dedans en dehors.

L'incision sous-cutanée n'est plus guère usitée que pour les ténotomies et les desmotomies. — Faites à la peau une petite incision avec le bistouri ou le ténotome droit, tenu dans une direction perpendiculaire ou oblique à la surface de la région. A la faveur de cette incision, introduisez le ténotome courbe et sectionnez le tendon ou le ligament.

II. — Ponctions.

Instruments. — Ciseaux ou rasoir, bistouri droit, sonde cannelée, cautère, lancette, flamme ou trocart.

Selon les cas, le cheval est assujetti debout ou couché. La région opératoire est préparée comme pour les incisions.

Ponction avec le bistouri. — Tenez l'instrument comme une plume à écrire, un couteau à découper ou un archet. Limitez la pénétration de la lame en appliquant l'index ou les deux premiers doigts sur le dos ou les faces de celle-ci ; faites-la pénétrer d'un coup et perpendiculairement jusqu'à la profondeur voulue, puis retirez-la aussitôt dans la même direction s'il s'agit d'une ponction simple. — Lorsque cette dernière doit être suivie d'un débridement, une fois l'instrument enfoncé dans les tissus, portez le manche en bas, en haut ou de côté et divisez les tissus tendus sur le tranchant, comme il a été dit à propos des *incisions de dedans en dehors*. On peut aussi faire le débridement sur un conducteur introduit dans la plaie de ponction.

Ponction avec le bistouri et la sonde. — C'est un procédé très recommandable pour ouvrir les collections purulentes profondément situées en des régions où existent des organes que l'on doit épargner, dans la région parotidienne en particulier. — Avec la pointe du bistouri droit, faites au centre de la tumeur phlegmoneuse une simple ponction cutanée ; portez-y l'extrémité de la sonde cannelée, faites-lui traverser les tissus jusqu'à ce qu'elle pénètre dans la cavité purulente, et imprimez à l'instrument des mouvements de latéralité pour élargir le trajet. Remplacez ensuite la sonde par des ciseaux à pointe mousse et, en les retirant, écartez brusquement les branches : vous dilacérez ainsi les tissus sans danger de lésion d'organes importants, tout en ouvrant une large issue au pus.

Ponction avec le cautère. — Ce procédé est avantageux pour l'ouverture des abcès froids et de certains kystes. Servez-vous d'un cautère à longue pointe effilée. Celle-ci portée au rouge, appliquez-la perpendiculairement sur le centre de la tumeur ou obliquement sur sa partie déclive, et poussez-la dans la cavité par une forte pression exercée sur le manche de l'instrument.

Ponction avec la lancette. — Quelle que soit la forme de sa partie tranchante-lancette à grain d'orge, à grain d'avoine ou à croissant, disposez la châsse à angle droit sur la lame, tenez celle-ci avec le pouce et l'indicateur appliqués sur ses faces, près de la partie tranchante, les autres doigts légèrement fléchis pour prendre un point d'appui ; enfoncez-la perpendiculairement et retirez-la dans la même direction.

Pour la *ponction avec la flamme*, voir *Saignée*.

Ponction avec le trocart. — Assurez-vous que la tige est

libre dans la canule. Saisissez l'instrument de telle sorte que le manche soit assujetti dans la paume de la main avec les trois derniers doigts fléchis, le pouce et l'index allongés sur la

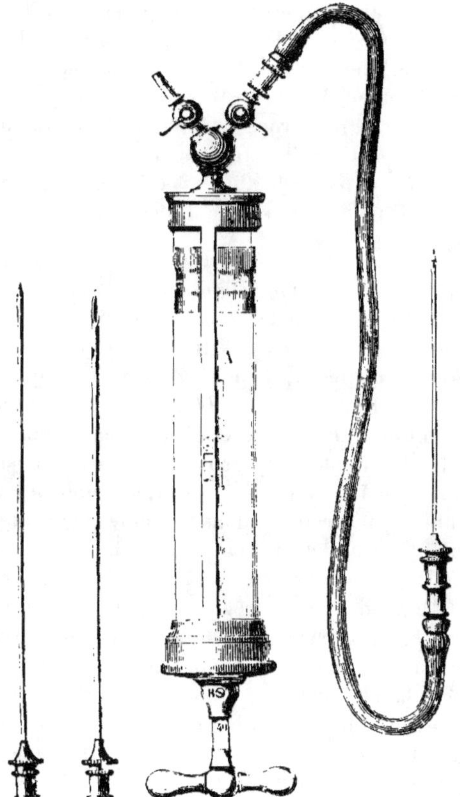

Fig. 24. — Aspirateur de Dieulafoy.

canule, ce dernier plus rapproché de la pointe pour limiter a pénétration. Faites pénétrer le trocart perpendiculairement et d'un coup brusque dans la cavité qu'il s'agit de vider, ou poussez-l'y doucement, à petits coups, traversant couche par couche les tissus qui la recouvrent. Lorsque vous avez la sensation que la pointe a pénétré dans la cavité, tenez la canule de la main gauche et retirez la tige. A mesure que le liquide s'écoule, inclinez ou faites pénétrer plus profondément la canule et exercez des pressions à l'extérieur afin d'évacuer aussi complètement que possible le contenu de la poche. Si une fausse membrane ou quelque particule solide arrête l'écoulement, désobstruez la canule en engageant dans celle-ci la tige du trocart. Lorsque le contenu de la poche est évacué, retirez la canule par une traction brusque et parallèle à son axe, effectuée avec la main droite, tandis que l'index et le pouce gauches appliqués sur la peau en empêchent le tiraillement.

Les *ponctions exploratrices* doivent être faites aseptiquement soit avec la sonde, après incision de la peau, soit avec des aiguilles creuses ou des trocarts de petit calibre. Si l'on se sert d'un trocart, le manuel est celui qui vient d'être indiqué. — Dans nombre de cas, mais surtout lorsque la cavité contient un liquide visqueux, épais, dont l'écoulement est difficile, il est avantageux de recourir à l'aspiration avec l'appareil de Dieulafoy. A l'aspirateur, dont les robinets sont préalablement fermés et dans lequel le vide est fait, on adapte un tube de caoutchouc, puis sur le bout de celui-ci on fixe une fine aiguille aseptisée par l'immersion dans l'eau bouillante ou par le flambage. La région préparée, on introduit l'extrémité de l'aiguille sous la peau, au niveau de la partie centrale de la tumeur à explorer, ou au lieu d'élection s'il s'agit d'une cavité splanchnique, et l'on ouvre le robinet correspondant. On pousse ensuite l'aiguille jusque dans la cavité. Dès qu'elle y est parvenue, le liquide aspiré jaillit dans le corps de pompe. — L'aspirateur permet d'évacuer rapidement le liquide collecté, et aussi de faire le lavage de la cavité.

III. — Saignées.

Règles générales. — Pour ponctionner une veine, prenez la flamme, un bistouri droit ou une lancette ; assurez-vous que la pointe de l'instrument est en bon état, bien affilée. Si vous saignez avec la flamme, il faut en outre un bâtonnet. — Rarement on rase et l'on aseptise la peau ; en général on se borne à mouiller les poils et à les lisser au point où l'on veut ouvrir le vaisseau. — Pour l'hémostase, préparez une épingle et un bout de fil de Bretagne ; comme ligature, ce fil est préférable à la mèche de crins.

Assujettissez convenablement l'opéré : prenez les dispositions les plus favorables pour obtenir la distension de la veine et vous mettre à l'abri des réactions. — Les saignées ne comportent qu'un seul temps essentiel : l'ouverture du vaisseau. Si vous manquez celui-ci, donnez un second coup ; donnez-le au même point que le premier, à moins que la flamme n'ait pénétré à côté de la veine.

Le vaisseau ouvert et tant que le sang coule, évitez tout déplacement de la peau : les orifices veineux et cutané ne se correspondraient plus ; la saignée serait baveuse, ou il se produirait un thrombus.

Pour fermer la veine, affrontez avec le pouce et l'index gauches les lèvres cutanées de la plaie, sans exercer de traction sur elles : traversez-les en leur milieu avec une épingle ; faites une ligature au fil avec nœud droit, ou au crin avec *nœud de saignée* ; coupez les chefs à un centimètre du nœud et faites sauter la pointe de l'épingle.

I. — Saignée à l'angulaire de l'œil.

Assujettissement. — Faites tenir la tête dans l'axe du corps et couvrir l'œil du côté correspondant.

Technique. — La veine descend de l'angle interne de l'œil vers l'extrémité de l'épine zygomatique ; elle est nettement accusée au niveau de la portion charnue du muscle releveur de la lèvre supérieure : c'est là qu'il faut la ponctionner en se servant de la lancette ou du bistouri droit.

Si vous saignez à gauche, comprimez la veine avec le pouce gauche, un peu au-dessous du point où vous allez l'ouvrir ; ponctionnez-la de bas en haut avec la main droite. — A droite, faites la compression avec le pouce droit, et la ponction de la main gauche.

II. — Saignée à la jugulaire.

Remarques anatomiques. — Après avoir reçu la *maxillaire externe* à la partie supérieure du cou, la *veine jugulaire* occupe dans toute la hauteur de cette région la dépression ou *gouttière jugulaire* limitée en avant par le *sterno-maxillaire*, en arrière par le bord antérieur du *mastoïdo-huméral*. Elle n'est séparée de la peau que par le *peaussier* et une mince *couche conjonctive*. Dans la moitié inférieure de l'encolure, elle est très rapprochée de la *carotide* ; il n'y a d'interposé entre elles que du tissu conjonctif. Dans presque toute la moitié supérieure, les deux vaisseaux sont séparés par l'*omoplat-hyoïdien*, dont l'épaisseur en ce point est d'environ 1 centimètre. On y peut faire la ponction de la veine sans danger de blesser la carotide ; mais le lieu d'élection est vers la limite du tiers moyen et du tiers supérieur de l'encolure.

Assujettissement. — Passez la longe dans la bouche du cheval ; faites tenir la tête étendue sur l'encolure et légèrement portée du côté opposé à celui où vous devez saigner : avec l'une de ses mains l'aide doit couvrir l'œil du côté correspondant.

Technique. — 1° *Saignée avec la flamme.* — Ponctionnez la jugulaire à la limite du tiers moyen et du tiers supérieur du cou, en vous servant d'une flamme dont les dimensions de la lame soient en rapport avec l'épaisseur de la peau ou des tissus qui recouvrent la veine. Assurez-vous que cette lame est propre ; si elle est souillée, désinfectez-la tout d'abord.

Si vous saignez à gauche, placez-vous un peu en avant du membre antérieur correspondant, en dehors de son champ de mouvement ; portez la main gauche, armée de la flamme, dans la gouttière jugulaire, un peu au-dessous de la partie moyenne du cou ; comprimez la veine, provoquez-en la distension par la stase : au besoin, imprimez à la main de légers mouvements parallèles au vaisseau, afin de le distinguer nettement par les ondulations de la colonne sanguine. La pointe de la flamme exactement placée dans l'axe de la veine (*fig.* 26), ponctionnez celle-ci de la main droite en frappant sur la tige de l'instrument, au niveau de la lame, un coup de bâtonnet plus ou moins fort selon l'épaisseur de la peau et l'état d'embonpoint du sujet.

Si vous saignez à droite, tenez la flamme de la main droite
et frappez de la main gauche.

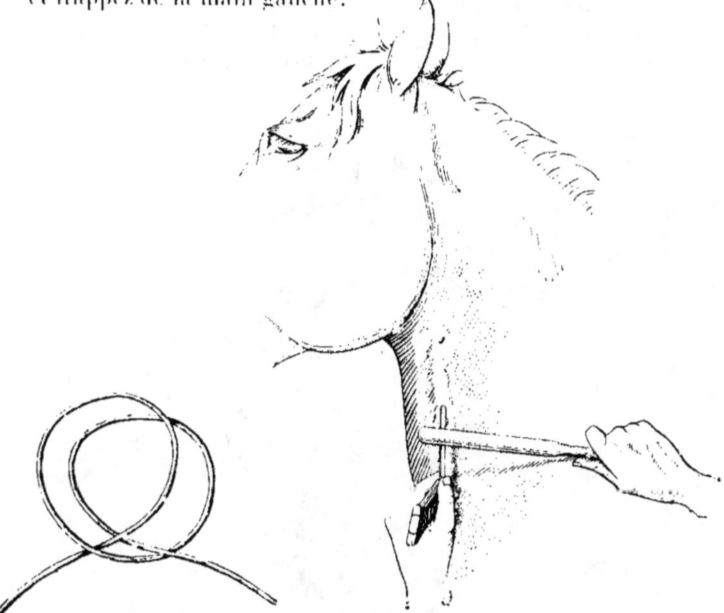

Fig. 25. — Nœud
de saignée.

Fig. 26. — Saignée avec la flamme.
(L'aide qui tient la tête doit couvrir de sa main
droite l'œil gauche de l'opéré).

Dès que le sang coule, déposez l'instrument. Pendant toute
la durée de la saignée, continuez s'il est possible la compression, afin d'éviter l'introduction de l'air dans la veine.

Pour arrêter la saignée, cessez la compression en même
temps que vous affrontez les lèvres de la plaie avec le pouce
et l'index de la main libre ; implantez une épingle en leur
milieu, à 6-8 millimètres des bords, puis faites la ligature.

2° *Saignée avec le trocart.* — Servez-vous d'un trocart de
4 à 6 millimètres de calibre, à pointe bien affilée, garni d'une
canule mince et s'appliquant étroitement sur la tige. L'instrument doit être aseptique.

Que la saignée soit pratiquée à gauche ou à droite, tenez

l'instrument de la main droite, l'index et le pouce allongés sur la canule, les trois autres doigts fixant le manche de l'instrument dans la paume. Tandis que les doigts gauches compriment la veine tout en exerçant sur la peau une traction en

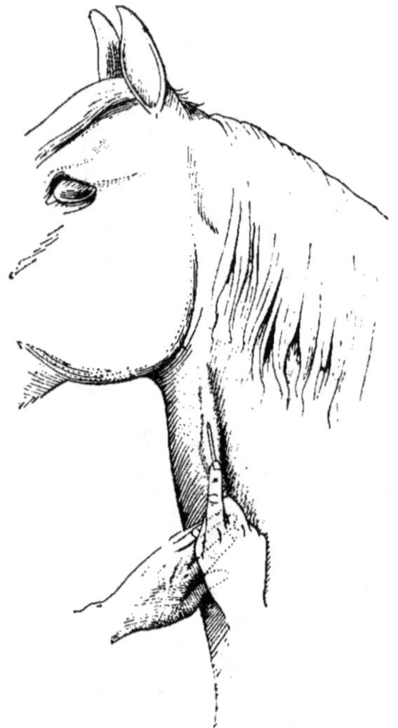

Fig. 27. — Saignée avec le trocart.
(Le lieu d'élection est un peu plus bas que ne l'indique la figure.)

bas, appliquez la pointe du trocart sur l'axe du relief formé par le vaisseau, l'instrument tenu dans la direction de celui-ci et très obliquement de bas en haut. Par une brusque action de la main, faites pénétrer le trocart d'emblée dans la jugulaire, ou d'abord sous la peau, puis, par une seconde poussée, dans la veine. La canule tenue de la main gauche, sortez la tige.

La saignée terminée, retirez la canule par une brusque traction de la main droite, tandis que le pouce et l'index gauches exercent sur la peau une pression qui en prévient le soulèvement.

La lumière du trajet creusé dans la peau, les tissus sous-cutanés et la paroi veineuse s'efface par rapprochement des éléments anatomiques disjoints. L'hémostase est ainsi assurée et aucune complication n'est à craindre.

Ouverte avec la grande flamme, la jugulaire donne environ 2 litres de sang par minute ; le débit est augmenté de 1 litre si l'on entretient les mouvements des mâchoires.

Ponctionnée avec un trocart de 5 millimètres, la jugulaire donne de 8 à 900 grammes de sang par minute, et 100 à 150 grammes de plus si les muscles des mâchoires fonctionnent.

III. — Saignée à l'ars.

Assujettissement. — La tête tenue modérément abaissée dans l'axe du corps, faites lever le membre antérieur du côté opposé à celui où vous opérez.

Technique. — Cherchez la veine céphalique dans l'interstice qui sépare le bras de l'avant-bras : elle croise d'arrière en avant la bride du coraco-radial. L'exploration de la région permet de reconnaître facilement la situation du vaisseau, même quand il est peu apparent. Inutile d'essayer d'en provoquer le gonflement : le sang s'écoulerait par la veine basilique.

Avec la flamme, ponctionnez la céphalique au niveau de la bride ou immédiatement en dedans de celle-ci. — Si vous opérez à gauche, placez-vous contre le membre antérieur correspondant ; la main droite, armée de la flamme, prend un point d'appui sur la partie inférieure du mastoïdo-huméral, vers le milieu de la face antérieure ou de la face externe du bras ; la lame de l'instrument est placée dans l'axe du vaisseau ou un peu obliquement. Avec la main gauche, frappez un coup *léger* sur la tige. — A droite, tenez la flamme de la main gauche et frappez avec l'autre.

Arrêtez la saignée comme à la jugulaire.

Lorsque le coup de bâtonnet a été donné fort et que la veine est transpercée, il survient d'ordinaire un volumineux thrombus.

IV. — Saignée à la sous-cutanée de l'avant-bras.

Assujettissement. — Mêmes règles que pour la saignée à l'ars.

Technique. — Ouvrez le vaisseau avec la lancette ou le bistouri droit. — Si vous opérez à gauche, placez-vous en face du membre correspondant. Provoquez la distension de la veine en la comprimant avec le pouce droit un peu au-dessus du point où vous voulez saigner, les autres doigts appliqués sur les extenseurs du pied. Ponctionnez-la de bas en haut avec la main gauche. — A droite, comprimez le vaisseau de la main gauche et ouvrez-le avec l'autre.

Faites l'hémostase comme à la jugulaire.

V. — Saignée à la sous-cutanée thoracique.

Assujettissement. — La tête tenue dans l'axe du corps, faites lever le pied antérieur du côté opposé à celui où vous opérez.

Technique. — La veine sous-cutanée thoracique est bien apparente en sa partie antérieure, en arrière du coude, où elle est généralement située au niveau du sommet cubital ou un peu au-dessus. Ponctionnez-la à un travers de main de celui-ci, dans *un espace intercostal.*

Pour saigner à gauche, placez-vous contre le membre antérieur correspondant, le dos tourné vers la tête du patient ; la main droite, armée de la flamme tenue horizontale, comprime le vaisseau immédiatement en arrière de la masse des extenseurs de l'avant-bras ; la main gauche porte sur la tige un *léger* coup de bâtonnet. — Pour ponctionner la veine droite, tenez la flamme de la main gauche et frappez avec l'autre.

Si la saignée est faite au niveau d'une côte, presque toujours la veine est transpercée et la lame de l'instrument se brise sur l'os.

Arrêtez la saignée comme à la jugulaire.

VI. — Saignée à la saphène.

Assujettissement. — La tête maintenue relevée sur la ligne médiane, faites porter en arrière ou en avant le membre postérieur opposé à celui où la saignée va être pratiquée.

Technique. — Ponctionnez la veine sur le plat de la cuisse avec la flamme. Vous pouvez procéder de deux manières :

a. *Saignée à la saphène gauche.* — 1° Faites porter en arrière le membre postérieur droit par un aide vigoureux, comme pour l'opération de la ferrure ; placez-vous au-dessous du flanc droit, les jarrets fléchis. La main gauche, qui tient la flamme par l'extrémité de la chasse (tige en haut), prend un point d'appui sur la partie supérieure de la face interne de la jambe, sans comprimer la veine. Disposez la lame sur la ligne du vaisseau, et donnez de la main droite le coup de bâtonnet.

2° Faites porter et maintenir en avant à l'aide d'une plate-longe le membre postérieur droit : placez-vous en arrière du membre gauche, près de la ligne médiane. La main gauche, armée de la flamme (tige en bas) prend un point d'appui à la partie supérieure du plat de la cuisse (région à découvert par le déplacement du membre droit) et comprime la veine. Frappez de la main droite.

b. *Saignée à la saphène droite.* — Vous pouvez faire tenir solidement en arrière le membre postérieur gauche, vous placer sous le flanc gauche, tenir la flamme de la main droite et frapper avec l'autre. — Si ce membre est porté en avant, placez-vous en arrière du membre droit, tenez la flamme — tige en bas — de la main droite, et frappez avec la gauche.

Faites l'hémostase comme pour les saignées précédentes.

VII. — Saignée à la pince du pied.

Assujettissement. — Faites lever le pied sur lequel vous devez opérer. Si le sujet se défend, appliquez un tord-nez à la lèvre supérieure.

Technique. — Parez la région plantaire, amincissez à fond la sole dans sa partie antérieure ; creusez en pince et en mamelles une rainure dans la zone commissurale ; puis, avec la pointe d'une feuille de sauge ou d'un bistouri — le dos de l'instrument tourné vers les talons, — sectionnez au fond de cette rainure la membrane tégumentaire et l'arcade vasculaire circonflexe. — Vous pouvez aussi vous servir d'une rénette à gorge étroite, et, d'un coup, faire au fond de la rainure une excision portant sur la corne et la membrane sous-jacente.

S'il est nécessaire, arrêtez l'hémorragie par un pansement compressif.

VIII. — **Saignée au palais.**

Assujettissement. — Appliquez un tord-nez ou faites simplement tenir la tête modérément élevée. Écartez les mâchoires avec un spéculum.

TECHNIQUE. — Vous devez ponctionner le réseau veineux sous-muqueux au niveau du cinquième ou du sixième sillon. (L'anastomose artérielle palatine correspond à peu près au troisième sillon.)

Avec la main gauche, la langue est saisie, sortie de la bouche au niveau de l'espace interdentaire et immobilisée. Le bistouri porté dans la bouche, pointe en haut, tranchant en avant, faites au palais, sur la ligne médiane, une ponction profonde d'environ un demi-centimètre, complétée par un petit débridement.

Si l'hémorragie ne cesse pas spontanément, prenez une éclisse longue de 15 centimètres, enroulez dessus un linge de manière à former une sorte de matelas compressif; appliquez celui-ci transversalement sur le palais, au niveau de la plaie, puis fixez-le au moyen de deux bouts de bande ou de corde noués sur ses extrémités et croisés sur la muserolle du licol.

IV. — **Ligatures**.

On utilise la *ligature* dans des circonstances diverses, mais surtout comme moyen d'exérèse et comme moyen d'hémostase. — On fait les ligatures avec des liens de nature variée : chanvre, soie, catgut, caoutchouc, fils métalliques. Parfois la fixité du fil est assurée par des épingles. Quel que soit le but que l'on se propose, il importe de se servir de fils suffisam-

ment solides. Si l'on veut provoquer la mortification d'une
tumeur ou d'une partie d'organe, le lien ne doit pas embrasser
une trop forte épaisseur de tissus, et pour les néoplasmes à
pédicule volumineux, il convient de diviser la peau avec le
bistouri sur la ligne où doit être appliqué ce lien.

Les modes d'application de la *ligature ordinaire* employée
comme moyen d'exérèse varient avec le volume des tissus
à détruire ou à diviser. Lorsque la couche de ces tissus est
faible, on l'étreint simplement dans une anse de fil fortement
serrée et dont les bouts sont réunis par un nœud droit ou par
le nœud du chirurgien (*fig.* 28). C'est ainsi que l'on procède
pour les tumeurs à pédicule étroit. — Si le pédicule est

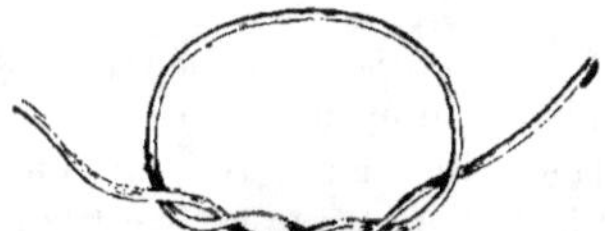

Fig. 28. — Nœud du chirurgien.

large, on en peut traverser la base avec une aiguille armée
d'un fil double, puis couper celui-ci près du chas et lier séparément chaque moitié du pédicule. — Pour les petites
tumeurs coniques, on traverse la base avec une ou deux
épingles sous lesquelles on serre le lien, qui est ainsi maintenu
en place.

On n'utilise plus guère les liens inextensibles; on leur préfère les fils de caoutchouc — les liens élastiques. — La *ligature élastique* constitue un bon moyen d'exérèse hémostatique. Sans action sur les corps inertes, même peu résistants,
ni sur les parties mortes, elle divise tous les tissus vivants :
peau, muscles, vaisseaux, tendons... Rien ne lui résiste, et
la diérèse se fait sans hémorragie : les parois des vaisseaux
s'affaissent avant de se couper, leur lumière s'oblitère par la
thrombose.

Le manuel en est simple. On emploie soit le caoutchouc
tubulaire vulcanisé, soit des fils pleins, cylindriques ou pris-
matiques, de calibre proportionné à la masse à diviser. Les

poils coupés sur la ligne d'excision et la peau aseptisée, un aide tient l'un des chefs. L'opérateur saisit l'autre, tend le lien et l'enroule sur le pédicule : trois ou quatre tours suffisent. Pour arrêter les bouts, il les croise, les fait tenir par l'aide, puis passe en dessous de l'entre-croisement un fil ordinaire avec lequel il les fixe par un nœud droit. Cette ligature est particulièrement avantageuse pour l'ablation des néoplasmes bien pédiculés, pour la castration des agneaux, des veaux, des bovidés adultes, et pour l'amputation du vagin ou de l'utérus prolabés.

LIGATURE DES ARTÈRES

La *ligature* est dite *médiate* ou *immédiate* selon que le lien étreint avec le vaisseau une partie des tissus voisins, ou qu'il est appliqué sur l'artère elle-même. Toujours on pratique de préférence la *ligature immédiate*. Tantôt elle est faite *dans la continuité du vaisseau*, tantôt *à la surface d'une plaie*.

Instruments. — Ciseaux, bistouris, pince, écarteurs, sonde cannelée, ténaculum, aiguille de Deschamps ou de Cooper. — Fils de chanvre, de soie ou catgut.

Assujettissement. — Selon la situation du vaisseau blessé et le degré d'irritabilité du patient, celui-ci sera assujetti debout ou couché.

La *ligature dans la continuité du vaisseau* comprend trois temps : la *découverte du paquet vasculo-nerveux ;* — *l'isolement de l'artère ;* — *l'application du lien.*

La région est rapidement préparée, tandis qu'un aide fait l'hémostase provisoire s'il y a lieu.

Découvrez le paquet vasculo-nerveux par l'incision méthodique de la peau et des couches sous-cutanées, incision dont l'étendue doit être en rapport avec le volume ou la profondeur du vaisseau. — Pour isoler l'artère, saisissez avec une pince la gaine celluleuse qui l'enveloppe, et divisez-la dans le sens du vaisseau avec la pointe du bistouri ; puis, avec le bec de la sonde cannelée, détachez cette gaine celluleuse de la tunique externe de l'artère. — Celle-ci dénudée, avec l'aiguille passez

au-dessous d'elle un fil, amenez au dehors un des chefs,
ensuite retirez l'aiguille et dégagez le second chef. — Faites
un nœud droit bien serré en passant deux fois le bout du fil dans
la même anse; faites-en un second par-dessus le premier, et
coupez les deux chefs au ras du nœud si vous avez employé
un lien résorbable (catgut), ou conservez-en un long de
quelques centimètres.

Pour la ligature d'une artère *à la surface d'une plaie*,
saisissez l'extrémité du vaisseau avec une pince, tirez-la légèrement et isolez-la sur une longueur de 5 millimètres à 1 centimètre des nerfs et des veines qui l'accompagnent, puis, un
aide tenant la pince, liez le vaisseau comme il vient d'être
dit. — Lorsque l'extrémité de l'artère ne peut être isolée ni
attirée au dehors, passez au-dessous d'elle un lien avec le
ténaculum et faites-en la ligature médiale. (V. *Hémostase*.)

I. — Ligature de l'artère glosso-faciale.

Assujettissement. — Tord-nez. Faites lever le membre antérieur
du côté opposé à celui où vous opérez, ou couchez l'animal.

TECHNIQUE. — Sur la joue, l'artère longe le bord antérieur
du masséter, en avant de la veine et du canal de Sténon
(V. *fig.* 53); il est facile de la percevoir et de la découvrir.

Faites sur la ligne du vaisseau une incision de 3 centimètres;
divisez la peau, le peaucier et le tissu cellulaire. Avec la sonde
cannelée, isolez l'artère. Glissez en dessous un fil et liez-la.

Si elle est coupée, pincez successivement les deux bouts,
en commençant par l'inférieur, et appliquez une ligature sur
chacun d'eux.

II. — Ligature de la carotide.

Assujettissement. — Tord-nez. Faites lever le pied antérieur du
côté opposé ou entravez les membres antérieurs.

Pour les rapports anatomiques de la carotide, V. p. 44 et 132.

TECHNIQUE. — Faites dans la gouttière jugulaire, immédiatement au-dessus de la veine, une incision de 8 à 10 centi-

mètres intéressant la peau et la couche musculo-conjonctive sous-cutanée. Avec le pouce gauche introduit dans la plaie, écartez la lèvre antérieure de l'incision, en déplaçant en même temps la veine jugulaire. Divisez ensuite le muscle sous-scapulo-hyoïdien et déposez le bistouri. Dilacérez avec les index le tissu conjonctif péricarotidien ; saisissez l'artère (V. *fig.* 77) et comprimez-la au niveau de la piqûre. Séparez d'elle les nerfs qui lui sont accolés : — en avant, le laryngé inférieur; en arrière, le cordon formé par le grand sympathique et le pneumogastrique.

Si l'artère est simplement piquée, faites-la tenir par un aide qui la comprime entre le pouce et l'index au niveau de la perforation. Appliquez une première ligature au-dessous de la blessure et une autre au-dessus.

Lorsque le vaisseau étant sectionné, vous pouvez intervenir sur-le-champ, prolongez l'incision en haut et en bas; découvrez les deux bouts, obturez-les avec des pinces et ligaturez-les successivement.

III. — **Ligature de l'artère fémorale.**

Assujettissement. — Couchez le cheval sur le côté correspondant à l'artère blessée. Faites porter sur l'épaule le membre postérieur opposé, comme pour la castration.

Technique. — Bien que située superficiellement à la partie supérieure de la face interne de la cuisse, l'artère fémorale est très rarement blessée en cette région. — Pour remédier à sa piqûre, faites à la peau, au niveau du bord antérieur du court adducteur de la jambe, une incision de 8 à 10 centimètres. Séparez ce muscle du long adducteur. En portant l'index dans la plaie et en vous aidant d'écarteurs, vous découvrirez facilement l'artère en avant du pectiné. Isolez-la et appliquez une double ligature.

IV. — **Ligature des artères intercostales.**

Assujettissement. — Tord-nez. Faites lever le membre antérieur du côté opposé à celui où vous opérez.

Technique. — Les artères intercostales longent la scissure du bord postérieur des côtes et sont situées en avant des nerfs correspondants. Quand du sang artériel s'échappe d'une plaie d'un espace intercostal, c'est l'artère de la côte antérieure qui est blessée.

Faites au bord postérieur de la côte une incision cutanée de 3 à 4 centimètres; divisez la couche sous-cutanée et le muscle intercostal externe. Avec le bec de la sonde cannelée, séparez de l'artère le tissu conjonctif qui l'enveloppe, prenant grand soin de ne pas perforer la plèvre; passez le fil et liez. — Si le vaisseau est coupé, pincez le bout supérieur et ligaturez-le.

V. — **Ligature de l'artère saphène.**

Assujettissement. — Comme pour la saignée à la veine saphène.

Technique. — D'un coup de bistouri, divisez la peau parallèlement à la veine saphène. Isolez l'artère avec la sonde cannelée; glissez au-dessous d'elle un fil et liez-la. — Si elle est sectionnée, prolongez l'incision en haut, serrez le bout central entre les mors d'une pince, puis faites-en la ligature.

VI. — **Ligature de l'artère plantaire.**

Mêmes repères que pour les névrotomies plantaires haute ou basse, selon que la ligature est pratiquée au-dessus ou au-dessous du boulet (V. *fig.* 132 et 133).

Technique. — Faites à la peau, sur la ligne du vaisseau, une incision de 3 centimètres. Divisez avec précaution le tissu conjonctif sous-cutané, la bride ou l'aponévrose du coussinet plantaire, suivant le point où vous opérez. L'artère découverte, isolez-la avec la sonde cannelée et faites une double ligature.

Si elle est complètement divisée, pincez les deux bouts et liez-les en commençant par le supérieur.

V. — Sutures.

Règles générales. — Coupez les poils ou rasez la peau sur les lèvres de la plaie ; désinfectez celle-ci ; rapprochez-en les bords avec les doigts et voyez quelle suture convient le mieux.

Pour les plaies rectilignes, sans perte de substance et à bords nets, la réunion est facile. Aux plaies irrégulières, la suture ne peut être bien faite qu'en prenant certaines précautions. En général, pour qu'elle soit correcte, si la diérèse est étendue, le premier point doit être placé à la partie moyenne des lèvres.

Lorsque la plaie est irrégulière, sinueuse ou anguleuse, commencez par passer les fils au niveau des saillies ou des angles. Traversez les lèvres obliquement (sous un angle d'environ 45°), en soutenant avec une pince celle où l'aiguille pénètre de dehors en dedans, en appuyant sur l'autre avec le pouce et l'index gauches, de chaque côté du point où l'aiguille doit sortir. — Les fils seront placés à des intervalles égaux ; tous ceux qui traversent les lèvres à la même profondeur doivent être passés à égale distance des bords de la plaie ; si vous appliquez quelques fils profonds, implantez l'aiguille et faites-la sortir, pour ces points, à une plus grande distance du bord des lèvres. — Passez d'abord tous les fils, serrez-les ensuite en commençant par ceux du milieu ou des angles, et placez les nœud les plus loin possible de la plaie, sur la lèvre supérieure ou la moins déclive. En serrant les fils, évitez également une tension insuffisante, qui permettrait l'entre-bâillement des lèvres, et une tension excessive, qui en provoquerait la section.

Assujettissement. — La plupart du temps, la suture n'est que le dernier acte d'une opération plus ou moins compliquée qui a nécessité la contention en position décubitale. Pour les sutures faites aux plaies accidentelles, le plus souvent on assujettit le blessé debout, un tord-nez à la lèvre supérieure et un pied levé. Parfois il faut le coucher.

1. — Suture entrecoupée.

Aiguille courbe ordinaire ou aiguille de Reverdin, ciseaux et pince. — Fils de chanvre ou de soie.

TECHNIQUE. — Préparez autant de fils qu'il y a de points à faire. Si vous vous servez de l'aiguille ordinaire, engagez un premier fil dans son chas, traversez de dehors en dedans l'une des lèvres de la plaie, puis l'autre de dedans en dehors. Passez de même les autres fils. — Pour donner plus de solidité à la suture, il peut être utile de passer quelques fils plus loin des bords de la plaie.

Vous pouvez aussi faire cette suture avec une aiguille garnie d'un long fil. Celui-ci passé dans les lèvres de la plaie, coupez-en avec les ciseaux un bout suffisant pour faire le premier point. Procédez de même pour les autres.

Si vous employez l'aiguille de Reverdin, traversez l'une des lèvres de dehors en dedans, l'autre de dedans en de-

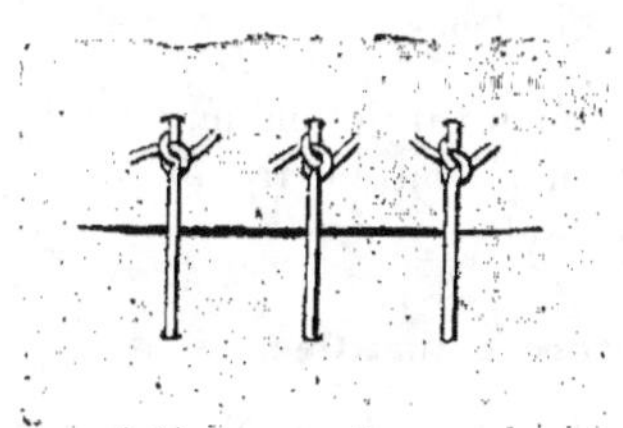

Fig. 29. — Suture entrecoupée ou à points séparés.

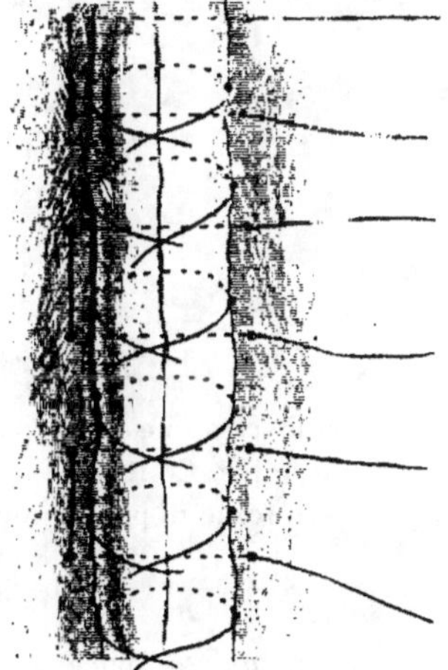

Fig. 30. — Suture entrecoupée et suture en anses.

hors. Le fil, glissé dans le chas par un aide, est passé dans les lèvres en retirant l'aiguille. — Passez de même les autres.

Afin d'obtenir plus sûrement la réunion adhésive, on peut associer la *suture en anses* et la suture à points séparés (*fig.* 30).

II. — Suture à points continus.

Aiguille courbe ordinaire, ciseaux, pince. — Fil de chanvre ou de soie.

TECHNIQUE. — Passez dans le chas de l'aiguille un fil assez long pour faire la suture et terminé par un nœud à rosette.

— Traversez les lèvres un peu obliquement à l'une des extrémités
de la plaie, la première de dehors en dedans, l'autre de dedans
en dehors ; implantez de nouveau l'aiguille dans la première
lèvre, à la même distance du bord libre que pour le premier
point et à environ un centimètre de celui-ci ; faites-la sortir sur

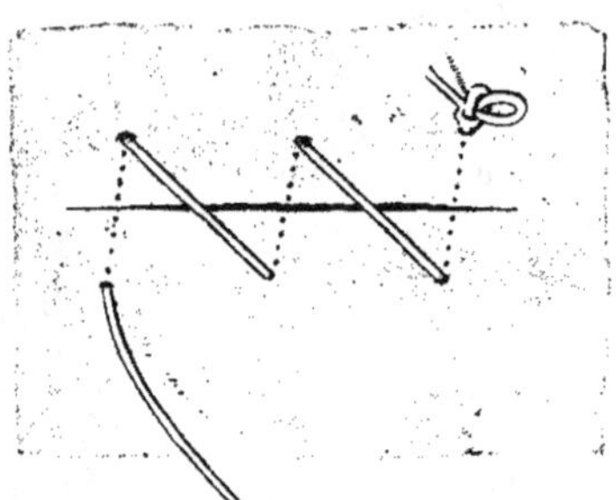

Fig. 31. — Suture à surjet ou à points continus.

la lèvre opposée en parcourant un trajet oblique parallèle au
premier. Continuez ainsi jusqu'à l'autre extrémité de la plaie.
Arrêtez le fil par un nœud à rosette.

III. — Suture entortillée.

Épingles d'acier longues et à tête plate, ciseaux, pince. —
Fil de chanvre ou de soie.

TECHNIQUE. — Les lèvres affrontées, traversez-les perpendiculairement à la plaie, à environ 3 millimètres des bords, avec
une épingle — la première lèvre de dehors en dedans, l'autre
de dedans en dehors. Passez de même les autres épingles à
des intervalles d'environ un centimètre.

Engagez une anse de fil sous les deux bouts de la première
épingle, ramenez les chefs l'un vers l'autre et croisez-les par-
dessus la plaie ; passez-les de nouveau sous l'épingle, de
manière à former un **8** ; répétez cette manœuvre une ou deux
fois, puis réunissez les chefs par un nœud droit ou une rosette.
Appliquez une ligature semblable sur toutes les épingles.
Coupez ensuite la pointe de celles-ci.

La suture entortillée est le plus souvent faite avec un seul fil croisé en **8** sur chaque épingle, comme il vient d'être dit,

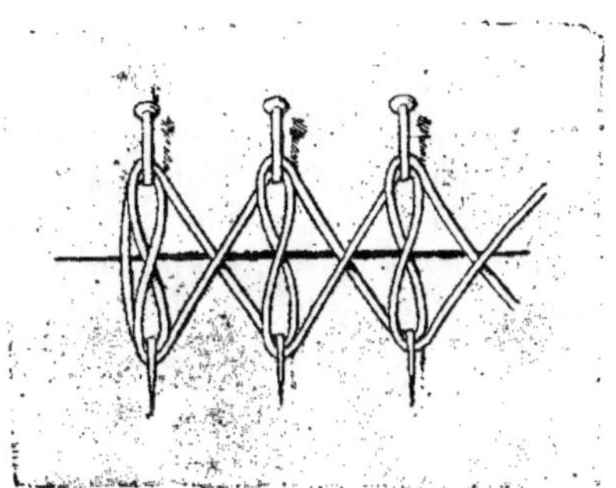

Fig. 32. — Suture entortillée à points réunis.

croisé en **X** dans les intervalles, et qui relie ainsi entre elles toutes les épingles passées dans les lèvres de la plaie (*fig.* 32).

IV. — Suture enchevillée.

Aiguille courbe ordinaire à large chas, ciseaux, pince. — Fils de chanvre ou de soie ; chevilles de bois, tubes de caoutchouc ou petits cylindres de gaze roulée.

TECHNIQUE. — Avec l'aiguille munie d'un *fil double*, traversez les lèvres de la plaie, comme dans la suture à points séparés. Passez de même les autres fils. — Sur l'une des lèvres de la plaie, ceux-ci ont leur extrémité disposée en anse. Engagez dans ces anses la cheville, le tube de caoutchouc ou le rouleau de gaze, et tirez de l'autre côté les fils pour fixer cette première tige d'arrêt. Après les avoir dédoublés, nouez-les sur une cheville semblable, en serrant ferme.

V. — Suture enchevillée avec éclisses.

Elle convient pour les plaies plus ou moins excavées, consécutives à l'ablation des tumeurs, et pour les plaies accidentelles avec large décollement de la peau.

Aiguilles longues et courbes à large chas, ciseaux, pince. — Fils, drain, chevilles, gaze, ouate, éclisses.

TECHNIQUE. — Réunissez les lèvres de la plaie par des points séparés, ayant soin de prendre assez de peau pour accoler, au voisinage des bords, le tégument par sa face profonde, de manière à former une crête haute d'environ un centimètre (*fig.* 33). Fixez un drain à l'angle inférieur de la plaie. — Au niveau des limites de celles-ci, passez assez profondément,

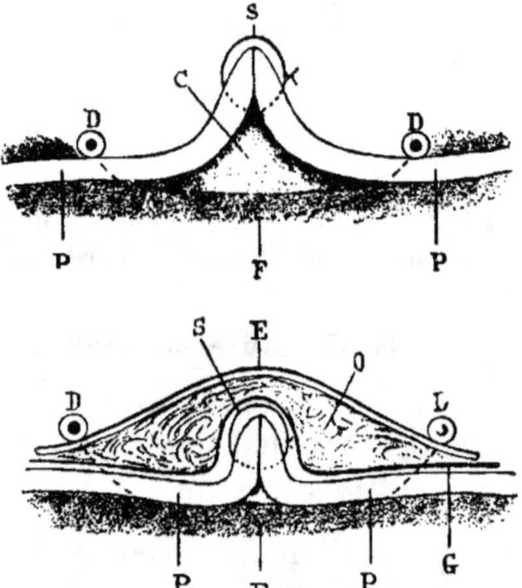

Fig. 33 et 34. — Suture enchevillée avec éclisses. (Bayer.)

S. suture ; C. cavité ou foyer traumatique ; F. fil profond ; DD, chevilles ou tubes de caoutchouc ; G. gaze ; O. ouate ; PP. peau ; E. éclisse.

perpendiculairement à la couture, trois fils doubles et faites une suture enchevillée. Recouvrez d'une couche de gaze, puis de lames d'ouate, la surface comprise entre les chevilles, et comprimez ce pansement au moyen d'éclisses dont les extrémités sont engagées sous les chevilles. La peau est ainsi exactement appliquée sur les tissus sous-cutanés ; il n'y a pas d'espace mort (*fig.* 34).

VI. — **Suture à bourdonnets.**

a. *Premier procédé.* — Ciseaux, aiguille courbe, pince. — Fils dont une extrémité porte soit une boulette d'ouate, soit un petit rouleau de bande ou de gaze (capiton).

Technique. — Avec l'aiguille munie d'un fil, traversez de dehors en dedans l'une des lèvres de la plaie, à un centimètre de son bord libre ; tirez le fil jusqu'à ce que le capiton vienne s'appliquer sur la peau. Passez un autre fil de la même manière, à l'endroit correspondant de la seconde lèvre. Préparez ainsi un certain nombre de points. — Réunissez ensuite par un nœud à rosette les fils qui se correspondent.

b. *Deuxième procédé.* — Ciseaux, aiguille à lance ou à bourdonnets. — Bourdonnets de 15-20 centimètres coupés obliquement à une extrémité, portant à l'autre un nœud en capiton.

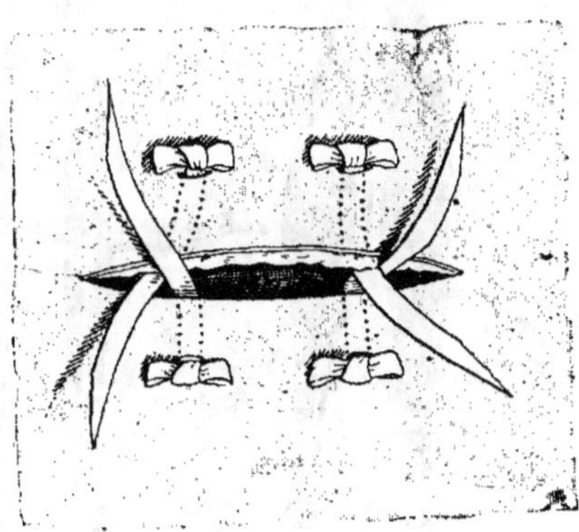

Fig. 35. — Suture à bourdonnets.

Technique. — Avec l'aiguille, traversez de dedans en dehors l'une des lèvres de la plaie ; engagez dans le chas l'extrémité d'un bourdonnet et placez celui-ci en retirant l'instrument. Passez de même un bourdonnet dans l'autre lèvre, en un point correspondant au premier. Disposez-en ainsi quatre, six ou huit *(fig. 35)*. — Réunissez-les deux à deux sur un fort rouleau de gaze, par des nœuds à rosette, en serrant ferme.

VII. — Suture par agrafage métallique.

Cette suture convient pour les plaies aseptiques dont on veut obtenir la réunion adhésive. Le tégument des bords a été rasé et

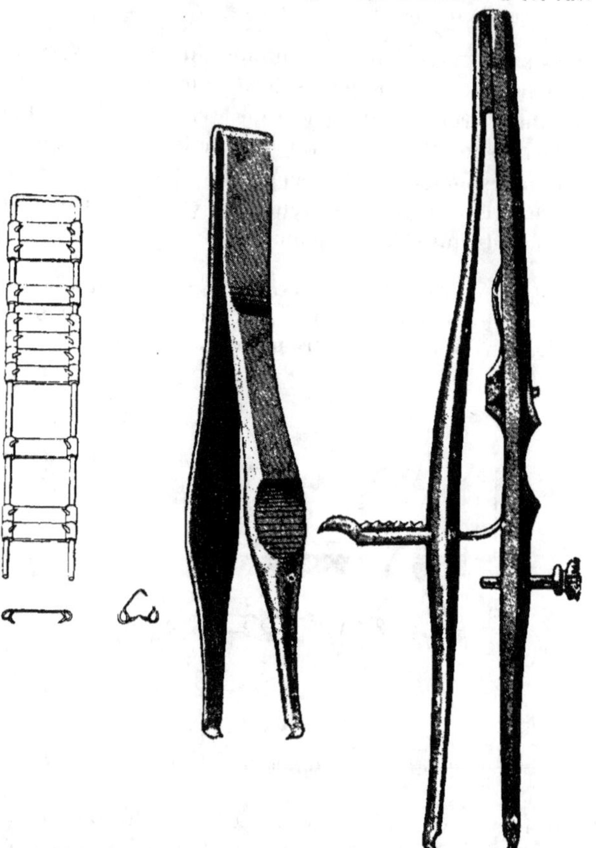

Fig. 36. — Pince et agrafes
de **Michel**.

Fig. 37. — Pince
de Bayer.

aseptisé. La pince et les agrafes sont stérilisées par l'immersion dans l'eau bouillante.

Instruments. — Agrafes et pinces de Michel ou de Bayer, pinces à dents de souris.

Technique. — Avec des pinces ordinaires ou avec les doigts, un aide affronte aussi exactement que possible les lèvres de la plaie en les adossant légèrement. — Tenez de la main gauche le réservoir — la broche métallique sur laquelle sont enfilées les agrafes. Avec la pince spéciale manœuvrée de la main droite, saisissez la première agrafe par ses bords arrondis, enlevez-la de la broche, placez-la à cheval sur la ligne d'affrontement, et, par une pression modérée, coudez-la en son milieu :

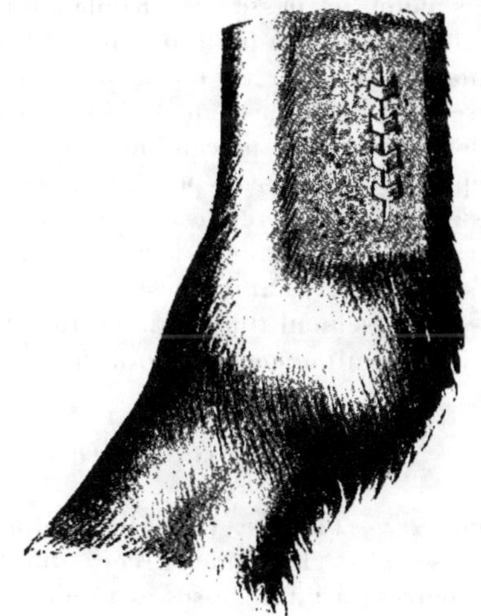

Fig. 38. — Agrafage d'une plaie de névrotomie.

les deux petites pointes dont elle est garnie à ses extrémités entrent dans la peau et maintiennent l'affrontement si la résistance de l'anse métallique est suffisante. Appliquez ainsi un certain nombre d'agrafes, en laissant entre elles à peu près les mêmes intervalles qu'entre les fils de la suture à points séparés.

Pour le cheval, on emploiera de préférence la pince et les agrafes de Bayer, plus fortes que celles de Michel.

Lorsque vous voulez enlever ces serres-fines ou une partie d'entre elles, servez-vous de deux pinces à dents de souris avec lesquelles vous exercez des tractions en sens contraire sur les parties recourbées de l'anse.

VI. — Sétons.

On applique des *sétons à mèche* et des *sétons à rouelle*. — Pour les premiers, on creuse un trajet sous-cutané d'une longueur variable, dns lequel on passe de la bande ou du ruban. Dans les autres, on introduit sous la peau, décollée sur une surface circulaire, un morceau de cuir en forme de rondelle. — Bien que ces exutoires soient appliqués dans le but de provoquer la suppuration, on doit prendre les précautions indiquées pour les interventions aseptiques : section des poils, désinfection de la peau, des instruments et des corps étrangers introduits dans le tégument.

La plupart de ces opérations, fort douloureuses, provoquent d'assez vives réactions. Si l'animal est vigoureux, elles nécessitent un étroit assujettissement (tord-nez, entravons, plate-longe) et quelquefois la contention en position décubitale.

A. — Sétons à mèche.

Règles générales. — Préparez l'aiguille à séton, des ciseaux, un bistouri convexe et de la bande. Prenez une bande longue de 60 à 80 centimètres ; à l'une de ses extrémités, pliez-la plusieurs fois sur elle-même de manière à faire un nœud d'arrêt long de 5 centimètres. — Le trajet du séton doit être creusé dans le tissu conjonctif sous-cutané, en général suivant la direction des poils. Sa longueur arrêtée, faites à ses extrémités, aux points où la peau est préparée et dans le sens du séton, deux incisions de 2 centimètres et demi à 3 centimètres, limitées au tégument. — Prenez ensuite l'aiguille, saisissez-la près de la lame, l'index allongé sur l'une des faces de celle-ci, de préférence sur la face concave : portez-la dans la première incision, engagez-la dans le tissu conjonctif, faites l'y progresser en tenant toujours l'instrument à pleine main, l'index allongé sur la tige, près de l'ouverture cutanée, — la main libre soulevant la peau devant la pointe de l'instrument, soit en la plissant, soit en exerçant une traction sur les poils. Dirigez l'instrument vers la deuxième incision, évitant également de pénétrer dans la peau et dans les couches profondes. Arrivé à l'extrémité du trajet que vous creusez, faites sortir la lame, engagez dans son ouverture l'extrémité de la bande et retirez l'instrument : le séton est placé. — Il ne reste qu'à dégager du chas l'extrémité de la bande, et à y faire un nœud semblable à celui de l'autre bout. — Ne réunissez pas les deux extrémités de la bande ; c'est là une mauvaise pratique.

L'opération peut se faire avec la seule aiguille à séton. Tenue comme il vient d'être dit, l'aiguille est portée à la base d'un pli cutané, que tendent, transversalement à sa direction, le pouce et l'index de la main libre. Par une brusque pression, faites-lui traverser la peau et implantez-la dans le tissu conjonctif sous-cutané, où vous la faites ensuite cheminer. Le creusement du trajet terminé, sortez l'aiguille par une nouvelle poussée de la main, après l'avoir inclinée de manière que sa pointe soit dirigée vers la peau et en faisant, avec les ciseaux, *contre-appui* en avant et au-dessous de la pointe. La façon de passer et de fixer la bande est la même que dans le premier procédé.

Le plus souvent on pratique une seule incision — celle qui doit permettre l'introduction de l'aiguille — et, le trajet creusé, on fait sortir celle-ci en la poussant vers la peau.

Avec l'aiguille à séton pourvue d'un chas en talon, on peut encore passer la mèche en l'introduisant dans cet orifice et en tirant l'aiguille par sa lame ; mais l'autre manière est préférable.

I. — Séton à la joue.

Assujettissement. — Tord-nez. Entravez les membres antérieurs ou couchez l'animal et faites tenir solidement la tête.

Technique. — Sur le plat de la joue, à trois travers de doigt du bord postérieur du maxillaire et de la crête zygomatique, faites une courte incision dans la direction des poils. — Si vous opérez à gauche, tenez l'aiguille de la main droite, poussez-la parallèlement à la crête et faites-la sortir un peu en avant de l'extrémité de celle-ci ; — ou mieux, pour éviter la blessure du plexus sous-zygomatique, de l'artère et de la veine faciales, dirigez l'aiguille vers la partie antérieure du bord refoulé du maxillaire et faites-la sortir à quelques centimètres en deçà du bord antérieur du masséter. Passez la mèche en retirant l'instrument. — Si l'opération est faite à droite, manœuvrez l'aiguille de la main gauche.

II. — Séton à l'encolure.

Assujettissement. — Tord-nez. Entravez les membres antérieurs ou faites lever l'un d'eux.

TECHNIQUE. — Appliquez sur la partie antérieure de l'encolure, dans une direction verticale ou légèrement oblique en haut et en avant, deux sétons parallèles et distants l'un de l'autre d'environ 10 centimètres.

Placé vis-à-vis l'une des faces de l'encolure, faites sur la saillie formée par le mastoïdo-huméral, un peu au-dessus de la gouttière jugulaire, deux petites incisions dans le sens des poils. — Si vous opérez à gauche, tenez l'aiguille de la main droite; poussez-la en haut, dans la direction qui vient d'être indiquée, et faites-la sortir à trois travers de doigt de la base de la crinière, en pressant sur la peau, en avant de la pointe, avec les ciseaux. Passez la mèche en retirant l'instrument. — Si vous opérez à droite, manœuvrez l'aiguille de la main gauche.

III. — Séton au poitrail.

Assujettissement. — Tord-nez à la lèvre supérieure. Faites tenir la tête par un aide solide et entravez les membres antérieurs. Parfois on doit immobiliser le cheval dans le travail ou le coucher.

TECHNIQUE. — Si vous appliquez un seul séton, placez-le sur la ligne médiane, de la partie antérieure du sternum au voisinage du passage des sangles. — Si vous en mettez deux, passez-les de chaque côté de cette ligne, dans l'inter-ars, à quelque distance des membres, depuis la partie moyenne de la saillie des muscles sterno-huméraux jusqu'auprès du passage des sangles, en les faisant légèrement converger en arrière.

Placez-vous un peu en avant et en dehors du membre antérieur droit. Au lieu d'implanter l'aiguille d'emblée dans le tégument, il est préférable d'y faire une étroite incision parallèle au séton. Tenez l'aiguille de la main droite : avec l'autre, soulevez la peau pour faciliter la progression de l'instrument : parvenue au point où elle doit sortir, la lame est poussée vers la peau, tandis que les ciseaux, tenus de la main gauche, font contre-appui sur cette membrane. — Si vous appliquez deux sétons, vous pouvez les passer sans changer de place, en vous tenant en avant du membre droit ; — vous pouvez aussi, pour passer le séton gauche, vous placer en avant du membre correspondant et tenir l'aiguille de la main gauche.

IV. Séton à l'épaule.

Assujettissement. — Tord-nez à la lèvre supérieure. Entravez les membres antérieurs ou faites lever le membre antérieur du côté opposé à celui où vous opérez.

TECHNIQUE. — Appliquez deux sétons, l'un sur la face antérieure de l'articulation scapulo-humérale, l'autre sur la face externe. Placez-vous en dehors et près du membre, le dos tourné vers le train de derrière.

Si vous sétonnez l'épaule gauche, tenez l'aiguille de la main droite. — Appliquez le séton antérieur en deux temps. Faites à la peau deux incisions de 3 centimètres, l'une en avant de l'articulation, l'autre à la limite du tiers inférieur et du tiers moyen du bord cervical de l'épaule. Engagez l'aiguille dans la première, poussez-la en bas et en arrière, dans le tissu conjonctif sous-cutané du bras, le long de la face antérieure de celui-ci, et, vous aidant des ciseaux, faites sortir la lame à 15 centimètres de l'incision. Placez la mèche en retirant l'instrument. — Portez ensuite l'aiguille dans la seconde incision, poussez-la en bas et en avant, vers la première ; la lame sortie, engagez dans son chas le bout supérieur de la mèche et passez celle-ci dans le second trajet en retirant l'instrument.

Le séton postérieur n'exige qu'un seul temps. A 10 centimètres au-dessus de l'articulation et un peu en arrière du premier séton, faites une incision. Engagez l'aiguille, faites-la progresser verticalement jusqu'à 10 centimètres au-dessous de la jointure ; perforez la peau en ce point en vous aidant des ciseaux, et passez la bande en retirant l'instrument.

Si vous opérez sur l'épaule droite, tenez l'aiguille de la main gauche.

V. — Séton aux côtes.

Assujettissement. — Tord-nez à la lèvre supérieure. Entravez les membres antérieurs ou faites lever le membre antérieur opposé.

Technique. — Appliquez deux sétons sur chacune des parois thoraciques — l'un à 10-15 centimètres en arrière du bord postérieur des extenseurs de l'avant-bras, l'autre à 10 centimètres du premier. Ils doivent occuper, en hauteur, un peu plus du tiers moyen du thorax. Ne les prolongez pas au delà de la veine de l'éperon. Donnez-leur une disposition verticale sur les chevaux gras ; passez-les le long d'un espace intercostal sur les chevaux maigres.

Si vous opérez à gauche, placez-vous au niveau du membre antérieur correspondant, le dos tourné vers la tête de l'animal. Faites à la peau, à la partie supérieure de la région costale, près du bord de l'ilio-spinal, deux petites incisions verticales — une pour chaque séton. Tenez l'aiguille de la main gauche ; engagez-la dans la première incision et faites-la progresser sous la peau de la paroi costale, pointe en dehors, jusqu'à quelques centimètres de la veine de l'éperon ; à l'aide des ciseaux, faites-la sortir en ce point. Introduisez la bande dans le chas de la lame et passez-la dans le trajet en retirant l'instrument. — Mêmes manœuvres pour l'autre séton.

Si vous opérez à droite, placez-vous au niveau du membre antérieur correspondant et tenez l'aiguille de la main droite.

VI. — Séton au ventre.

Assujettissement. — Tord-nez. Entravez les membres postérieurs et faites lever le membre antérieur gauche. — Lorsque le sujet est très irritable, couchez-le sur le côté droit.

TECHNIQUE. — Si l'opération est faite dans l'attitude debout, placez-vous, les genoux fléchis, en arrière du membre antérieur droit. Au niveau de l'appendice xiphoïde et sur la ligne médiane, faites à la peau un pli transversal et incisez-le. Engagez dans le tissu conjonctif, *pointe en dehors*, l'aiguille solidement tenue de la main droite, et poussez-la le long de la ligne blanche, jusqu'à 10 centimètres du fourreau, sur le cheval, — jusqu'à 15-20 centimètres de la mamelle, sur la jument. Faites-la sortir en ce point en vous aidant des ciseaux. Passez la bande en retirant l'instrument.

Si vous opérez sur l'animal couché à droite, tenez l'aiguille de la main droite.

VII. — **Séton à la hanche.**

Assujettissement. — Tord-nez. Entravez les membres postérieurs.

TECHNIQUE. — Au niveau de l'articulation coxo-fémorale, passez verticalement deux sétons distants de 8 à 10 centimètres — l'un en avant, l'autre en arrière de la jointure. Donnez-leur une longueur d'environ 30 centimètres.

Placez-vous en dehors et un peu en avant du membre. Faites à la peau, à 10-15 centimètres au-dessus de l'articulation et à la même hauteur, deux petites incisions verticales.

Si vous opérez à gauche, tenez l'aiguille de la main gauche. Introduisez-la dans la première incision ; faites-la progresser verticalement ou un peu obliquement en arrière, et traversez la peau à 10-15 centimètres au-dessous de l'articulation. Passez la mèche en retirant l'instrument. — Procédez de même pour l'autre séton.

Si vous opérez sur la hanche droite, tenez l'aiguille de la main droite.

Dans le cas où les couches musculaires sont fortement atrophiées et la saillie de l'articulation très prononcée, faites les incisions au niveau même de l'articulation, et opérez en deux temps, comme pour le séton antérieur de l'épaule.

VIII. — Séton à la fesse.

Assujettissement. — Tord-nez. Entravez les membres postérieurs ; le lacs sera passé entre les membres antérieurs, ramené sur le garrot, croisé et tenu par un aide. (V. *fig.* 3.)

Technique. — Passez ce séton le long de la face postérieure de la fesse. Placé en dehors du membre et un peu en arrière, le dos tourné vers la tête de l'animal, faites à la partie supérieure de la fesse, immédiatement au-dessous de la saillie formée par la tubérosité ischiatique, une petite incision verticale.

Si vous opérez à gauche, tenez l'aiguille de la main gauche. Engagez-la sous la peau ; poussez-la, dans une direction légèrement oblique en bas et en dedans, jusqu'à la partie supérieure de la jambe. Faites sortir la lame en ce point, et passez la bande en retirant l'instrument.

Si vous opérez à droite, placez-vous contre le membre correspondant et tenez l'aiguille de la main droite.

IX. — Séton au grasset.

Assujettissement. — Couchez l'animal sur le côté opposé à celui où vous devez opérer. Faites porter le membre en avant, dans l'extension, au moyen d'une plate-longe fixée sur le canon.

Technique. — Ce séton, qui doit avoir une longueur de 20 à 30 centimètres, est passé sur la face antérieure du grasset. La grande mobilité de la peau qui recouvre l'articulation fémoro-tibio-rotulienne commande, si l'on veut placer le séton exactement au niveau de celle-ci, d'en marquer les limites avant de coucher l'animal, en faisant les deux incisions pour l'entrée et la sortie de l'aiguille, la première à 10-15 centimètres au-dessus du centre de la jointure, la deuxième à 10-15 centimètres au-dessous.

Si vous opérez sur le membre gauche, tenez de la main droite l'aiguille, pointe vers la peau ; engagez-la dans l'incision supérieure et dirigez-la vers l'autre, ayant soin d'éviter la blessure de la synoviale fémoro-rotulienne. Si vous sétonnez le grasset droit, tenez l'aiguille de la main gauche.

B. — Séton a rouelle.

Le séton à rouelle est appliqué au niveau des articulations supérieures des membres, — le plus généralement sur celles de l'épaule et de la hanche.

Instruments. — Bistouri convexe et ciseaux courbes. — Disque de cuir ou de caoutchouc de 6 à 7 centimètres de diamètre.

Technique. — Au niveau de la partie inférieure de l'articulation, faites à la peau une incision verticale de 3 à 4 centimètres. Avec les ciseaux courbes, décollez la peau sur une surface circulaire dont l'incision sera le rayon inférieur. — Introduisez le disque de cuir ou de caoutchouc plié en deux et étalez-le dans la cavité.

VII. — Ablation des tumeurs.

Au point de vue de l'intervention chirurgicale, les tumeurs sont distinguées en *bénignes* et *malignes*. Par *tumeurs bénignes*, on entend celles qui se développent lentement, demeurent circonscrites et ne récidivent point après l'ablation. Les *tumeurs malignes* ont une évolution rapide, une tendance marquée à se propager, à engendrer des tumeurs secondaires au voisinage ou à distance (dans les ganglions ou les viscères), et très généralement elles récidivent.

Instruments. — Ciseaux, rasoir, bistouris, pince ordinaire et pinces hémostatiques, curette tranchante, cautère, aiguille. — Fils et objets de pansement.

Assujettissement. — Fixez le patient debout ou en position décubitale selon le siège, le volume et la nature du néoplasme. Dans certains cas, l'anesthésie est indiquée.

Technique. — A. *Tumeurs bénignes.* — Pour certaines de ces tumeurs, on peut employer la *ligature* (V. p. 51), les caustiques ou le cautère. On ne fait l'ablation au bistouri que si la tumeur est sessile, étalée et assez volumineuse, ou si elle cause de sérieux troubles fonctionnels.

La région préparée — peau rasée et aseptisée, — faites deux incisions courbes qui se réunissent à leurs extrémités et délimitent le lambeau de tégument qui doit être enlevé avec la tumeur. Énucléez celle-ci en disséquant la peau de chaque côté, puis les tissus sous-jacents. Si l'hémorragie est abondante, étanchez le sang avec des compresses stérilisées ou fermez avec des pinces les vaisseaux coupés. C'est surtout pendant la dernière partie de l'opération, lorsque l'on détache la face profonde de la tumeur, que l'on peut couper des artérioles d'assez fort calibre ou blesser quelque organe important. — Enlevez les pinces et appliquez une ou plusieurs ligatures s'il est nécessaire.

Suturez la peau avec ou sans drainage, selon l'étendue et la profondeur de la plaie.

Pansement ouaté. En certaines régions, lorsque la couture est peu étendue, on peut se borner à la recouvrir de collodion.

B. *Tumeurs malignes*. — L'ablation doit être large, radicale. Il importe de se rappeler que presque toutes ces tumeurs sont entourées d'une zone d'infiltration néoplasique, intéressant les tissus adjacents et qui doit être enlevée avec la tumeur.

Si celle-ci est ulcérée, désinfectez-la tout d'abord avec une solution antiseptique forte ; curettez la surface suppurante et les trajets fistuleux s'il en existe.

Faites l'ablation avec le bistouri, comme il vient d'être indiqué, ayant soin de ménager la peau saine afin de pouvoir suturer la plaie. Aux zones dangereuses, énucléez avec la sonde pour éviter la blessure des artères, des veines, des nerfs importants encore inaltérés. — La tumeur enlevée, inspectez la plaie ; excisez les noyaux néoplasiques qui ont pu être laissés. Examinez aussi le voisinage ; faites l'ablation des vaisseaux et des ganglions lymphatiques envahis.

Assurez une hémostase aussi complète que possible par la ligature des artérioles coupées. Détergez la plaie et saupoudrez-la d'iodoforme. Suturez sur un drain et appliquez un pansement ouaté.

VIII. — Cautérisation.

On distingue une *cautérisation superficielle* et une *cautérisation pénétrante*, chacune d'elles comprenant un certain nombre de procédés. Les seuls usités aujourd'hui sont :

1° La *cautérisation superficielle*, ponctuée ou cultellaire, dans laquelle l'instrument ne dépasse pas les couches moyenne ou profonde du derme ;

2° La *cautérisation en pointes fines pénétrantes*, procédé qui consiste à traverser la peau en un ou plusieurs coups de cautère ;

3° La *cautérisation en aiguilles*, dans laquelle l'instrument pénètre dans les tissus malades : muscles, os, tendons, synoviales ;

4° La *cautérisation sous-cutanée*, pratiquée à la faveur d'une incision de la peau.

Quel que soit le procédé mis en œuvre, on doit observer certaines règles générales. Si les circonstances le permettent, on choisira un moment favorable au résultat de l'opération (printemps ou automne). Pendant les temps chauds, l'inflammation provoquée par le cautère est souvent excessive, le prurit intense : les animaux se frottent ou se mordent ; il en résulte parfois des accidents fort graves.

Préparation de l'animal. — Le sujet qui doit être couché sera tenu à jeun ; s'il est très vigoureux, faites diminuer la ration pendant quelques jours et prescrivez des laxatifs. — Les chevaux dociles ou peu irritables supportent bien l'application du feu : vous pouvez les assujettir debout, un tord-nez à la lèvre supérieure et un pied levé, ou par la contention dans le travail. Mais la cautérisation détermine de vives douleurs, et souvent il est préférable de coucher l'animal. — Si vous devez opérer sur la face externe d'un membre, abattez le cheval sur le côté opposé. Si le feu doit entourer une région, couchez le sujet sur le côté du membre malade, et commencez par la face interne. Lorsque vous cautérisez en une seule séance les membres d'un même bipède diagonal, commencez par la face externe de l'un et la face interne de l'autre ; pour la seconde partie de l'opération, protégez la surface cautérisée qui repose sur la litière.

L'assujettissement varie avec chaque cas particulier : généralement on laisse dans l'entravon le membre à cautériser ; si l'on opère sur la face interne, on porte le congénère en avant ou en arrière. — Quand le feu doit recouvrir le paturon ou la couronne, le mieux est d'entraver les deux membres congénères en **8** au-dessus du genou ou du jarret, de sortir le membre malade de l'entravon, puis de le faire tirer en avant ou en arrière par un aide, au moyen d'une plate longe fixée sur le sabot.

La région devra être nettoyée, débarrassée des croûtes s'il en existe ; on coupera les poils à quelques millimètres de la peau pour la cautérisation superficielle : ainsi les pointes et les raies seront limitées par une mince couche carbonisée, le cautère conique glissera dans les godets, le cultellaire déviera moins. On les coupera au ras du tégument pour le feu pénétrant. — Si le cautère doit pénétrer dans une synoviale, quelques soins aseptiques sont utiles : plus le tégument sera propre, moins il y aura de danger d'infection post-opératoire. — Dans le but d'éviter tout méfait de l'infection et de réduire au minimum les marques du feu chez les chevaux de luxe, la peau sera préalablement rasée, désinfectée, et, l'opération terminée, l'aire cautérisée sera saupoudrée d'iodoforme ou recouverte d'un pansement ouaté. — Quand on applique le feu en certaines régions où la peau est très mobile, il convient de marquer avant l'abatage les limites de la surface à cautériser.

Pour la *cautérisation en raies*, on se sert d'*instruments* dont la partie active a la forme d'un prisme triangulaire. On les choisira de petit calibre pour les animaux à peau fine, un peu plus volumineux pour les animaux à peau épaisse. Voici les dimensions moyennes de la partie active : — longueur de la base, 5 centimètres ; du tranchant, 4 centimètres ; hauteur mesurée de la base au tranchant, 4 à 5 centimètres ; épaisseur de la base, 1 centimètre ; épaisseur du tranchant, 1 à 2 millimètres. — Le bord cautérisant doit être légèrement convexe, mousse dans toute son étendue, arrondi à ses angles ; il est bon aussi que la tige soit modérément incurvée. Avec des instruments ainsi confectionnés, il est aisé de suivre les inégalités de la région et de répartir uniformément le calorique. — Pour la *cautérisation ponctuée*, on opère avec des instruments dont la partie active est disposée en cône plus ou

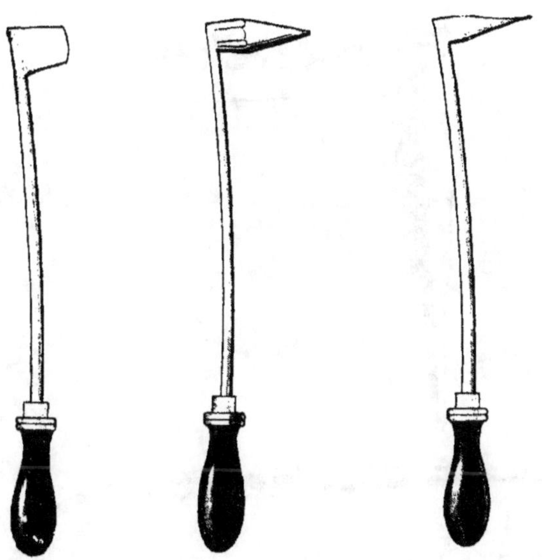

Fig. 39. — Cautère
cultellaire.

Fig. 40. — Cautère
en pointe.

Fig. 41. — Cautère
à pointe fine.

moins allongé; son volume peut varier; son extrémité est une
pointe mousse de 2 à 3 millimètres de diamètre. — Pour la *cauté-*

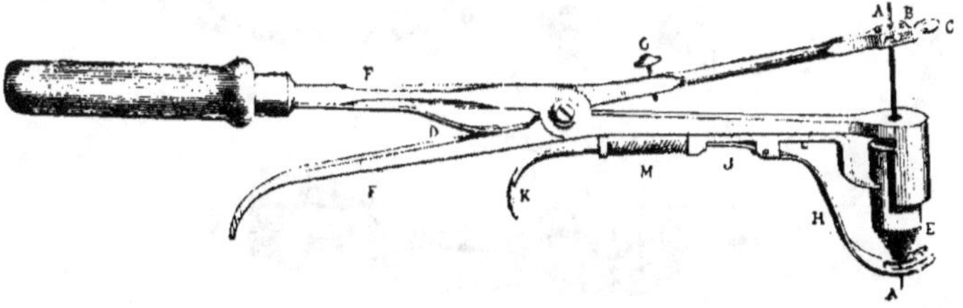

Fig. 42. — Cautère Bourguet.

risation en pointes pénétrantes et la *cautérisation en aiguilles*, on emploie généralement des cautères ordinaires à pointe effilée, très

légèrement conique ou cylindrique, d'un diamètre d'environ
2 millimètres.

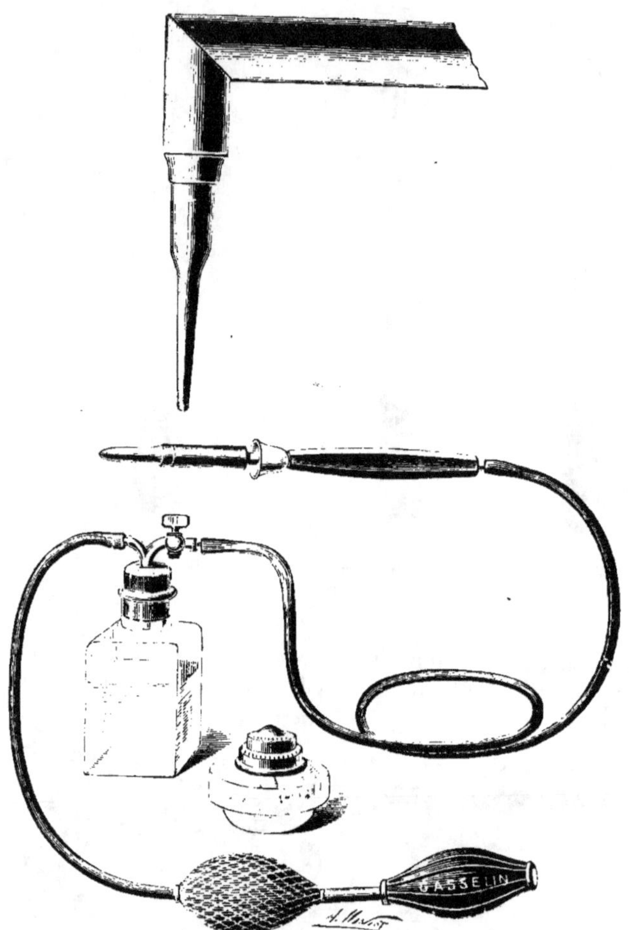

Fig. 43. — Cautère Paquelin.

Ces instruments doivent être chauffés de préférence avec du
charbon de bois, qui a l'avantage de ne pas les encrasser.

On a imaginé un grand nombre de cautères spéciaux. Dans celui de Bourguet *fig.* 42 , une vis (G) règle la pénétration de l'aiguille; celle-ci s'échauffe dans l'intérieur du porte-chaleur, une légère pression sur la branche F l'en fait sortir; aussitôt retirée des tissus, on la laisse rentrer dans la masse incandescente. Cette dernière est fixée par un ressort (M). Un écran garantit la peau.

Le *cautère Paquelin fig.* 43 est fondé sur la propriété que possède le platine, une fois porté à une certaine température, de devenir incandescent au contact d'un mélange d'air et de vapeurs hydrocarbonées, et de s'y maintenir aussi longtemps que dure son contact avec le mélange. La partie cautérisante est vissée sur la tige. Selon les besoins, on emploie la pointe, l'aiguille ou le couteau. — L'allumage en est simple. On chauffe d'abord la pointe dans la flamme d'une lampe à alcool, et au bout de quelques minutes on actionne la soufflerie : la pointe de platine rougit aussitôt.

La *construction du zoocautère (fig.* 44) repose à la fois sur la propriété que possède le platine de demeurer incandescent au

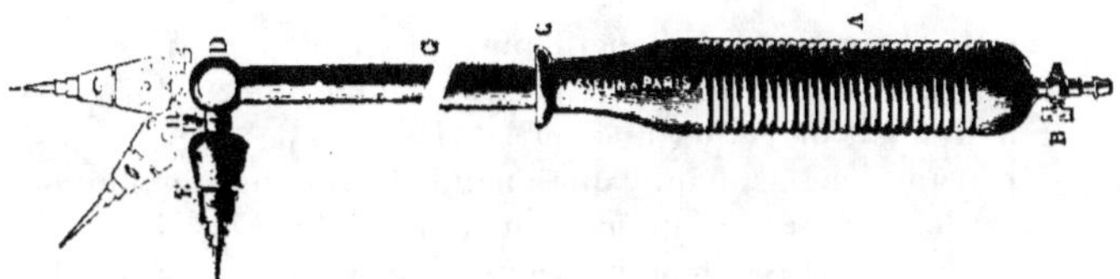

Fig. 44. — Zoocautère.

A. réservoir; B. robinet; G. tige creuse; E. foyer pointe; H. vis de réglage.

contact des vapeurs hydrocarbonées, et sur la remarquable conductibilité de ce métal. Le réservoir A contient une éponge légèrement imbibée d'essence minérale; sur l'une de ses extrémités s'adapte une soufflerie de Richardson; sur l'autre, se visse un branchement muni d'un cautère en pointe ou en raie, dont la base est percée d'orifices latéraux qui en font une sorte de chalumeau. Un tube intérieur conduit les vapeurs d'essence à la pointe de platine; une vis H règle la combustion de l'essence dans le chalumeau ou son arrivée par le tube central.

Pour faire fonctionner l'appareil, on verse une petite quantité d'essence sur l'éponge, on chasse l'excédent, on visse le cautère

sur le réservoir, on adapte la soufflerie, puis l'on ouvre la vis H
et le robinet B. La soufflerie actionnée, on allume les vapeurs
d'essence qui s'échappent par les orifices du chalumeau,
et l'on tourne graduellement le robinet B jusqu'à ce que les
flammes ne jaillissent plus. Bientôt le tube central rougit; il
suffit alors de supprimer le chalumeau, en fermant la vis H, pour
que la pointe du cautère rougisse à son tour. A mesure que la
quantité d'essence diminue dans l'éponge, il faut ouvrir davantage le robinet pour obtenir un chauffage suffisant.

L'*auto-cautère Déchery*, qui utilise, comme le Paquelin, la propriété du platine de rester incandescent sous l'action d'un cou-

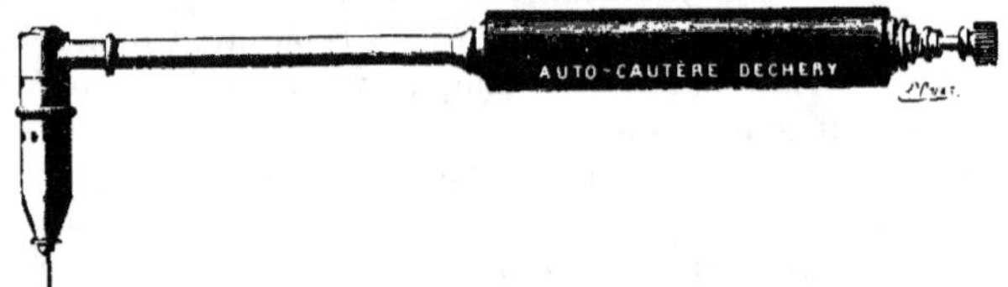

Fig. 45. — Auto-cautère Déchery.

rant d'air carburé, fonctionne automatiquement. Le manche,
creux, forme un réservoir pour le combustible; celui-ci est ordinairement de l'éther à 65 ou 66°. Le débit des vapeurs est réglé
par une longue aiguille que meut le bouton terminal du manche.
— Pour mettre le cautère en marche, — le réservoir étant rempli
d'éther et le régulateur fermé, — on chauffe sur une lampe à
alcool, pendant deux ou trois minutes, la tête et la première partie
de la tige du cautère, puis on ouvre légèrement le régulateur tout
en continuant à chauffer; bientôt la tête et la pointe sont rouges.
— Il peut être mis instantanément au repos, prêt à resservir au
moment voulu. — Il n'expose à aucun accident, mais son jeu est
assez délicat, et sa pointe, en cuivre rouge, se fausse ou se coude
facilement, ainsi que celles du Paquelin et du zoocautère. Toutefois, comme cette pointe est vissée, on peut aisément la remplacer.

I. Cautérisation transcurrente.

Servez-vous de cautères hastiles à bord inférieur régulier,
mince sans être tranchant, légèrement convexe, plus courbe vers
ses extrémités angles émoussés.

TECHNIQUE. — Avant de porter sur le tégument le cautère chaud, d'un coup de lime ou en le frottant sur une brique, débarrassez-le des scories qui peuvent être fixées près de son tranchant.

La région préparée, tracez le feu avec des cautères chauffés au rouge sombre. Les lignes, espacées d'environ un centimètre et demi, peuvent être parallèles, obliques ou perpendiculaires à la direction des poils. La surface cautérisée doit toujours être notablement plus étendue que la région altérée. Si le feu comporte des séries de raies diversement dirigées et d'étendue inégale, ces raies ne doivent ni s'entre-couper ni se réunir ; celles d'une même série doivent commencer ou s'arrêter à un demi-centimètre de la première raie de la série voisine. On ne multipliera pas inutilement les groupes de raies à directions différentes : deux ou trois suffisent dans tous les cas.

Pour fixer le feu, servez-vous de cautères chauffés au rouge-cerise, jamais au rouge blanc ; passez successivement dans toutes les raies l'instrument tenu perpendiculaire à la peau, en n'exerçant qu'une très légère pression sur le manche et sans jamais aller à rebrousse-poil. Lorsque vous venez de prendre un cautère chaud, faites-le progresser assez rapidement dans les premières raies, ralentissez ensuite peu à peu le mouvement à mesure que l'instrument se refroidit. Ne passez pas plusieurs fois de suite ou à très bref intervalle dans une même raie ; avant d'y réappliquer le cautère, laissez au calorique que vous y avez déposé le temps d'irradier dans le derme et les tissus sous-cutanés.

Les trois degrés de la cautérisation sont caractérisés par les signes suivants :

Premier degré ou *feu léger* : sillons superficiels, de teinte jaune brun, au fond desquels apparaissent quelques gouttelettes de sérosité ; — *Deuxième degré* ou *feu ordinaire* : raies plus profondes, de teinte jaune doré, sérosité plus abondante à leur fond, ramollissement de l'épiderme au voisinage ; — *Troisième degré* ou *feu fort* : sillons divisant presque toute l'épaisseur du derme et dont le fond a une teinte jaune-paille.

sérosité très abondante dans les raies, gouttelettes sur les bandes cutanées qui les séparent.

Pour le *feu léger*, si vous procédez méthodiquement, passez

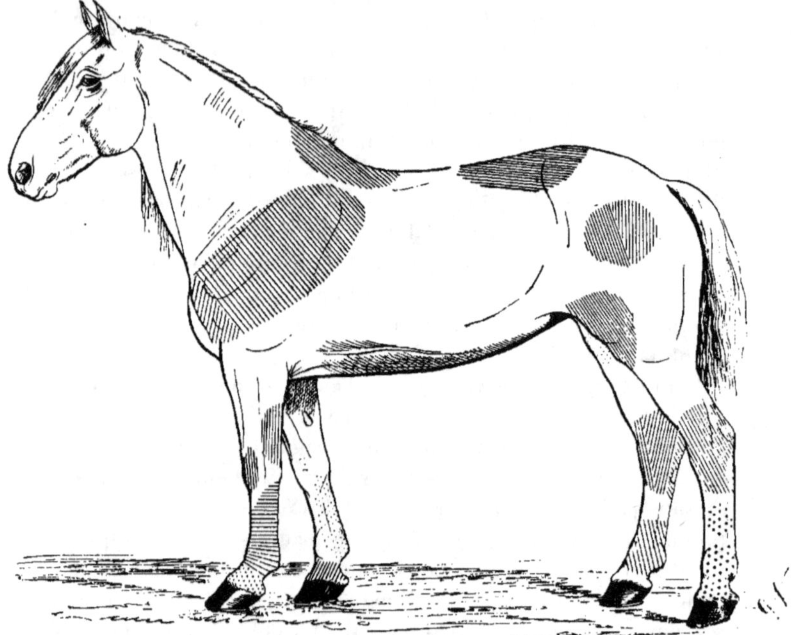

Fig. 46. — Cautérisation des principales régions où le feu est ordinairement appliqué.

Canon, boulet, paturon et couronne du membre postérieur gauche : feu en pointes superficielles ; — paturon et couronne du membre antérieur gauche : feu en pointes fines ; — tendon et grasset des membres droits : feu en aiguilles.

cinq ou six fois dans les raies ; pour le *feu ordinaire*, huit à dix fois ; pour le *feu fort*, douze à quinze fois.

II. — Cautérisation en pointes superficielles.

Presque toujours on peut opérer sur l'animal assujetti debout, un tord-nez appliqué à la lèvre supérieure.

Employez des cautères coniques ou olivaires à pointe mousse, chauffés au rouge sombre pour tracer le feu, et au rouge-cerise pour l'appliquer.

TECHNIQUE. — Les pointes, disposées en quinconce, — celles d'une ligne quelconque correspondant aux intervalles de celles des lignes adjacentes, — doivent être équidistantes, espacées d'un centimètre à un centimètre et demi. On peut les rapprocher un peu plus vers le centre de la lésion, pour y concentrer le calorique, et les espacer davantage vers la périphérie. On parcourra successivement les différentes lignes de pointes, évitant de passer plusieurs fois de suite dans une même ligne. On augmentera graduellement la durée de l'application du fer dans les pointes à mesure qu'il se refroidit.

On applique le cautère cinq ou six fois pour un feu léger, huit à dix fois pour un feu ordinaire, douze à quinze fois pour un feu fort.

Pour les degrés du feu, mêmes signes que dans la cautérisation transcurrente.

III. — Cautérisation en pointes pénétrantes.

Servez-vous de cautères ordinaires à pointe effilée, de 2 millimètres de diamètre, ou d'un cautère spécial garni de sa pointe la plus fine.

TECHNIQUE. — Les pointes, disposées en quinconce, seront espacées de 5 à 10 millimètres. Passez successivement le cautère dans les différentes lignes de pointes, en exerçant sur le manche une pression suffisante pour que la peau soit traversée en un ou deux coups. La pointe cautérisante ne doit pas dépasser la couche conjonctive sous-cutanée.

IV. — Cautérisation en aiguilles.

Employez des cautères à pointe cylindrique de 2 millimètres de diamètre au plus, ou l'un des instruments spéciaux imaginés pour cette cautérisation.

TECHNIQUE. — Les pointes, disposées en quinconce, seront espacées de 5 à 10 millimètres, selon l'étendue de la surface à cautériser et l'intensité que l'on donne au feu. Du premier coup, traversez la peau et faites pénétrer l'instrument dans les tissus malades : tissu fibreux, tendon, synoviale, os. Repassez une ou deux fois dans les différentes lignes de pointes. — Pour les synoviales, ne donnez qu'un coup de cautère.

V. — **Cautérisation mixte.**

Préparez des cautères cultellaires et des cautères à pointe fine ou à aiguille.

TECHNIQUE. — Ce procédé consiste à associer la cautérisation transcurrente et la cautérisation ponctuée. Le feu en raies terminé, on applique sur les bandes cutanées interlinéaires des pointes disposées comme dans la cautérisation pénétrante ordinaire, toutefois un peu plus espacées. Selon les cas, la pointe cautérisante traverse seulement la peau ou pénètre dans les tissus altérés.

.*.

Lorsque, le deuxième ou le troisième jour, la surface cautérisée reste sèche ou n'est le siège que d'une légère exsudation, le feu est insuffisant ; on doit le compléter par une friction vésicante (vésicatoire, vésicatoire mercuriel ou pommade au biiodure de mercure). Une inflammation réactionnelle trop intense, l'aspect parcheminé de la peau et l'absence d'exsudation ou l'apparition au fond des pointes ou des raies d'un exsudat jaune clair, visqueux, sont des signes de cautérisation excessive.

L'opéré doit être étroitement surveillé ; il faut l'empêcher de se mordre, de se gratter, de se frotter contre les corps durs à sa portée. — l'attacher court au râtelier, mettre un collier à chapelet, un bâton à surfaix ou un bandage protecteur.

— Les croûtes tombent du huitième au quinzième jour ; pour en activer la chute, on fera de simples lotions d'eau chaude ou une application d'onguent populéum ; si la peau tend à se crevasser, on l'enduira de vaseline boriquée ou de glycérine. — Plus tard, les escarres produites par le cautère se détachent à leur tour ; quand elles intéressent une grande partie de l'épaisseur du derme, elles sont parfois fort adhérentes, et leur élimination se fait par une inflammation suppurative, laquelle laisse des plaies bourgeonneuses, exubérantes, suivies de cicatrices que les poils ne doivent plus recouvrir.

VI. — Cautérisation sous-cutanée.

Instruments. — Ciseaux ou rasoir, bistouri, pince, érignes plates, cautères en pointe ou en bouton (*fig.* 47).

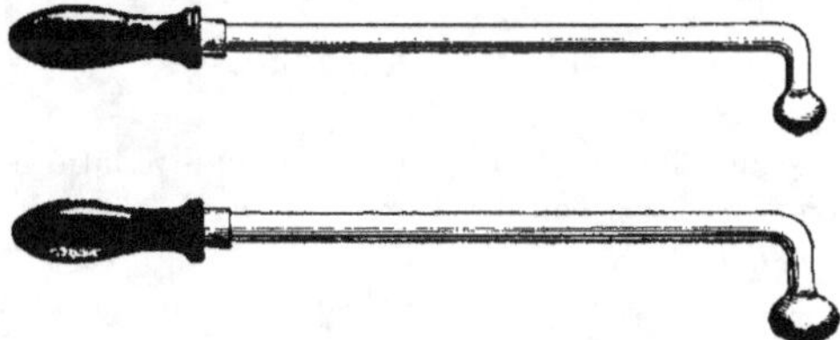

Fig. 47. — Cautères en bouton.

TECHNIQUE. — *Premier temps : Incision et décollement de*

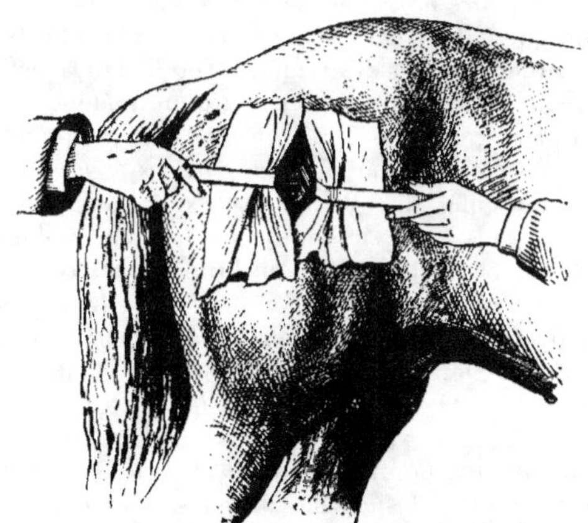

Fig. 48. — Cautérisation sous-cutanée. (Lanzillotti-Buonsanti.)

la peau. — Les poils coupés ou la peau rasée sur la surface à cautériser, faites verticalement ou dans le sens du poil une incision cutanée de 8 à 10 centimètres. De chaque côté, disséquez la peau, découvrez les tissus sous-jacents dans une suffisante étendue; disposez sur chacune des lèvres un linge mouillé et écartez-les au moyen d'érignes plates (*fig.* 48).

Deuxième temps : Application du feu. — Sur les parties sous-cutanées mises à nu, appliquez un certain nombre de pointes superficielles ou plus ou moins profondes. Si vous employez le cautère en bouton, escarrifiez une mince couche de tissus.

IX. — Massage.

Le massage comprend une série de manipulations dont les principales sont : l'*effleurage*, la *pression méthodique*, le *pétrissage* et la *percussion*.

L'*effleurage* consiste en une sorte de frôlement ou de friction très légère sur une région avec le *plat de la main* et dans une direction centripète. Il échauffe les couches superficielles, les insensibilise et permet de faire des pressions qu'on n'aurait pu pratiquer d'emblée sans provoquer de vives réactions. — La *pression méthodique*, qui agit sur les parties profondes, est effectuée de différentes manières selon les régions. On la fait avec le *plat des pouces* quand on doit suivre le trajet d'un tendon, d'un muscle étroit, d'un nerf; on se sert du *talon de la main* quand on opère sur une surface un peu large, et des *poings fermés* si l'on traite une masse musculaire. — Dans le *pétrissage*, on saisit à pleines mains les muscles et on les comprime à la façon d'une éponge que l'on exprimerait du liquide qui l'imbibe, ou l'on exerce une sorte d'écrasement avec le pouce et l'index. — La *percussion* consiste à marteler les tissus avec le bord cubital de la main (hachures) ou avec le plat (tapotement). — A ces manipulations, on peut adjoindre les *mouvements actifs* ou *passifs*.

Chez les animaux, on utilise surtout l'*effleurage* et les *pressions* dans le traitement des lésions des muscles, des tendons, des synoviales tendineuses, des articulations, et de nombre d'affections accompagnées d'hyperémie, d'extravasation sanguine ou d'exsudation, d'induration ou d'adhérences.

Autant que possible, les manipulations doivent être exécutées dans le sens des courants veineux et lymphatique, sur la peau nue ou simplement enduite de vaseline. Faites dans la direction des poils, aux régions où celle-ci est inverse du cours de la lymphe et du sang veineux, elles ont moins d'efficacité. Il est préférable, en ces régions, de pratiquer méthodiquement le *massage médiat*, en recouvrant la peau d'un tissu souple ou d'une feuille de parchemin vaseliné.

On masse les régions très endolories en commençant par l'effleurage, et celui-ci sera fait d'abord sur la périphérie de la zone affectée si la douleur est particulièrement vive vers le centre. On passera aux pressions lorsque la région sera échauffée et insensibilisée.

En général, la durée des séances doit être de cinq à dix minutes.

SECTION III

OPÉRATIONS SPÉCIALES

I. — OPÉRATIONS PRATIQUÉES SUR LA TÊTE.

I. — Extraction des molaires.

Instruments. — Davier ou pince *ad hoc*, spéculum.

Assujettissement. — Couchez le cheval. Faites tenir la tête relevée sur la nuque. Appliquez un spéculum et faites tirer la langue du côté opposé à celui où vous opérez.

I. — Extraction avec le davier.

Introduisez le davier dans la cavité buccale et poussez-le le long de l'arcade molaire ; saisissez la dent jusqu'au bord de la gencive avec les mors et enserrez-la en tournant la vis. Mobilisez-la ensuite dans son alvéole, en imprimant au davier des mouvements de latéralité, alternativement à droite et à gauche. — Si vous employez le davier à branches coudées, il suffit de peser sur celles-ci pour exercer une traction sur la dent. — Si vous vous servez du davier à branches droites, avant d'effectuer les manœuvres qui doivent soulever la dent, il faut porter sur l'arcade dentaire, aussi près que possible des mors, un support servant de point d'appui à l'instrument.

II. — Extraction avec les pinces.

La pince utilisée pour les trois premières molaires a les branches articulées en compas à l'une de ses extrémités, au

delà des mors, et agit par un levier du second genre. Engagez-la le long de l'arcade molaire : saisissez la dent jusqu'auprès de la gencive ; la pince fermée, imprimez-lui de
brusques mouvements de latéralité pour ébranler la dent,

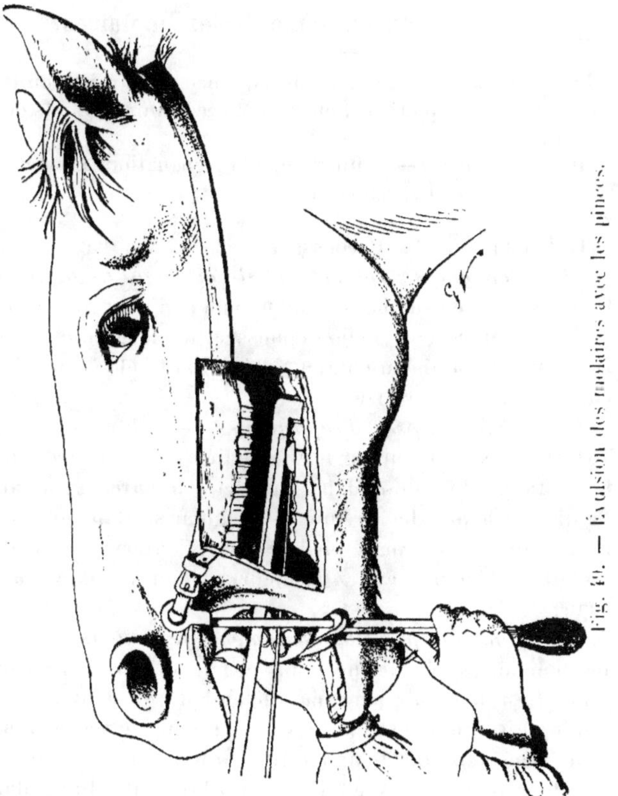

Fig. 49. — Évulsion des molaires avec les pinces.

ensuite évulsez-la en exerçant une forte traction sur les
branches de l'instrument.

La pince destinée aux trois dernières molaires se compose de deux branches articulées tout près des mors qui en
sont la partie terminale, et agit en prenant un point d'appui sur
un support. Engagez-la, saisissez la dent et ébranlez-la comme

il vient d'être dit. Ensuite faites glisser le support sur l'arcade, portez-le aussi près que possible de la dent à extraire, et évulsez celle-ci en pesant sur les branches de la pince (*fig.* 49).

II. — Repoussement des molaires.

Instruments. — Ciseaux, bistouris, pince, trépan, ciseau à froid ou rogne-pied, repoussoir, marteau, spéculum. — Objets de pansement.

Assujettissement. — Comme pour la trépanation. Dans certains cas, il convient d'anesthésier le patient.

TECHNIQUE. — A. REPOUSSEMENT D'UNE MOLAIRE SUPÉRIEURE. — *Premier temps : Incision et décollement de la peau.* — Faites sur la peau de la joue, au niveau de l'extrémité profonde de la dent que vous voulez repousser, une large incision en **V**. Disséquez le lambeau cutané ainsi délimité et ruginez la surface osseuse découverte.

Deuxième temps : Trépanation. — Faites sur la paroi externe des sinus ou sur le maxillaire supérieur trois ouvertures tangentes, dont deux parallèles à l'arcade molaire et l'autre en avant des premières. Régularisez l'ouverture avec le ciseau ou le rogne-pied. Si vous intervenez pour une molaire antérieure, évitez de meurtrir le nerf maxillaire supérieur.

Troisième temps : Repoussement de la dent. — Écartez les mâchoires avec le spéculum et faites tenir celui-ci par un aide. Le repoussoir placé parallèlement à la dent à refouler, appliquez-en une extrémité sur la racine de cette dent. Un aide armé d'un marteau à tête lourde frappe à petits coups sur le repoussoir. Avec la main libre, introduite dans la bouche, entre les branches du spéculum, rendez-vous compte de l'effet produit. D'ordinaire, quelques coups suffisent pour ébranler la dent et la chasser de son alvéole. Saisissez-la avec la main ou une longue pince.

PANSEMENT A LA GAZE. — B. REPOUSSEMENT D'UNE MOLAIRE INFÉRIEURE. — La technique est la même que pour les molaires supérieures; mais, en raison du danger de fracture du maxil-

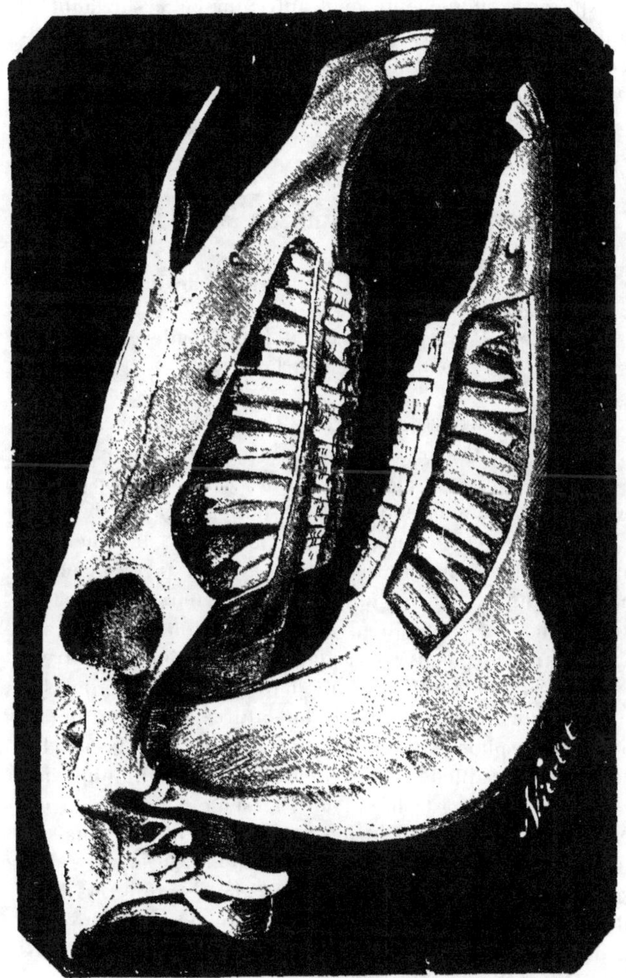

Fig. 30. — Disposition des dents molaires.

laire inférieur, l'aide ne doit frapper que de très légers coups
sur le repoussoir.

Que l'on opère sur l'une ou l'autre mâchoire, si l'on ne veut pas s'exposer à refouler une dent autre que celle sur laquelle on doit agir, il faut se rappeler que *les racines des trois molaires antérieures de chaque arcade sont dirigées un peu en avant, que celles des trois autres sont inclinées en arrière* (*fig.* 50).

III. — Opération de la fistule du canal de Sténon.

Instruments. — Spéculum, ciseaux, trocart court et d'assez fort calibre. — Mèche de chanvre.

Assujettissement. — Couchez le cheval. Le licol enlevé, appliquez le spéculum et faites tenir solidement la tête.

TECHNIQUE. — PREMIER PROCÉDÉ. — La région préparée, portez la pointe du trocart dans la plaie et, l'instrument tenu plus ou moins oblique selon le siège de celle-ci, transpercez la joue de façon que la pointe arrive dans la cavité buccale (*fig.* 51). La tige retirée, engagez dans la canule, de dehors en dedans, la mèche préparée; saisissez-en le bout avec une pince introduite dans la bouche, amenez-le au dehors et retirez la canule. Nouez les chefs au niveau de la commissure labiale correspondante et recouvrez la plaie cutanée d'un emplâtre à la poix. — Au bout de six à huit jours, supprimez la mèche et appliquez un nouvel emplâtre, ou suturez après avivement les lèvres de la plaie externe: la salive s'écoule dans la bouche par le conduit artificiel. La cicatrisation s'opérant plus vite vers la peau que sur la muqueuse, la seule suppression du drain pourrait amener l'occlusion de la plaie cutanée; mais il convient toujours d'appliquer un pansement à la poix.

DEUXIÈME PROCÉDÉ. — Transpercez en deux temps et dans une direction oblique en avant et en dedans toute l'épaisseur de la joue. — Avec le trocart introduit dans la fistule, traversez d'abord de dehors en dedans les couches profondes de la joue et passez une mèche dans la perforation; puis, l'instrument dirigé en arrière, traversez de dedans en dehors les couches

superficielles ; engagez la mèche dans ce second trajet *fig.* 52
nouez-en les chefs et laissez-la en place jusqu'à cicatrisation de

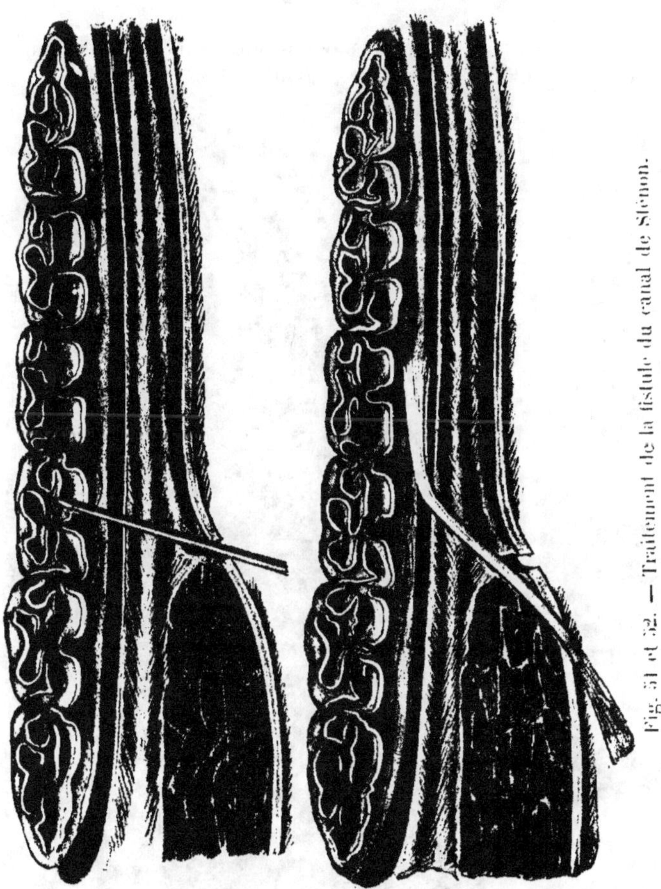

Fig. 51 et 52. — Traitement de la fistule du canal de Sténon.

la fistule cutanée, que vous pouvez favoriser par des cautérisations ou la suture. La mèche enlevée, la plaie externe faite
pour lui donner passage se ferme rapidement.

IV. — Ligature du canal de Sténon.

Instruments. — Ciseaux, rasoir, bistouris, pince, sonde cannelée ou ténaculum et aiguille. — Fil de soie ou de chanvre.

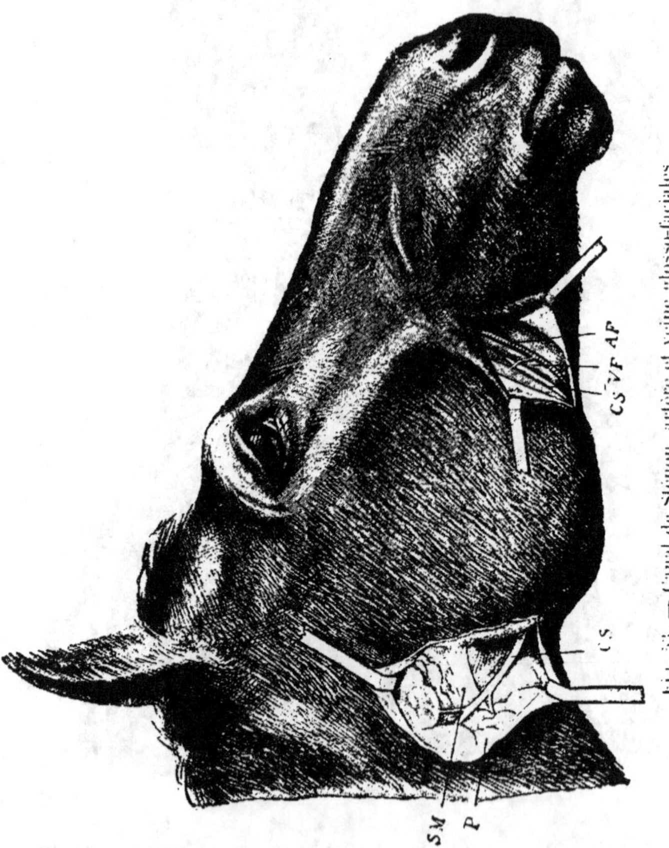

Fig. 53. — Canal de Sténon, artère et veine glosso-faciales. — SM, tendon du sterno-maxillaire; P, parotide; CS, canal de Sténon; VF, veine faciale; AF, artère faciale.

Assujettissement. — Comme pour l'opération précédente. —
Rasez et aseptisez la peau au lieu d'élection.

Technique. — A. Ligature sur la joue. — Après avoir contourné le bord inférieur du maxillaire, le canal de Sténon monte le long du bord antérieur du masséter, en arrière de la veine glosso-faciale, puis s'engage sous celle-ci et sous l'artère pour aller s'ouvrir dans la cavité buccale.

A deux travers de doigt du bord du maxillaire et à un centimètre en arrière de l'artère glosso-faciale, faites une incision de 3 centimètres; divisez la peau, le peaucier, et disséquez avec précaution la couche conjonctive sous-jacente. Le canal apparaît sous forme d'un étroit cordon blanchâtre, aplati. Il n'y a qu'à l'isoler et à le lier, en évitant de blesser la veine.

B. Ligature en arrière du maxillaire. — A 1-2 centimètres en arrière de la branche ascendante du maxillaire inférieur, près de l'angle antéro-inférieur de la parotide, au niveau du tendon du sterno-maxillaire, faites, suivant une direction légèrement oblique en bas et en avant, une incision de 3 à 4 centimètres portant sur la peau et le peaussier; divisez ensuite avec précaution la couche cellulaire dans laquelle est situé le canal; celui-ci découvert, isolez-le et faites-en la ligature.

V. — Trépanation des sinus.

Instruments. — Ciseaux ou rasoir, bistouri, pince, rugine, trépan, couteau lenticulaire ou rénette. — Drain, ouate ou étoupe.

Assujettissement. — Couchez l'animal. Tord-nez à la lèvre supérieure. Enlevez la bride ou le licol et faites tenir la tête étendue sur l'encolure.

I. — Trépanation du sinus frontal.

Ouvrez le sinus frontal entre l'angle interne de l'œil et la ligne médiane, à égale distance de ces deux repères.

Technique. — *Premier temps : Incision en V et dissection du lambeau cutané.* — La région préparée, faites-y deux incisions obliques en bas et en avant, réunies à leur extré-

mité inférieure (*fig.* 56). Disséquez le lambeau cutané ainsi
délimité, doublé du périoste, ou ruginez la surface osseuse

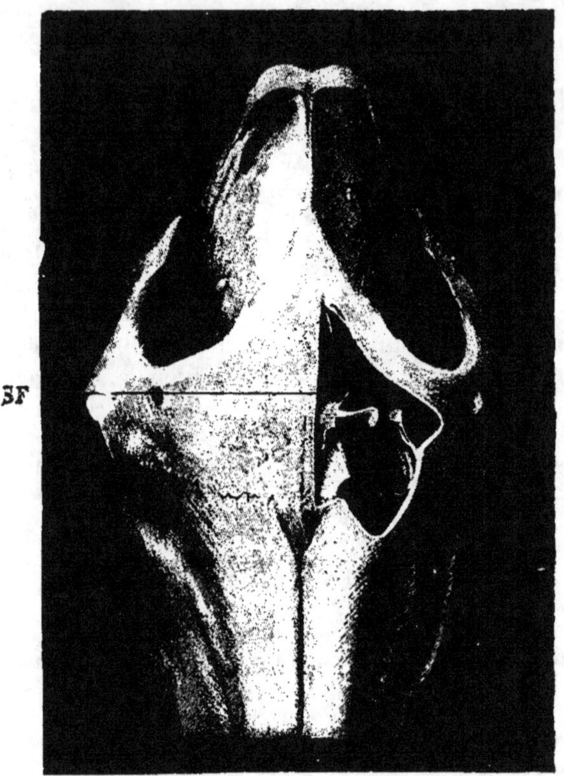

Fig. 54. — Tête. Face antérieure.

SF, sinus frontal.

sur une étendue qui corresponde au diamètre de l'ouverture
que vous voulez pratiquer.

Deuxième temps : Trépanation. — Le trépan préparé —
la pointe de la pyramide dépassant de quelques millimètres

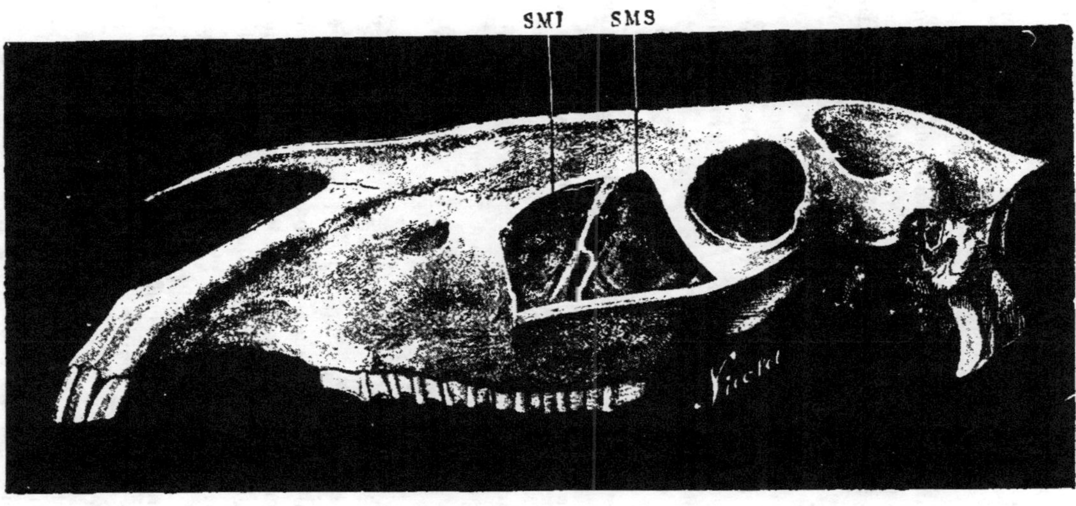

Fig. 55. — Tête. Face latérale gauche. Sinus maxillaires.

SMI, sinus maxillaire inférieur ; SMS, sinus maxillaire supérieur.

le bord de la couronne et le curseur arrêté sur celle-ci à 1 centimètre du bord, — le lambeau cutané est saisi avec une pince et tenu relevé par un aide. La pointe de la pyramide placée au centre de la surface osseuse découverte, appliquez une main sur la plaque en bois qui garnit l'arbre de l'instrument ; avec l'autre, imprimez à celui-ci un mouvement de rotation qui fait pénétrer dans l'os la pyramide et la scie. En quelques instants, l'os est divisé. Si la couronne ne porte pas de curseur, n'exercez sur l'instrument qu'une légère pression lorsque la section de l'os touche à sa fin. Souvent la rondelle coupée reste fixée dans la couronne; si elle tombe dans le sinus, retirez-la. — Avec la rénette ou le couteau lenticulaire, faites disparaître les arêtes tranchantes du bord de l'ouverture.

II. — **Trépanation du sinus maxillaire supérieur**.

Pratiquez-la dans l'angle formé par la paupière inférieure et la crête zygomatique, à égale distance de ces parties.

Incision en **<** dont le sommet correspond à l'angle formé par la paupière inférieure et l'épine zygomatique.

Même manuel que pour la trépanation du sinus frontal.

III. — **Trépanation du sinus maxillaire inférieur**.

Faites-la un peu en avant de la crête zygomatique : — chez les chevaux âgés, presque au niveau de l'extrémité inférieure de cette crête ; — chez les jeunes où le sinus est moins vaste et descend moins bas, un peu plus haut et plus loin de ladite crête.

Même technique que pour les opérations précédentes.

Introduisez les ciseaux courbes dans l'ouverture du sinus maxillaire inférieur et faites-le communiquer avec le supérieur en déchirant la mince cloison osseuse qui les sépare.

L'animal relevé, détergez les sinus avec de l'eau bouillie *tiède* ou une solution antiseptique légère. Passez-y un drain ou tamponnez les orifices.

IV. — Ouverture large des sinus pour l'ablation des tumeurs bénignes de ces cavités.

Découvrez largement le sinus frontal en détachant un lambeau cutané limité par une première incision faite près

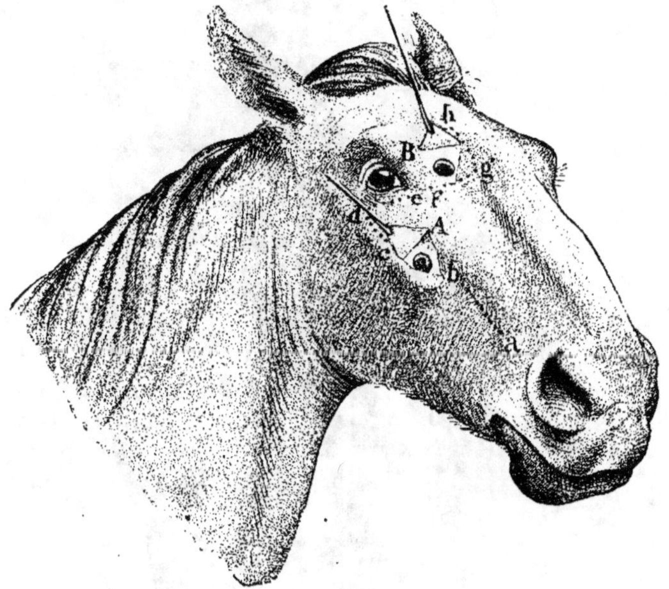

Fig. 56. — Trépanation. — Ouverture large des sinus. — Repoussement des molaires.

A. trépanation du sinus maxillaire inférieur ; B. trépanation du sinus frontal ; *cdc*. ligne d'incision pour l'ouverture large des sinus maxillaires ; *fgh*. ligne d'incision pour l'ouverture large du sinus frontal ; *ab*. ligne d'incision pour le repoussement des premières molaires.

de la ligne médiane, parallèlement à celle-ci, et par une autre tirée de l'angle interne de l'œil sur la première, dans une direction légèrement oblique en avant.   Découvrez les sinus maxillaires en prolongeant, le long de la crête zygomatique et en avant de la paupière inférieure, les deux incisions faites pour la trépanation du sinus maxillaire supérieur *fig*. 56.

Chirurgie vétér.   7

Avec un trépan à large couronne, faites aux surfaces osseuses découvertes, trois, quatre ou cinq ouvertures tangentes ; réunissez-les en faisant sauter les saillies osseuses intermédiaires et régularisez le contour des ouvertures.

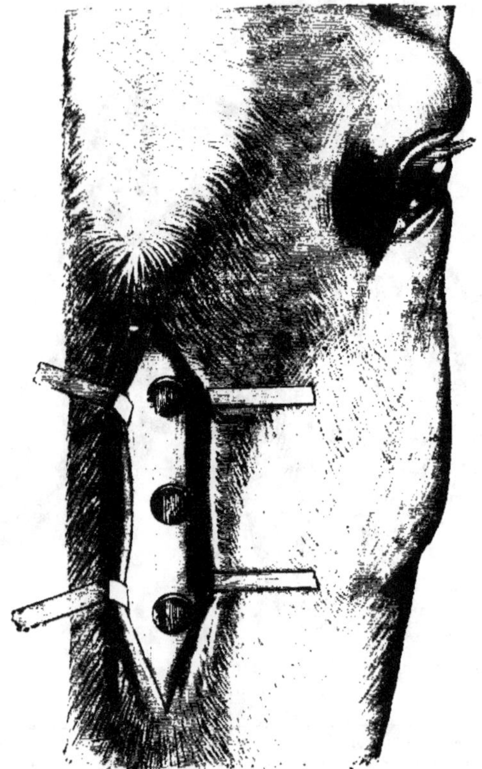

Fig. 57. — Trépanation de la cavité nasale.

VI. — Trépanation des cavités nasales.

Mêmes *instruments* et même *assujettissement* que pour la trépanation des sinus.

Pour explorer la cavité nasale aussi en arrière que possible, trépanez la base de l'os nasal à quelques centimètres en avant d'une perpendiculaire abaissée de l'angle interne de l'œil sur la ligne médiane. Dans la région supérieure de la cavité, le cornet ethmoïdal est presque appliqué sur la face interne de l'os nasal et sur la cloison; il s'en éloigne graduellement du fond vers l'entrée de la cavité.

Technique. — Divisez la peau suivant le grand axe de l'os nasal, près de la ligne médiane et dans l'étendue que vous voulez donner à la brèche. Aux extrémités de cette incision, vous en pouvez faire deux autres, perpendiculaires, qui favorisent l'écartement des lèvres de la première.

Les écarteurs appliqués, faites sur la partie découverte de l'os nasal, à proximité de la cloison, deux ou trois ouvertures au trépan; ensuite réunissez ces ouvertures en faisant sauter avec un ciseau, les portions d'os qui les séparent.

Vous pouvez ainsi explorer la cavité dans une grande étendue, et les manœuvres que comporte l'extraction des polypes sont d'une facile exécution.

VII. — Trépanation du crâne.

Mêmes *instruments* et même *assujettissement* que pour la trépanation des sinus. — Employez une couronne de petit calibre. La tête doit reposer sur un plan résistant et être solidement maintenue.

L'opération exige une rigoureuse asepsie. Rasez et désinfectez la peau.

Technique. — Selon le point où vous devez ouvrir le crâne, découvrez celui-ci par une incision cutanée droite, courbe, en **V** ou en ┴, suivie de l'incision et du décollement du crotaphite. Le périoste détaché et soulevé avec les couches épicraniennes, armez le trépan de façon que le perforateur dépasse la couronne de 5 millimètres environ; appliquez-le au lieu d'élection et entamez la paroi cranienne. Une fois la rainure assez profondément creusée pour que la couronne ne

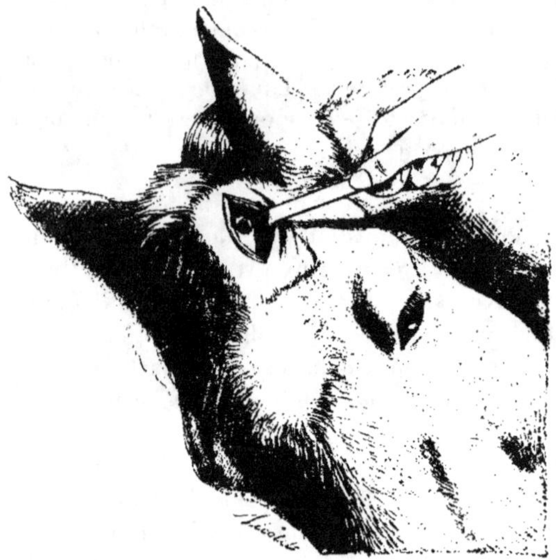

Fig. 58. — Trépanation du crâne.

dérape pas, rentrez la pointe du perforateur et achevez la

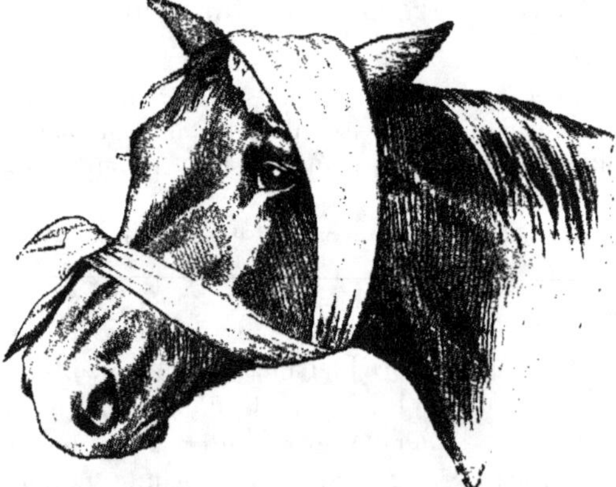

Fig. 59. — Cravate de Mayor.

division de l'os en manœuvrant l'instrument avec d'autant

plus de précaution que vous arrivez plus près de la dure-
mère.

Le disque osseux enlevé, s'il s'agit de relever des fragments
d'os enfoncés, engagez un élévatoire entre le crâne et la dure-
mère, sans diviser cette membrane. Lorsqu'il existe un
épanchement sous-méningé, incisez la dure-mère avec la
pointe du bistouri. L'hémorragie est généralement faible et
s'arrête bientôt.

Détergez soigneusement la plaie, recouvrez-la d'une compresse de gaze et appliquez un pansement ouaté fixé par une
large bande *fig*. 59 .

VIII. — Hyovertébrotomie.

Instruments. — Ciseaux, rasoir, bistouris, pince, écarteurs ou
érignes plates, sondes cannelée et en **S**. — Bande ou drain.

Assujettissement. — S'il y a de la dyspnée, opérez sur l'animal
debout après application d'un tord-nez à la lèvre inférieure. —
Dans le cas contraire, couchez le sujet sur le côté opposé à celui
où vous devez opérer. Enlevez le licol et faites tenir la tête modérément étendue sur l'encolure.

Remarques anatomiques. — La région où sont situées les *poches
gutturales* est d'une constitution anatomique fort complexe.
Sous la peau, on trouve : 1° une *couche conjonctive* et le
peaussier : 2° le *muscle parotido-auriculaire*, dont les fibres sont
dirigées suivant le grand axe de la région et qui occupe seulement une partie de celle-ci ; 3° la *parotide* : 4° l'*aponévrose sous-
parotidienne*, qui va du tendon du mastoïdo-huméral à celui du
sterno-maxillaire ; 5° sous cette aponévrose et en avant, la *grande
branche de l'hyoïde* ; en arrière, l'apophyse styloïde *de l'occipital* ;
entre les deux, les *muscles occipito-styloïdien* (ancien *stylo-hyoïdien* et *digastrique*) ; dans le tiers inférieur de la région, la *glande
maxillaire* : enfin 6° la *poche gutturale*, dont la paroi externe est
appliquée sur la face profonde de l'aponévrose sous-parotidienne,
des muscles occipito-styloïdien et digastrique.

Cette région est traversée par trois artères principales : 1° la *carotide externe*, la plus volumineuse, obliquement dirigée en

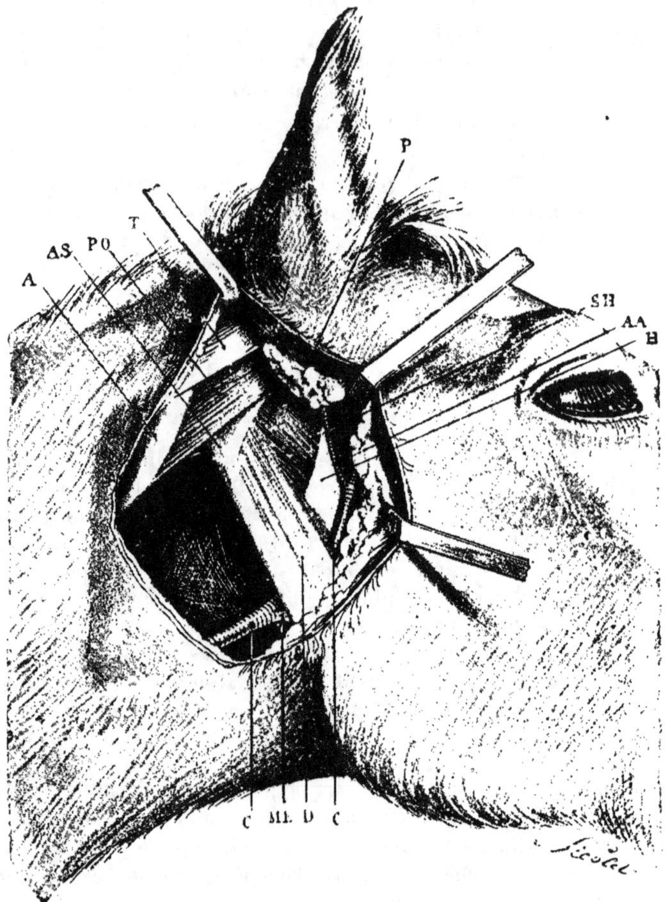

Fig. 60. — Hyovertébrotomie. Région parotidienne.

P, parotide ; T, tendon du petit complexus ; A, atlas ; PO, petit oblique de la tête ; AS, apophyse styloïde de l'occipital ; H, grande branche de l'hyoïde ; SH, muscle stylo-hyoïdien (occipito-styloïdien) ; D, muscle digastrique ; CC, artère carotide ; ML, artère maxillaire externe ; AA, artère auriculaire postérieure.

avant et en haut, sous la parotide, d'abord un peu au-dessous, puis en avant de la poche ; 2° l'*occipitale*, située sous l'apophyse transverse de l'atlas, en arrière du sac guttural ; 2° la *carotide interne*, profondément sise dans un repli de ce sac et qui monte vers la base du crâne. — Dans son trajet parotidien, la *veine jugulaire* est tantôt superficielle, tantôt presque entièrement recouverte d'une couche de tissu glandulaire. La *glosso-faciale* vient se réunir à la jugulaire vers l'angle postéro-inférieur de la parotide. — Le *nerf facial* traverse cette glande en haut et en avant ; les *nerfs grand hypoglosse* et *glosso-pharyngien* sont situés vers la base et en dehors de la poche ; le *pneumo-gastrique*, le *spinal* et le *ganglion cervical du grand sympathique* sont compris, avec la carotide interne, dans le repli que forme la muqueuse de la poche à sa partie supérieure.

Le *triangle de Viborg* est l'espace limité en avant par le bord ascendant du maxillaire, en bas par la veine glosso-faciale, en haut par le tendon du sterno-maxillaire.

Technique. — A. Premier procédé. — *Premier temps : Incision de la peau et dissection des tissus qui recouvrent la poche gutturale.* — Après avoir préparé la région préatloï-dienne, faites immédiatement en avant de l'atlas, au niveau du tiers moyen du bord de son aile, une incision cutanée de 3 à 4 centimètres.

La peau légèrement tirée en avant et en bas, de manière que l'angle supérieur de l'incision corresponde au tendon du petit complexus, divisez l'aponévrose sous-parotidienne dans l'étendue de la plaie cutanée, évitant de blesser la glande et la veine auriculaire ; si vous tombez sur les branches ner-veuses des première et deuxième paires cervicales, éloignez-les ou divisez-les d'un coup de bistouri. A l'aide d'une érigne plate, faites tirer en avant la lèvre antérieure de l'incision (peau, glande et aponévrose). Engagez l'index, face dorsale en dehors, sous l'aponévrose ; détachez celle-ci des plans sous-jacents (muscles atloïdo-mastoïdien ou petit oblique de la tête, occipito-styloïdien et digastrique), en faisant exécuter au doigt quelques mouvements de latéralité et en le poussant non en bas, mais *en avant*. Bientôt le décollement est suffi-sant ; la pulpe du doigt perçoit les repères : en avant, la partie élargie de la grande branche de l'hyoïde ; en arrière, l'apophyse styloïde de l'occipital ; entre ces os, la couche musculaire formée par l'occipito-styloïdien et le digastrique *fig*. 60).

Deuxième temps : Ponction. — Par une traction exercée sur l'érigne, la plaie s'entr'ouvre largement ; on aperçoit la couche profonde du champ opératoire : les fibres du digastrique et de l'occipito-styloïdien, obliquement dirigées en bas et en avant. La face profonde de ce dernier muscle est tapissée par la muqueuse de la poche gutturale. C'est à son centre, un peu au-dessus de l'angle postéro-inférieur de la branche de l'hyoïde, que la ponction doit être faite. — Tenez le bistouri dans une direction oblique en bas et en avant, le tranchant tourné vers la commissure des lèvres ; portez-le dans la plaie, la pointe appliquée sur le centre du muscle occipito-styloïdien, la lame parallèle aux fibres de ce muscle ; ponctionnez celui-ci en faisant pénétrer un centimètre de lame dans le sac guttural. — Si cette dernière était poussée trop profondément, vous pourriez atteindre la carotide interne ou les branches nerveuses voisines (spinal, pneumogastrique, ganglion cervical supérieur du grand sympathique). En dirigeant vers l'oreille ou l'atlas le tranchant du bistouri, il y aurait danger de blesser le nerf facial et l'artère auriculaire postérieure ; en le tournant vers le larynx, le nerf grand hypoglosse et la carotide externe seraient menacés. — Engagez l'index dans la ponction et agrandissez-la.

Troisième temps : Contre-ouverture. — Introduisez dans la poche une extrémité de la sonde en **S** ; portez vers l'oreille l'autre extrémité, de manière à donner à l'instrument une direction à peu près parallèle à la parotide ; poussez-le ensuite sous la glande, vers le bord inférieur de celle-ci ; vous lui faites ainsi traverser le fond de la poche gutturale, le tissu conjonctif sous-parotidien, et vous en amenez l'extrémité au bord inférieur de la glande, dans le triangle de Viborg, entre le tendon du sterno-maxillaire et la glosso-faciale. La sonde parvenue en ce point, donnez-lui issue en faisant à la peau et à la couche sous-cutanée, soulevées par l'instrument, une bou tonnière parallèle au tendon du sterno-maxillaire. Faites dans le même sens un léger débridement en avant et passez la bande ou le drain en retirant l'instrument.

B. Deuxième procédé. — *Premier temps : Incision de la peau et de l'aponévrose sous-parotidienne.* — L'incision cutanée est faite un peu plus bas que dans le premier procédé — au niveau du tiers inférieur de l'aile de l'atlas — et prolongée un peu au-dessous du relief osseux. Après avoir décollé la parotide, incisez l'aponévrose sous-parotidienne et engagez le doigt dans l'espace limité par les muscles atloïdo-mastoïdien et digastrique. Dilacérez le tissu conjonctif en passant entre les artères carotide externe et occipitale : vous arrivez sur la partie postérieure de la poche.

Deuxième temps : Ponction. — L'index appliqué par sa face palmaire sur l'angle que forment ces deux artères, introduisez, le long de sa face dorsale, un trocart ou un bistouri avec lequel vous ouvrez la poche ; agrandissez ensuite l'ouverture de ponction à l'aide des doigts.

Troisième temps : Contre-ouverture. — Procédez comme il a été dit plus haut, en vous servant du trocart ou de la sonde en **S**.

C. Troisième procédé. — *Premier temps : Incision et dissection des tissus qui recouvrent la partie inférieure de la poche.* — Au milieu du triangle de Viborg, parallèlement au tendon du sterno-maxillaire, faites une incision cutanée de 6 à 8 centimètres, commencée un peu en arrière du maxillaire inférieur. D'un second coup de bistouri, divisez le peaucier. La partie inférieure de la parotide modérément soulevée, avec la sonde ou l'extrémité de l'index, détachez-la du tendon et dilacérez le tissu conjonctif jusqu'à ce que vous arriviez sur la poche. Ponctionnez-la avec le trocart ou le bistouri.

Deuxième temps : Agrandissement de l'ouverture et fixation d'un drain. — Pour élargir l'ouverture ainsi pratiquée au fond du diverticule, engagez-y l'index de l'une des mains, puis forçant quelque peu, celui de la main opposée :

avec les doigts, déchirez la muqueuse. Vous pouvez aussi agrandir l'ouverture, en avant ou en arrière, avec le bistouri guidé sur la sonde cannelée.

On peut encore ouvrir la poche gutturale, comme les abcès sous-parotidiens, en y pénétrant avec la sonde cannelée après avoir fait une étroite incision cutanée sur le centre de la région parotidienne. (V. p. 40.)

Dans le cas de *tympanite* du sac guttural, la guérison n'est assurée qu'en modifiant la disposition de l'orifice de communication de la poche avec la trompe.

Pour pénétrer dans la poche, employez de préférence le *deuxième procédé* qui a l'avantage de permettre l'ouverture large du sac. — Pour agrandir l'orifice, introduisez dans celui-ci et dans la partie antérieure de la trompe une sonde cannelée dont la rainure est dirigée en avant, et, au moyen d'un bistouri ordinaire à lame étroite ou du bistouri boutonné, débridez la paroi inférieure du conduit sur une étendue d'environ 1 centimètre. Si la poche a été ouverte en sa partie supérieure, vous pouvez aussi, avec l'index, en atteindre l'orifice, puis l'élargir en y faisant pénétrer le doigt et en dilacérant la paroi de la trompe.

IX. — Ablation de l'oreille.

Instruments. — Ciseaux, bistouris, pinces ordinaire et à forcipressure, aiguille. — Fils de chanvre ou de soie et objets de pansement.

Assujettissement. — Couchez l'animal sur le côté opposé à celui où vous opérez. Faites tenir la tête étendue sur l'encolure.

TECHNIQUE. — Après avoir préparé le champ opératoire (base de l'oreille et région périauriculaire), faites sur la conque, à 2 centimètres de sa base, une incision circulaire divisant la peau seulement. Tandis qu'un aide porte l'oreille successivement en dedans, en arrière, en bas et en avant, avec le bistouri rasant la conque, détachez de celle-ci la parotide et le cartilage scutiforme ; coupez les muscles parotido-, scuto-, pariéto- et cervico-auriculaires. Pincez les artères auriculaires postérieure et antérieure. La conque isolée jusqu'à sa base, excisez-la d'un coup de bistouri donné dans le ligament fibreux qui la fixe au cartilage annulaire.

Liez les artères auriculaires ; enlevez les pinces. Introduisez dans le conduit auditif un petit tampon d'ouate et suturez les lèvres de la plaie.

X. — Ponction de la cornée.

Instruments. — Écarteur des paupières, pince fixatrice, aiguille lancéolée montée sur manche ou aiguille à suture ordinaire.

Assujettissement. — Appliquez un tord nez à la lèvre supérieure. Faites lever le pied antérieur du côté opposé à celui où vous opérez. Anesthésiez l'œil à la cocaïne.

TECHNIQUE. — Appliquez l'écarteur des paupières et fixez le globe oculaire. — Ponctionnez obliquement la cornée vers sa périphérie en introduisant l'aiguille parallèlement à l'iris ; écartez les deux bords de la plaie en imprimant à l'aiguille un quart de révolution sur son axe. Après évacuation de la quantité de liquide que vous voulez extraire, replacez l'aiguille dans sa situation première et retirez-la.

Avec le kératome ou le trocart *ad hoc*, traversez obliquement la cornée ; le liquide s'écoule par la rainure du kératome ou par la canule maintenue en place.

XI. — Iridectomie.

Instruments. — Écarteur des paupières, pince fixatrice, couteau lancéolé droit ou coudé, pince à iris, ciseaux courbes ou coudés sur leur bord.

Assujettissement. — Couchez l'animal sur le côté opposé à l'œil malade. Endormez-le au chloroforme. L'anesthésie à la cocaïne est insuffisante.

L'opération doit être faite aseptiquement. Désinfectez l'œil avec une solution de sublimé à 1 p. 4000. Selon le but de l'opération (iridectomie optique ou antiphlogistique), la chambre antérieure est ouverte en un point variable de la périphérie de la cornée. Si l'incision est faite en dehors, on se sert du couteau droit ; si on la pratique en une autre région, — c'est le plus généralement en haut, — on emploie le couteau lancéolé.

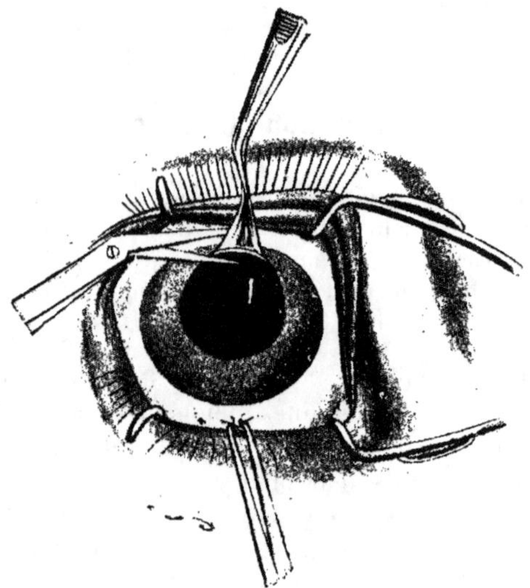

Fig. 61. — Iridectomie.

TECHNIQUE. — *Premier temps : Ponction de l'œil.* — L'écarteur des paupières placé et l'œil immobilisé par la pince fixatrice, ponctionnez la cornée près de son limbe ; faites pénétrer l'instrument à plat parallèlement à l'iris, et évitez de blesser celui-ci. Dès que l'ouverture est assez grande, retirez le couteau.

Deuxième temps : Excision partielle de l'iris. — Parfois l'iris fait hernie dès que le couteau est sorti de la plaie. S'il ne saille pas, engagez dans la chambre antérieure la pince tenue fermée; arrivée au niveau du bord pupillaire, ouvrez-la, saisissez la portion d'iris que vous devez exciser et amenez-la au dehors. Sectionnez-en un lambeau régulier avec les ciseaux appliqués le plus près possible de la plaie cornéenne, afin d'éviter l'enclavement des parties iriennes voisines de la perte de substance. Si l'accident se produit, repoussez ces parties dans la chambre antérieure.

Appliquez un pansement et un bandage qui seront laissés en place vingt-quatre heures. Les jours suivants, faites de simples lavages avec la solution de sublimé et quelques instillations d'atropine. La résorption de l'hyphéma est rapide.

XII. — Extirpation de la glande lacrymale.

Instruments. — Ciseaux, bistouris, pince ordinaire et pince à mors larges ou fenétrés, aiguille. — Fils de soie ou de chanvre, gaze.

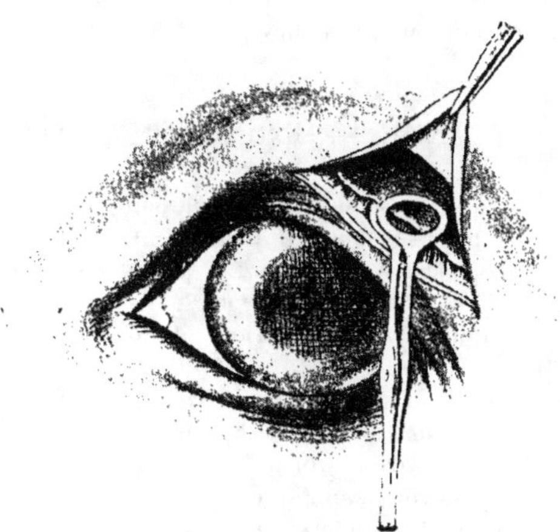

Fig. 62. — Extirpation de la glande lacrymale.

Assujettissement. — Couchez l'animal sur le côté opposé à l'œil malade et faites tenir solidement la tête.

Anatomie. — La glande, de teinte rouge brun, est située entre l'arcade orbitaire et les muscles qui recouvrent la partie supéro-externe du globe oculaire. Mince, elle mesure de 4 centimètres à 4ᶜᵐ,5 dans le sens transversal, et environ 2 centimètres d'avant en arrière.

TECHNIQUE. — Immédiatement en avant du bord antérieur de l'arcade orbitaire, faites à la peau une incision courbe, longue de 4 à 6 centimètres, partant de la partie moyenne de cette arcade. Incisez le fascia conjonctif sous-cutané et pénétrez entre l'arcade et l'aponévrose du releveur de la paupière supérieure. Les lèvres de la plaie tenues écartées, disséquez le bord antérieur de la glande ; saisissez-la avec une pince à mors larges et, avec la pointe du bistouri ou les ciseaux, isolez-la sur ses deux faces, ainsi que le long de ses bords, l'appliquant sur l'aponévrose pour disséquer sa face supérieure, la portant sur l'arcade pour détacher l'autre, évitant ici de couper l'aponévrose.

La glande enlevée, placez un lambeau de gaze à l'angle externe de la plaie, et réunissez les bords de celle-ci par quatre ou cinq points isolés.

XIII. — Extirpation de l'œil.

Instruments. — Bistouris droit et boutonné, ciseaux droits et courbes, pince. — Objets de pansement.

Assujettissement. — Couchez le patient et anesthésiez-le au chloroforme ou faites autour du globe oculaire, sous la conjonctive, cinq ou six injections d'une solution de cocaïne à 1 p. 100.

Anatomie. — La cavité orbitaire est complétée par la gaine oculaire, sorte de cornet fibreux dont le fond s'insère au pourtour de l'hiatus orbitaire et qui la sépare de la fosse temporale. Les cinq muscles droits, appliqués sur la portion extracranienne du nerf optique et la sclérotique, constituent une double gaine charnue dont la forme extérieure est celle de la gaine oculaire.

La partie antérieure du grand oblique est disposée transversalement à la partie supéro-interne de l'orbite. Le petit oblique affecte la même disposition sur le plancher de l'orbite.

Technique. — a. *Énucléation*. — Dans ce procédé, la conjonctive, le corps clignotant et les muscles sont conservés. On n'enlève que le globe oculaire et la portion terminale du nerf optique. — Toutes précautions aseptiques étant prises, incisez la conjonctive près du bord de la cornée, puis faites sortir le bulbe, et, pour cela, débridez la commissure palpébrale externe s'il est nécessaire. Avec les ciseaux courbes, détachez successivement les muscles de l'œil à leur insertion sur le globe ; la section des fibres du droit postérieur est assez difficile : il faut se servir, comme guide, de l'indicateur de la main libre. Terminez par la section du nerf optique.

Vous pouvez simplement tamponner à la gaze la cavité orbitaire, tenir les paupières affrontées par des points de suture et appliquer un pansement ouaté fixé par un bandage ; — ou faire à la conjonctive une suture en « blague à tabac », appliquer un tampon de gaze qui la refoule vers le fond de l'œil et un pansement comme il vient d'être dit.

Cette opération est presque toujours suivie d'un entropion cicatriciel très accusé et d'une abondante sécrétion due à l'irritation permanente de la conjonctive par les cils déviés. On lui préfère *l'extirpation* ou *exentération*.

b. *Extirpation*. — Incisez la conjonctive plus loin de la cornée que pour l'énucléation. Au niveau de l'angle interne de l'œil, divisez-la en dedans ou en dehors du corps clignotant. Plongez ensuite entre le globe oculaire et l'orbite, vers l'angle interne de l'œil, le bistouri droit, ou mieux un bistouri boutonné tenu en plume à écrire, tranchant en dehors. Faites-le pénétrer jusqu'au fond de la cavité, détachez la partie inférieure du globe oculaire en rasant, de dedans en dehors, jusqu'à l'angle externe de l'œil, la demi-circonférence inférieure de l'orbite. — Reportez le bistouri à l'angle interne et rasez de même la demi-circonférence supérieure. — L'œil n'est plus fixé que par le nerf optique et les muscles droits. Introduisez au fond de l'orbite, en longeant sa paroi externe, les ciseaux courbes, concavité tournée vers le globe oculaire, puis sectionnez le nerf et les muscles.

Tamponnez la cavité avec de la gaze, réunissez les paupières par un ou deux points de suture et appliquez un bandage.

Examen de l'œil.

Lorsque l'on procède à l'examen des parties superficielles de l'œil, la contraction violente de l'orbiculaire rend parfois impossible l'écartement des paupières avec les doigts et oblige à l'emploi du blépharostat. Quelques gouttes d'une solution de cocaïne à 1-2 p. 100 facilitent beaucoup l'examen.

L'épreuve de la pupille révèle les variations qu'éprouve celle-ci sous l'influence de la lumière, des mydriatiques et des myotiques. — Quand, après avoir maintenu fermés les deux yeux de l'animal pendant quelques minutes, l'on écarte brusquement les paupières de l'œil à examiner, si celui-ci est sain, on doit observer un rétrécissement de la pupille. — Lorsqu'il n'existe pas d'adhérences iriennes, l'instillation de cocaïne ou d'atropine en solution aqueuse à 1 p. 100 agrandit régulièrement la pupille. S'il existe des synéchies, la pupille se dilate irrégulièrement.

L'examen à l'éclairage latéral permet de reconnaître les moindres lésions des parties antérieures de l'œil. On se sert d'une lentille biconvexe de 15 dioptries environ, et comme source lumineuse, d'une lampe à huile ou à pétrole.

Le cheval est introduit dans une salle obscure et maintenu par deux aides. Un troisième aide tient la lampe à 30-50 centimètres de l'œil à examiner, à sa hauteur et un peu en arrière, la déplaçant selon les indications de l'opérateur. Si le patient tient fermées les paupières, écartez-les avec le blépharostat.

Placez-vous en face de l'animal ou un peu sur le côté ; interposez la loupe entre la lampe et l'œil, de façon que la distance qui la sépare de la cornée soit un peu inférieure à sa distance focale, et concentrez les rayons lumineux sur la face antérieure du globe. Inspectez d'abord la cornée, sur laquelle vous promenez le faisceau lumineux dont la direction doit être très oblique par rapport à l'axe antéro-postérieur de l'œil. À mesure que vous voulez examiner des parties plus profondes, imprimez à ce faisceau une direction de plus en plus rapprochée de l'axe de l'œil.

On arrive ainsi à éclairer la chambre antérieure, l'iris, le cristallin, les couches antérieures du corps vitré. Par ce procédé,

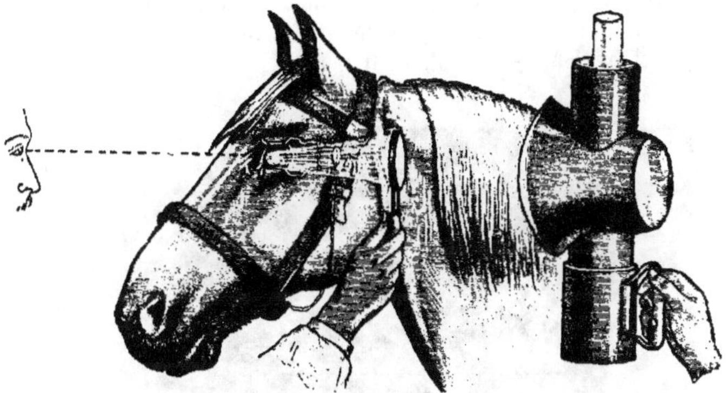

Fig. 63. — Examen de l'œil à l'éclairage latéral.

les légères opacités de la cornée, les moindres changements dans
la texture de l'iris, les synéchies postérieures, les dépôts dans

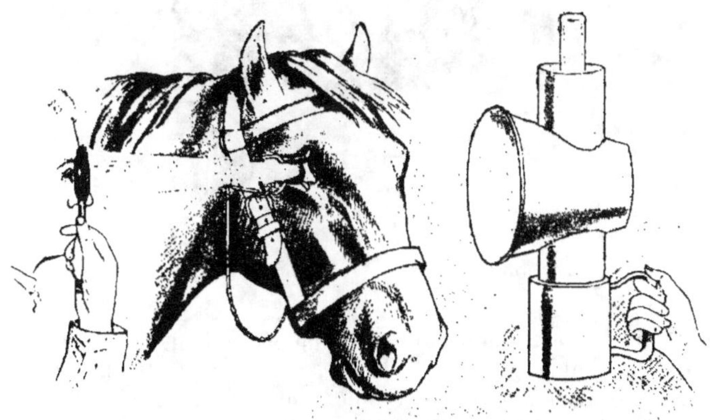

Fig. 64. — Examen de l'œil à l'éclairage direct.

la chambre antérieure ou sur la cristalloïde, les taches cristalli-
niennes sont facilement reconnus.

Chirurgie vétér.   8

L'*examen des membranes profondes* exige l'emploi de l'ophtalmoscope. — *Pour l'examen à l'éclairage direct et à la lumière artifi-
cielle*, le sujet, placé dans une écurie obscure, est maintenu par
un ou deux aides qui abaissent la tête de façon que l'œil examiné
soit à peu près à la hauteur de l'œil de l'observateur. Un troisième

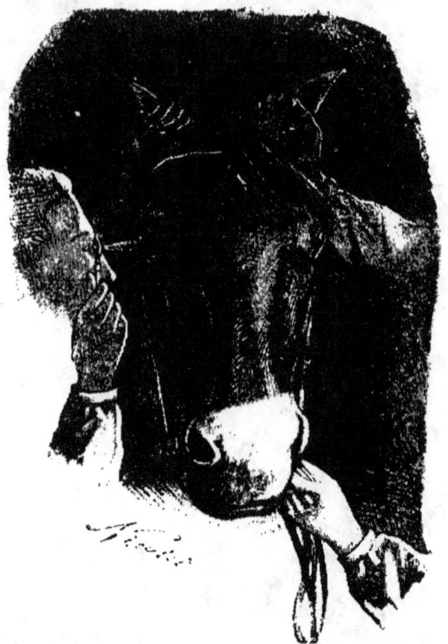

Fig. 65. — Examen du fond de l'œil à la lumière du jour.

aide tient le foyer lumineux du côté opposé. — Placez-vous non
pas directement en face de l'œil à examiner, mais un peu en
arrière de son axe antéro-postérieur; appuyez la partie supérieure
du dos du miroir contre votre arcade sourcilière et projetez sur
l'œil le faisceau lumineux. Les dépôts sur la cristalloïde, les
opacités de la lentille, les corps flottants de l'humeur vitrée
sont aisément reconnus : ces derniers interceptent les rayons
lumineux à leur niveau et apparaissent comme des taches

sombres. En approchant l'ophtalmoscope à quelques centimètres de l'œil inspecté, on perçoit avec un grossissement de 15 à 20 diamètres une image droite et virtuelle du fond de l'organe.

L'examen du fond de l'œil à la lumière du jour et à l'image droite peut se faire au travers de la pupille non dilatée, mais il est préférable d'instiller, une demi-heure à une heure avant d'y procéder, quelques gouttes de la solution de sulfate d'atropine. — L'animal est placé à l'entrée d'un local quelconque, à l'ombre d'un arbre ou dans une écurie-dock, de façon que l'œil à examiner soit placé dans une obscurité relative et que l'on puisse projeter à son intérieur la lumière du jour tombant sur l'ophtalmoscope (*fig.* 65. On pratiquera cet examen en portant l'instrument aussi près que possible de l'œil, à quelques centimètres des cils.

Chez le cheval, le tapis clair *tapetum lucidum* est séparé du tapis sombre *tapetum nigrum* par une bordure horizontale rectiligne, au-dessous de laquelle on trouve la papille, entourée de tous côtés par le *tapetum nigrum*, et qui offre, à l'état normal : une zone périphérique, blanchâtre, représentant la gaine celluleuse du nerf optique ; une zone centrale, blanc jaunâtre, qui a l'aspect d'une cicatrice étoilée ; une zone intermédiaire, rose, parcourue par un fin lacis vasculaire.

II. — OPÉRATIONS PRATIQUÉES SUR L'ENCOLURE.

I. — Trachéotomie.

Remarques anatomiques. — Au lieu d'élection de l'opération, la *trachée* n'est recouverte que par une mince couche de tissus : *tégument, peaussier, sterno-hyoïdiens et sterno-thyroïdiens, lame conjonctive* plus ou moins infiltrée de graisse et assez riche en filets nerveux.

Dans le tiers supérieur de l'encolure, les *sous-scapulo-hyoïdiens* se réunissent sur la ligne médiane et augmentent l'épaisseur de la couche musculaire. Sur les côtés, on trouve : 1° les *sterno-maxillaires* qui, contigus dans la partie inférieure de l'encolure, divergent graduellement vers leur attache supérieure ; 2° les *jugulaires* ; 3° plus profondément, les *artères carotides* et leurs nerfs satellites.

Sur la trachée, au niveau de quelques-uns des ligaments

fibreux qui réunissent les cerceaux, existent parfois de petites artérioles émanant des carotides.

Instruments. — Ciseaux courbes ou rasoir, bistouris convexe et droit ou feuille de sauge à droite à lame étroite, pince, trois érignes dont l'une pointue. Canule aussi légère que possible.

Assujettissement. — Évitez les blessures par les pieds antérieurs. Tord-nez à la lèvre inférieure. Entravez les membres antérieurs (entravons ordinaires, entrave Le Goff, ou assujettissez l'animal dans le travail et fixez les membres antérieurs aux anneaux ou aux poteaux.

a. — TRACHÉOTOMIE PERMANENTE.

TECHNIQUE. — *Premier temps : Incision et dissection des tissus qui recouvrent la trachée.* — La tête est tenue fortement relevée. Placé en avant du sujet, coupez les poils ou rasez et désinfectez le tégument dans une étendue de 10 centimètres sur le bord antérieur de l'encolure, à la limite du tiers moyen et du tiers supérieur.

Faites à la peau une incision verticale de 5 à 6 centimètres. D'un second coup de bistouri, divisez sur la ligne médiane les muscles sterno-hyoïdiens et sterno-thyroïdiens ; ces muscles et les lèvres de la plaie écartés à l'aide d'érignes plates tenues par deux aides, saisissez et soulevez avec la pince le tissu conjonctif qui recouvre la face antérieure de la trachée ; divisez-le sur la ligne médiane, ensuite détachez-le de la trachée sur la hauteur de quelques anneaux, par deux coups de bistouri donnés à plat, l'un à droite, l'autre à gauche. Ces lames conjonctives placées dans la gorge des érignes, les cerceaux à couper sont à nu.

Deuxième temps : Ouverture de la trachée. — Elle peut se faire : 1° par excision de la moitié de deux cerceaux contigus ; 2° par ablation de la partie moyenne d'un cerceau dans toute sa hauteur ; 3° par incision verticale de trois ou quatre cerceaux.

1° Pour l'excision partielle de deux anneaux contigus, implantez de gauche à droite, dans le ligament interannulaire, l'érigne aiguë ; tenez-la de la main gauche. A gauche de

l'érigne et tout près d'elle, faites pénétrer à travers le ligament
la pointe du bistouri droit ou de la feuille de sauge ; avec la

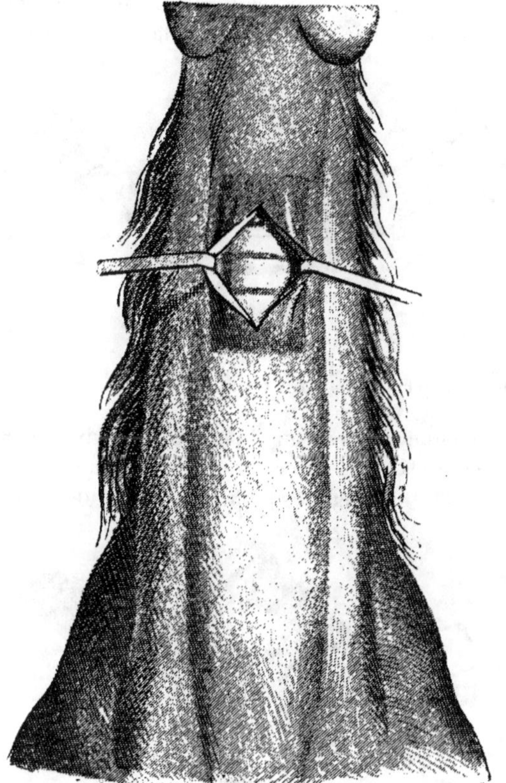

Fig. 66. — Trachéotomie.

Le premier temps est terminé. Les lèvres de la plaie sont écartées
et les cerceaux à découvert.

partie du tranchant voisine de la pointe et par un mouvement
de scie, divisez de gauche à droite le cerceau supérieur, en y
faisant une incision semi-elliptique ; entamez ensuite le cerceau inférieur et divisez-le de la même manière, de droite à

gauche. Revenu à son point de départ, l'instrument a excisé
un lambeau trachéal elliptique qui reste fixé à l'érigne pointue.
— Vous pouvez aussi couper chaque moitié de cerceau en deux
temps : implantez horizontalement la lame du bistouri en la

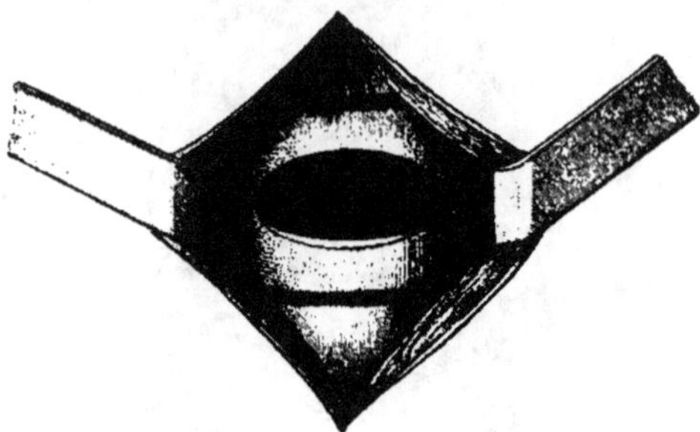

Fig. 67. — Trachéotomie par excision partielle de deux cerceaux.

partie moyenne du cerceau supérieur et divisez-le par deux
incisions courbes faites successivement, l'une à gauche, l'autre
à droite. Mêmes manœuvres pour le cerceau inférieur.

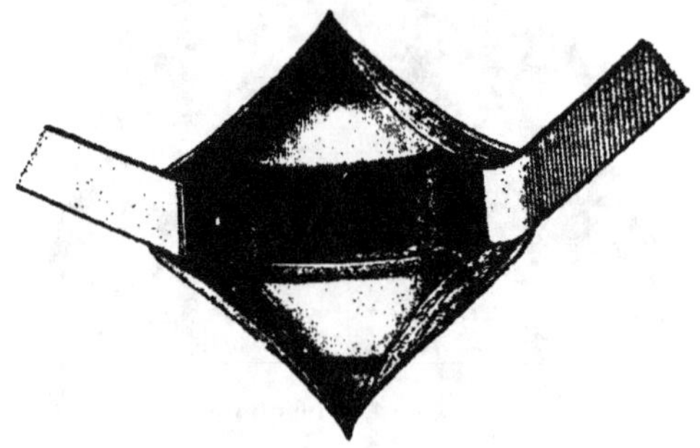

Fig. 68. — Trachéotomie par excision de la portion médiane
d'un cerceau.

2° Si vous excisez la partie médiane d'un anneau dans toute
sa hauteur, avec la pointe du bistouri sectionnez-le verticalement, de chaque côté de la ligne médiane, de façon
à en délimiter un lambeau de 3 à 4 centimètres. Incisez

ensuite le ligament supérieur dans l'étendue de ce lambeau, et, saisissant celui-ci avec des pinces, achevez de le détacher en coupant le ligament inférieur.

3° Pour diviser verticalement plusieurs cerceaux, plongez la lame du bistouri droit tenu en plume à écrire, tranchant en bas, au niveau d'un ligament interannulaire de la partie supé-

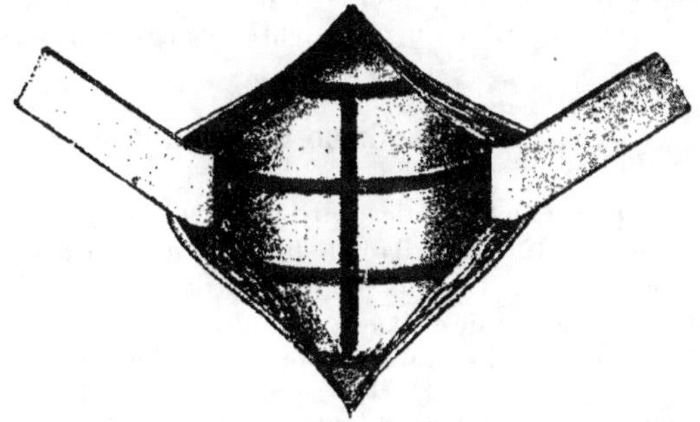

Fig. 69. — Trachéotomie par section verticale de plusieurs cerceaux.

rieure de la plaie, puis incisez nettement trois ou quatre anneaux, selon le calibre du tube à placer.

Troisième temps : Application du tube. — Introduisez d'abord la canule inférieure, engagez ensuite dans celle-ci la canule ascendante; fixez-les en tournant la goupille. Si le tube joue, immobilisez-le en enroulant une mèche de chanvre ou de gaze sur la canule externe, entre le pavillon et la peau.

b. — Trachéotomie provisoire.

Assujettissement et instruments. — Comme pour l'opération précédente. Tube simple à canule aplatie.

Technique. — Le *premier temps* est le même que dans la trachéotomie permanente.

Au lieu de faire au conduit trachéal une large ouverture en entamant les cerceaux, effectuez le *deuxième temps* en incisant transversalement et sur une longueur de 3 à 4 centimètres un ligament interannulaire. Pour cela, engagez dans ce ligament, à droite de la ligne médiane, la pointe du bistouri, le tranchant dirigé vers la gauche, et par un mouvement de scie, ayant soin de limiter la pénétration de l'instrument, divisez le ligament dans une étendue suffisante pour permettre l'application du tube.

En raison de la disposition aplatie de la canule, l'introduction du tube est facile, si la tête et l'encolure sont portées dans l'extension, ce qui augmente l'écartement des cerceaux.

II. — Crico-trachéotomie.

Elle a pour objet l'application d'un tube à l'origine de la trachée, par une ouverture faite dans le ligament crico-trachéal.

Instruments. – – Ciseaux ou rasoir, bistouris, pince, érignes plates, tube à canules légères et courtes.

Assujettissement. — Comme pour la trachéotomie.

TECHNIQUE. — *Premier temps : Incision de la peau et des muscles.* — La tête de l'animal tenue élevée par un aide, placez-vous en avant de l'encolure et explorez la région laryngienne. Le ligament crico-trachéal reconnu et la région préparée, faites sur la ligne médiane une incision cutanée allant du bord antérieur du cricoïde au troisième cerceau trachéal ; divisez la couche formée par les muscles sterno et sous-scapulo-hyoïdiens ; appliquez les érignes mousses et faites écarter les lèvres de la plaie.

Deuxième temps : Incision du ligament crico-trachéal. — Avec la pointe du bistouri, sectionnez de gauche à droite, sur une étendue de 3 à 4 centimètres, le ligament crico-trachéal.

Troisième temps : Application du tube. — Placez le tube comme dans la trachéotomie ordinaire.

III. — Cricoïdectomie.

Elle consiste à exciser une étroite portion du cricoïde, en respectant la muqueuse laryngienne.

Instruments. — Ciseaux ou rasoir, bistouris, pince, écarteurs.

Assujettissement. — Debout, comme pour la trachéotomie, ou couché, comme pour l'aryténoïdectomie.

Technique. — *Premier temps : Incision des tissus qui recouvrent le cricoïde.* — Le champ opératoire préparé, faites, au niveau de la partie inférieure du larynx, sur la ligne médiane, une incision de 5 à 6 centimètres, qui divise la peau ainsi que la couche musculaire, et dont la partie moyenne correspond au cartilage cricoïde.

Deuxième temps : Excision d'une portion du cricoïde. — Les lèvres de la plaie écartées, disséquez le tissu musculaire qui recouvre le cricoïde ; saisissez ce dernier avec la pince, sur la ligne médiane, et coupez-le, à droite et à gauche, de manière à en enlever une portion large de 1 à 2 centimètres. Il n'y a plus qu'à détacher celle-ci des ligaments adjacents et de la muqueuse.

Suture. — Placez une mèche de gaze dans la plaie et réunissez la peau par trois points de suture.

IV. — Aryténoïdectomie.

Remarques anatomiques. — Sur la ligne médiane, on met très facilement le *larynx* à découvert en incisant les couches suivantes : *tégument, peaussier,* couches musculaires formées par les *sous-scapulo-hyoïdiens,* les *sterno-hyoïdiens* et les *sterno-thyroïdiens.*

À l'exploration de la région, on distingue plus ou moins nettement, d'avant en arrière, à travers ces couches, l'*intervalle thyro-hyoïdien,* le *corps du thyroïde,* l'*intervalle crico-thyroïdien,* le *cartilage cricoïde,* l'*intervalle crico-trachéal* et les premiers *cerceaux de la trachée.*

Dans le tissu conjonctif qui recouvre immédiatement les cartilages et les ligaments du larynx, il n'existe pas de vaisseaux dont la section puisse donner lieu à une hémorragie abondante, et l'on n'a à redouter la blessure d'aucun organe important.

Les cordes vocales et les aryténoïdes sont rapprochés de la ligne médiane au temps d'expiration; on évitera d'atteindre les premières en ouvrant le larynx.

Instruments. — Ciseaux courbes ou rasoir, ciseaux droits, ciseaux à branches coudées ; bistouri convexe et boutonné, pince emporte-pièce, érigne dilatatrice, longue pince à dents de souris, canule entourée de gaze, aiguille courbe montée sur manche. — Catgut, tampons de gaze, fils de soie ou de chanvre.

Assujettissement. — Couchez l'animal et faites-le tenir sur le dos à l'aide d'une solide barre passée entre les membres anté-rieurs et postérieurs entravés. La tête sera étendue sur l'encolure et maintenue dans l'axe de celle-ci.

TECHNIQUE. — *Premier temps : Incision de la peau et des muscles qui recouvrent le larynx.* — Coupez les poils ou rasez et désinfectez le tégument sur la face inférieure du larynx et de la partie supérieure de la trachée. Avec le bistouri convexe, incisez sur la ligne médiane, du corps du thyroïde au troisième cerceau trachéal, la peau, la couche musculaire sous-jacente et le tissu conjonctif prélaryngien. — Quelques affusions froides suffisent d'ordinaire pour arrêter l'hémor-ragie. S'il est nécessaire, tordez les vaisseaux qui saignent.

Deuxième temps : Incision du larynx et des premiers cerceaux de la trachée. Introduction et fixation de la canule. — Implantez dans le ligament crico-thyroïdien, sur la ligne médiane et immédiatement en avant du cricoïde, le bistouri convexe tenu vertical, tranchant en arrière ; coupez successivement le cartilage cricoïde, le ligament crico-trachéal et les deux premiers cerceaux de la trachée ; achevez ensuite, d'arrière en avant, la division du ligament crico-thyroïdien, en évitant de blesser les cordes vocales. Appliquez deux écarteurs ou l'érigne dilatatrice au niveau du ligament crico-trachéal. Placez la canule, et, comme elle tend à glisser vers le larynx, faites-la maintenir dans la trachée au moyen d'une anse de bande passée sous le pavillon *(fig. 70)*.

Troisième temps : Ablation du cartilage aryténoïde gauche. — Il suffit d'examiner le jeu des aryténoïdes pour reconnaître celui qui est frappé de paralysie et pour juger du degré de celle-ci. Presque toujours, c'est le cartilage gauche qui est frappé, et dans les cas où les deux sont atteints, le gauche l'est généralement à un degré bien plus accusé que l'autre.

Avec le bistouri boutonné, incisez la muqueuse laryngienne

le long des bords supérieur et postérieur de l'aryténoïde
(*fig.* 71). L'instrument est porté à l'entrée du larynx, sur la
ligne médiane, puis dirigé en arrière jusqu'au cricoïde, ensuite

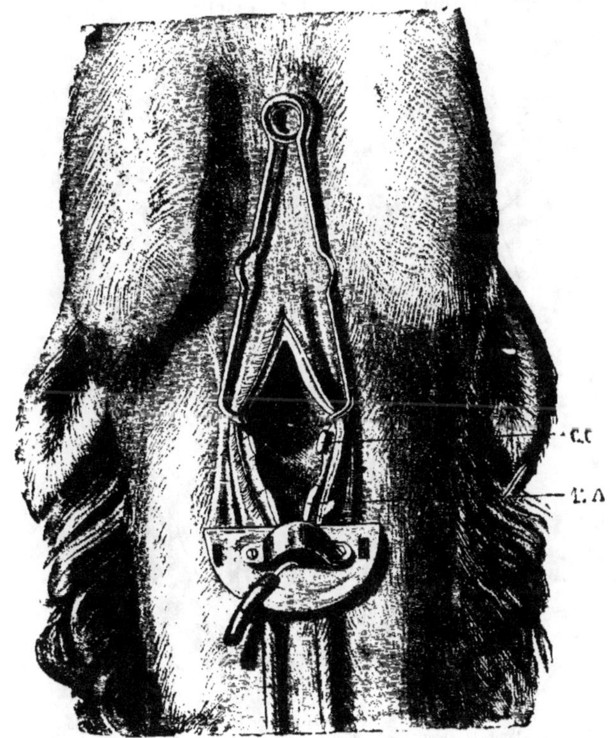

Fig. 70. — Aryténoïdectomie.

Le deuxième temps est effectué. Le ligament cricothyroïdien, le cartilage cricoïde, le
ligament cricotrachéal et les deux premiers anneaux de la trachée sont sectionnés. La
canule et l'érigne sont placées. CC, cricoïde; 1. A, premier anneau trachéal.

en dehors et en haut, jusqu'à l'insertion de la corde vocale.
Afin de ménager la muqueuse, faites cette incision un peu en
deçà des bords du cartilage. — Avec de longs ciseaux droits,
coupez la corde vocale près de son insertion sur l'aryténoïde.

ensuite disséquez celui-ci à petits coups, d'arrière en avant, en sectionnant la muqueuse le long de son bord inférieur et les fibres musculaires (crico-aryténoïdien et thyro-aryté-noïdien) qui s'insèrent sur sa face externe; puis, tenant les

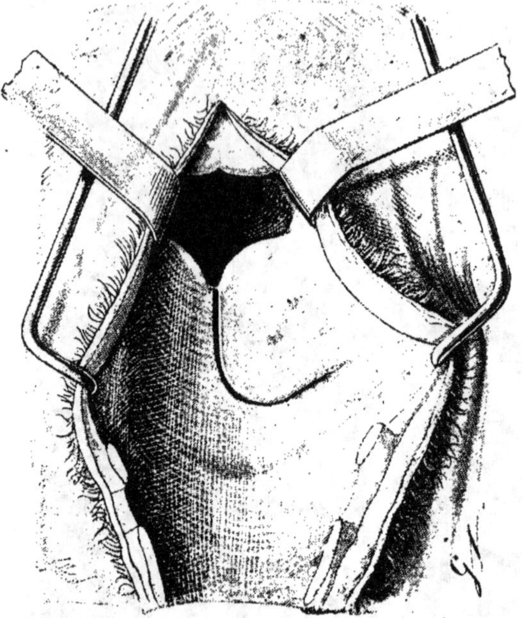

Fig. 71.

Troisième temps : *a)* incision de la muqueuse le long des bords supérieur et postérieur de l'aryténoïde. (Pour la clarté de la démonstration, l'incision du *deuxième temps* est prolongée, en avant jusqu'à la partie moyenne de l'épiglotte, en arrière jusqu'au quatrième anneau trachéal.)

ciseaux verticalement, détachez de haut en bas la muqueuse qui garnit son bord antérieur. Pour favoriser l'exécution de cette partie du troisième temps, le cartilage, fixé à l'aide d'une pince, est porté vers la ligne médiane lorsqu'on détache les tissus fixés sur sa face externe, et tiré un peu en arrière quand on incise la muqueuse sur son bord antérieur. Il importe de tenir toujours la pointe des ciseaux au contact du cartilage, afin de ménager la muqueuse et le ventricule laryngien. Au moment où l'on détache les fibres du muscle thyro-

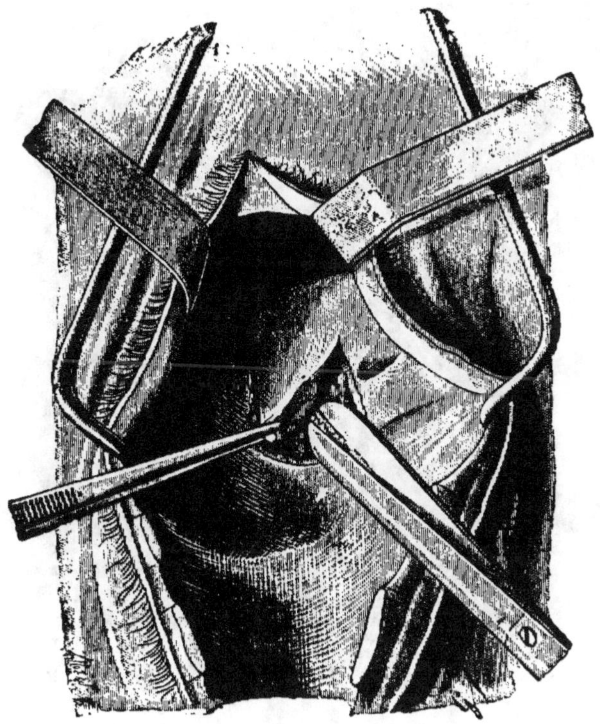

Fig. 72.

Troisième temps : 4° dissection de l'aryténoïde à son bord intérieur et sur sa face externe.

aryténoïdien, la section de la branche laryngienne de l'artère thyroïdienne donne lieu à une hémorragie parfois assez abondante.

Sectionnez l'aryténoïde de dehors en dedans, près de son angle articulaire, avec le bistouri boutonné tenu vertical, le tranchant porté sur la face externe de ce carti-

lage, immédiatement en avant du cricoïde *fig.* 73 . Lorsque
l'aryténoïde est partiellement ossifié, il faut agir avec assez
de force pour en opérer la division. La dissection de l'aryté-

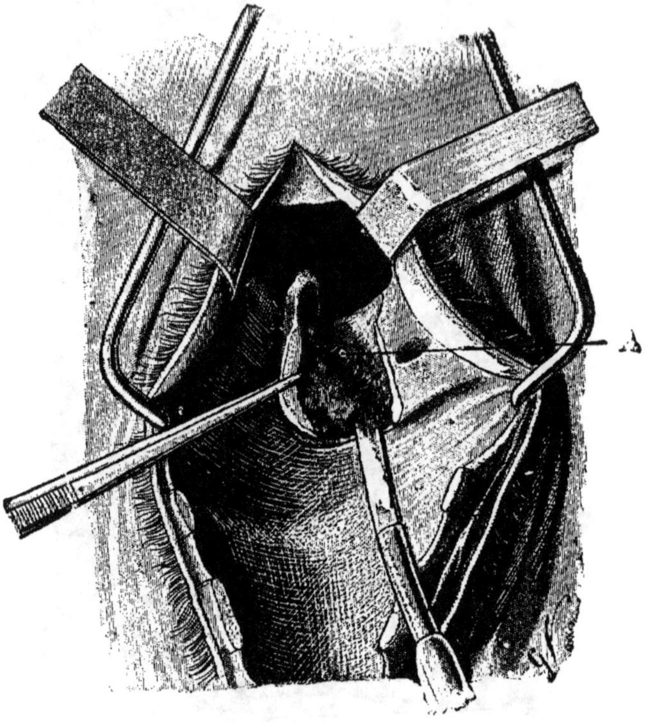

Fig. 73.

Troisième temps : *c)* section de l'aryténoïde près de son angle articulaire. — A, branche
laryngienne de l'artère thyroïdienne.

noïde à sa face supérieure se fait avec les ciseaux courbes.
Pour cela, soulevez le cartilage à l'aide de la pince, engagez
sous sa partie postérieure l'extrémité des ciseaux, et, rasant
sa face supérieure d'arrière en avant, détachez les fibres du
muscle aryténoïdien *fig.* 74 ; enfin, toujours avec les ciseaux,

coupez la muqueuse au niveau du bec de l'aryténoïde. — On peut abandonner dans la plaie l'angle articulaire de ce dernier, mais il est préférable d'en exciser la plus grande partie avec une pince emporte-pièce. Si le sang couvre le champ

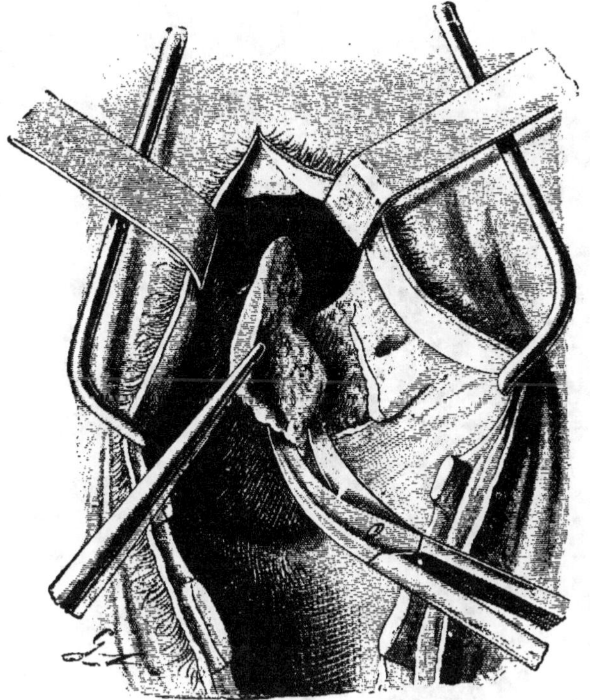

Fig. 74.

Troisième temps : *b*, excision de l'aryténoïde avec les ciseaux courbes.

opératoire, on l'étanche avec des tampons d'ouate ou de gaze serrés entre les mors de pinces hémostatiques.

Suture. — Les bords antérieur et postérieur de la plaie peuvent être réunis par deux ou trois fils de catgut, passés au moyen d'une aiguille courbe montée sur manche et pourvue d'un chas près de sa pointe. Munie d'un fil long de 35 à 40 cenlimètres, l'aiguille est portée sur la lèvre antérieure de la plaie, à environ 15 millimètres de la ligne médiane : là elle traverse la muqueuse de dehors en dedans, puis, en un point correspondant, celle de la lèvre postérieure de dedans en

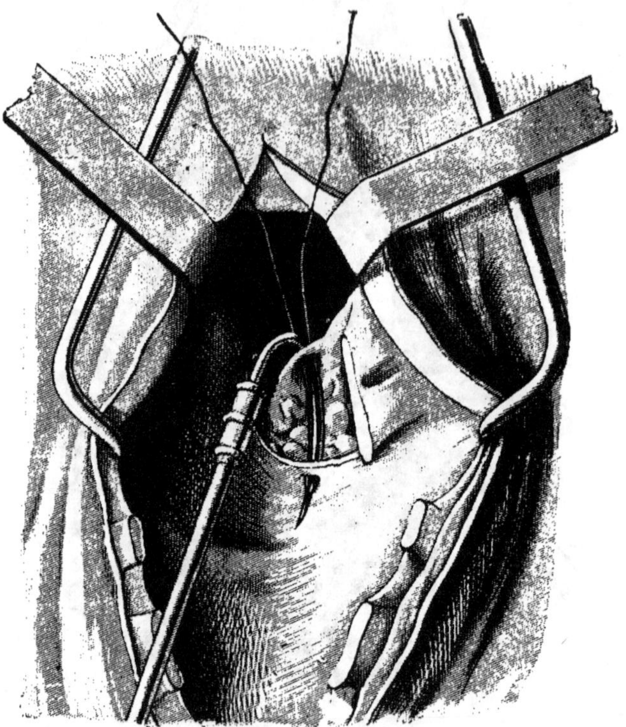

Fig. 75. — Suture. Manière de passer les fils.

dehors ; avec une pince, on saisit le fil dont on amène un des chefs à l'extérieur ; l'aiguille est ensuite retirée, son chas garni de l'autre bout du fil : celui-ci dégagé, on fait un nœud droit que l'on serre au moyen des index introduits dans le larynx et agissant sur chacun des chefs ; ceux-ci sont coupés à quelques millimètres du nœud. On place de la même manière les deux autres points. — Cette suture n'est pas nécessaire ; le plus souvent on ne la fait pas.

Pansement. — Après avoir débarrassé le larynx du sang qu'il renferme, placez-y un ou deux tampons de gaze pourvus de fils permettant de les fixer. Il est avantageux de faire usage de tampons peu serrés, aplatis, que l'on dispose de champ, et dont on traverse le bord inférieur par quelques-uns des fils de la suture musculaire. Réunissez les bords de la plaie extérieure par deux sutures à points séparés, — la première faite sur la couche musculaire, l'autre sur la peau.

V. — Drainage de la jugulaire.

Instruments. — Ciseaux, bistouri, sondes cannelée et en **S**, pince. — Mèche de chanvre, de gaze ou drain.

Assujettissement. — Couchez l'animal sur le côté opposé à la phlébite, et faites tenir la tête étendue sur l'encolure.

Technique. — Après avoir préparé la peau au niveau de la partie supérieure de la surface indurée et fait une injection détersive dans la veine, débridez en haut la fistule de saignée, dans la direction du vaisseau, avec le bistouri guidé par la sonde cannelée. Introduisez une sonde en **S** dans la veine et poussez-la avec précaution dans toute l'étendue de la partie fistulisée, jusqu'à la base du caillot, point correspondant à la limite de l'induration et indiqué par une sensation de légère résistance qu'éprouve la main. Là, faites de dehors en dedans une incision de 3 à 4 centimètres, qui découvre l'extrémité de la sonde.

Cette dernière poussée au dehors, glissez dans sa rainure le bistouri droit et débridez de dedans en dehors la veine et les tissus périveineux ; passez dans l'œil de la sonde la mèche préparée, que vous engagez dans le vaisseau en retirant l'instrument. — Si le caillot obturateur se détachait et qu'une hémorragie se produisît, vous pourriez faire l'hémostase soit en passant dans la veine une mèche volumineuse qui oblitère la plaie, ou en tamponnant celle-ci avec de la gaze, soit par la ligature du vaisseau, pratiquée un peu au-dessus de la contre-ouverture.

VI. — Ligature de la jugulaire.

Instruments. — Ciseaux et rasoir, bistouris, pince, sonde cannelée, aiguille. — Fils de soie, lanière de gaze ou mèche de chanvre stérilisés.

Même *assujettissement* que pour le drainage. — Le lieu d'élection est la gouttière jugulaire, immédiatement au-dessus de la zone indurée.

TECHNIQUE. — Opérez aseptiquement. La région préparée,

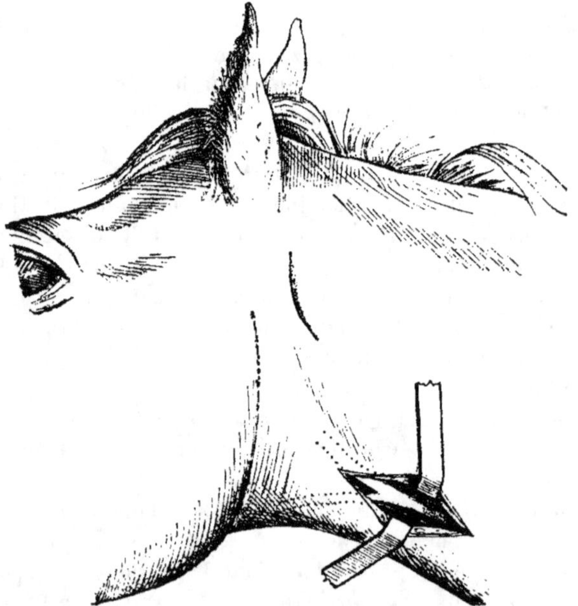

Fig. 76. — Veines jugulaire et faciale.

faites sur la ligne du vaisseau une incision de 4 à 5 centimètres portant sur le tégument et la couche musculo-conjonctive sous-jacente. Les lèvres de la plaie écartées et le sang étanché, divisez ensuite avec le bec de la sonde le tissu conjonctif périveineux.

L'isolement de la veine peut se faire avec le doigt ; mais il est préférable de se servir de la sonde cannelée. Par des manœuvres effectuées parallèlement au vaisseau, détachez de celui-ci le tissu conjonctif périveineux dans une étendue aussi limitée que possible : il suffit de frayer un passage au lien soie, gaze ou chanvre .

Glissez ce lien sous la veine avec la pince, croisez les chefs et faites un nœud droit ou un nœud de chirurgien ; coupez les bouts au ras du nœud ou conservez-en un long de quelques centimètres.

Détergez la plaie, saupoudrez-la d'iodoforme et réunissez les lèvres par deux ou trois points de suture. Si l'un des chefs a été conservé, coupez-le à un centimètre de la peau. Recouvrez la couture d'une couche de collodion iodoformé.

VII. — Cathétérisme de l'œsophage.

Instruments. — Écarteur des mâchoires ou spéculum et long cathéter *ad hoc* terminé par un renflement olivaire de petit calibre.

Assujettissement. — Si vous opérez sur l'animal debout, entravez les membres antérieurs, appliquez un tord-nez à la lèvre supérieure et faites tenir la tête dans l'extension, afin d'effacer l'angle que forment l'axe de la cavité bucco-pharyngienne et la portion cervicale de l'œsophage. L'opération est plus facile sur l'animal couché. Dans cette attitude encore, la tête doit être étendue sur l'encolure.

TECHNIQUE. — La langue amenée hors de la bouche et maintenue à droite ou à gauche par un aide, placez l'écarteur et confiez-le à un autre aide. Enduite de vaseline ou d'huile et tenue des deux mains, la sonde est engagée dans l'ouverture du spéculum ; faites-la pénétrer au fond de la cavité buccale en suivant la voûte palatine : vous éviterez ainsi les déplacements que provoqueraient les mouvements de la langue. Arrivée au fond de la bouche, la sonde est arrêtée par le voile du palais — résistance vite surmontée par un léger effort. — A l'entrée de l'œsophage, nouvel arrêt : si l'instrument est bien tenu sur la ligne médiane, il suffit de le pousser doucement pour lui faire franchir l'orifice œsophagien. Ensuite le cathéter, poussé de la main droite, glisse dans la gauche et descend rapidement le long de l'œsophage. Dans la dernière portion du conduit, où la couche musculaire est très épaisse, la progression de l'instrument se ralentit un peu. Une sensation de résistance surmontée indique sa pénétration dans l'estomac. — Le mandrin retiré, un dégagement de gaz se produit.

VIII. — Œsophagotomie.

Remarques anatomiques. — Dans la moitié supérieure de l'encolure, *l'œsophage* est situé à la face supérieure de la trachée, sur la ligne médiane. Il répond, en arrière, au *long du cou*, et latéralement, aux *artères carotides* accompagnées de leurs nerfs satellites. — Vers le milieu de cette région, il commence à se dévier à gauche pour se placer sur le côté correspondant de la trachée, situation qu'il conserve jusqu'à son entrée dans le thorax. Il reprend ensuite sa position première sur la trachée, passe au-dessus de la bifurcation de celle-ci et de la base du cœur, traverse le *médiastin postérieur*, s'engage dans l'ouverture du *pilier droit du diaphragme* et vient se terminer à la petite courbure de l'estomac.

Lorsqu'il a effectué sa déviation dans le tiers inférieur du cou, l'œsophage, appuyé sur la face gauche de la trachée, est en rapport, en dehors, avec la *carotide*, les nerfs qui la longent *pneumogastrique* et *filet cervical du grand sympathique*, *trachéal récurrent*, l'atmosphère conjonctive qui l'entoure, et, vers la partie inférieure de la région, avec le *scalène*.

Dans la gouttière jugulaire gauche, au lieu d'élection de l'opération, pour arriver sur le conduit œsophagien, il suffit, après incision de la peau, de diviser le peaussier, puis, écartant la jugulaire, de déchirer les lames conjonctives péricarotidiennes et périœsophagiennes. Dans la moitié supérieure du cou, on doit inciser la couche musculaire formée par le *sous-scapulo-hyoïdien* et qui sépare la jugulaire de la carotide.

En sa portion cervicale, l'œsophage est aplati, de couleur rosée. Tandis que sur le cadavre il est ferme, rigide au toucher, *sur l'animal vivant il est d'une mollesse, d'une flaccidité qui trompe aisément des doigts peu exercés.* — Les deux tuniques œsophagiennes — la musculeuse et la muqueuse — sont séparées par une couche conjonctive lâchement unie à la première et qui permet un assez large jeu de ces tuniques.

Instruments. — Ciseaux et rasoir, bistouris, sonde cannelée, pince, aiguille fine. — Fils à suture, gaze ou drain.

Assujettissement. — Si l'opération est faite sur l'animal debout, appliquez un tord-nez, entravez les pieds antérieurs ou appliquez l'entrave Le Goff aux deux pieds postérieurs et au pied antérieur gauche. Mieux vaut coucher le patient sur le côté droit.

TECHNIQUE. — *Premier temps : Incision des couches qui recouvrent l'œsophage.* — Coupez les poils et rasez la peau dans la gouttière jugulaire sur une longueur de 15 centimètres. Faites à la peau, immédiatement au-dessus de la jugulaire, une incision de 10 centimètres ; divisez ensuite le peaussier. Avec le pouce gauche introduit dans la plaie, écartez la lèvre antérieure de l'incision et la jugulaire, puis la carotide quand, — après la section du sous-scapulo-hyoïdien si l'opération est faite dans la moitié supérieure du cou, — disséquant le tissu conjonctif, vous arriverez au niveau de cette artère. Incisez le tissu cellulaire lamelleux qui engaine l'œsophage ; ne déchirez pas ce tissu avec les doigts, et évitez les décollements au-dessous de l'angle inférieur de la plaie.

Deuxième temps : Isolement de l'œsophage. — Lorsque le conduit est distendu par le corps étranger, pour l'isoler au niveau de celui-ci, il n'y a qu'à détacher de la musculeuse, avec l'index, les lames conjonctives qui l'entourent. — S'il ne contient pas de corps étranger, ses parois sont affaissées et elles n'ont pas la consistance, la fermeté qu'elles offrent sur le cadavre. Sa situation anatomique à peu près invariable sur la face supérieure ou la face gauche de la trachée le fait découvrir immédiatement. Dès que les lames conjonctives qui l'enveloppent sont entièrement divisées, on le saisit entre le

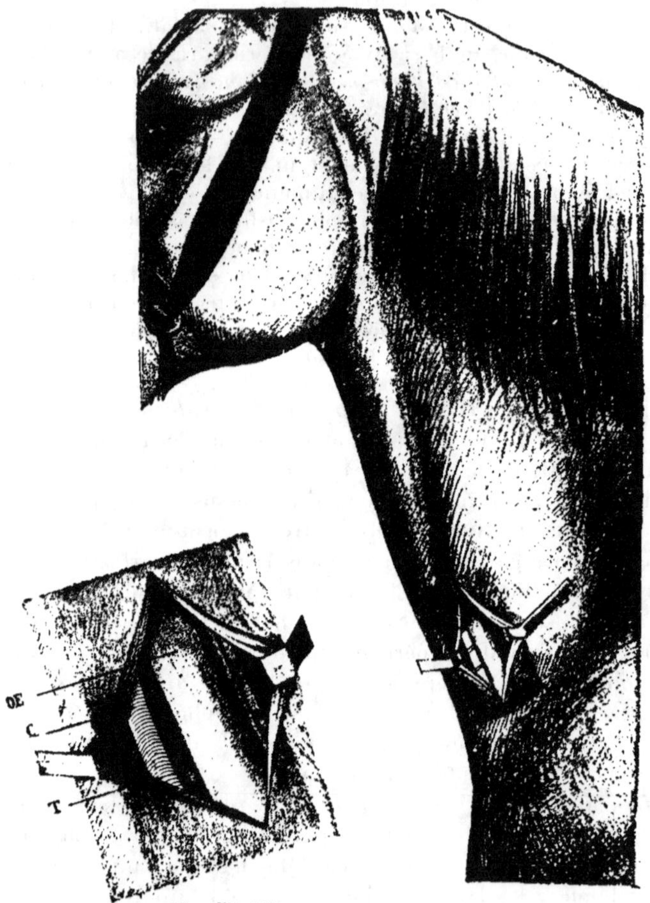

Fig. 77 et 78. — Œsophagotomie.

Œ, œsophage ; C, carotide ; T, trachée.

pouce et l'index droits, on l'amène au dehors, et l'on passe en dessous les ciseaux courbes, pointe en avant.

Troisième temps : Incision de l'œsophage et extraction du corps étranger. — Sur celui-ci et dans le sens de la longueur du conduit, incisez avec le bistouri la musculeuse et la muqueuse dans une étendue suffisante pour permettre la sortie du corps étranger. Saisissez ce dernier avec des pinces et enlevez-le. Ordinairement la plaie est souillée par des parcelles alimentaires et de la salive ; détergez-la avec une solution antiseptique tiède. Achevez ensuite l'isolement du conduit et chargez-le sur les ciseaux courbes.

Quand l'œsophage a été placé sur les ciseaux à la fin du deuxième temps et que sa lumière est effacée au point où on doit l'inciser, procédez de la manière suivante : Le pouce gauche comprime l'œsophage sur les ciseaux ; avec la pointe du bistouri tenu de la main droite, faites une étroite incision à la musculeuse et à la muqueuse ; par cette ouverture, engagez dans la partie supérieure de l'œsophage une sonde cannelée, rainure en dehors ; tenez cette sonde de la main gauche, glissez dans la cannelure le dos du bistouri et débridez le conduit — muqueuse et musculeuse — sur une longueur de 1 à 2 centimètres. — L'œsophage étant comprimé sur les ciseaux, la déglutition par l'opéré d'un peu de salive ou d'une gorgée de liquide permet de faire d'un coup la ponction et le débridement, sans danger de transpercer la muqueuse.

Suture. — L'œsophage reposant sur les ciseaux, à l'aide des pinces et d'une aiguille fine, suturez la muqueuse seule ou successivement cette membrane et la musculeuse. Désinfectez ensuite la plaie externe, saupoudrez-la d'iodoforme et suturez-en les lèvres après avoir fixé à l'angle inférieur un drain ou une mèche de gaze.

Dans les cas où l'œsophage est obstrué par des corps susceptibles d'être facilement divisés, au lieu d'effectuer le troisième temps comme dans le procédé classique, faites aux tuniques œsophagiennes une simple ponction, et, avec un ténotome, coupez le corps étranger en deux ou plusieurs morceaux. La plaie des parois œsophagiennes est insignifiante et se ferme rapidement.

Lorsque l'obstruction est produite par un corps dur, dont la cohésion peut céder à des actions contondantes légères exercées à travers les tuniques œsophagiennes, une fois le conduit amené au dehors et placé sur les quatre derniers doigts gauches, de façon que le corps étranger repose sur eux à plat, brisez celui-ci avec un maillet en frappant quelques petits coups sur sa partie centrale.

IX. — Section du ligament cervical.

Remarques anatomiques. — Dans la région de l'*encolure*, la *portion funiculaire du ligament cervical* est située sous l'épais tégument de la crinière. De son bord inférieur part la *portion lamellaire*, qui s'insère sur les apophyses épineuses des vertèbres cervicales. La partie antérieure du *rhomboïde*, la partie supérieure du *splénius* et du *grand complexus*, longent la portion funiculaire du ligament et recouvrent la portion lamellaire. En divers points du voisinage de la corde existent des artérioles émanant de la *cervicale supérieure*.

Dans la région de la *nuque*, la *corde du ligament cervical*, séparée de la peau par une couche de tissu conjonctif lardacé, glisse sur l'atlas à la faveur d'une bourse séreuse. De chaque côté, on trouve : l'*aponévrose de la branche supérieure du splénius*, le *tendon du grand complexus*, le *petit oblique de la tête* et les *droits postérieurs*. Vers la ligne médiane, existent des artérioles transversales provenant de l'*occipito-musculaire*, et sur l'aile de l'atlas, l'*atloïdo-musculaire*.

Instruments. — Ciseaux ou rasoir, ténotome droit, bistouri boutonné, sonde cannelée.

Assujettissement. — Couchez l'animal ; appliquez un tord-nez à la lèvre supérieure ; faites porter la tête dans l'extension.

TECHNIQUE. — Dans le cas de *mal d'encolure* (nécrose du ligament cervical), sectionnez celui-ci à deux travers de doigt en avant de la limite de l'induration. Opérez aseptiquement. — La région préparée, implantez la lame du ténotome droit dans la profondeur du cou, immédiatement au-dessous du bord inférieur de la corde cervicale. Engagez dans la plaie la lame du bistouri boutonné, tournez le tranchant contre le ligament et coupez-le par un double mouvement de bascule et de scie, en évitant de débrider la peau.

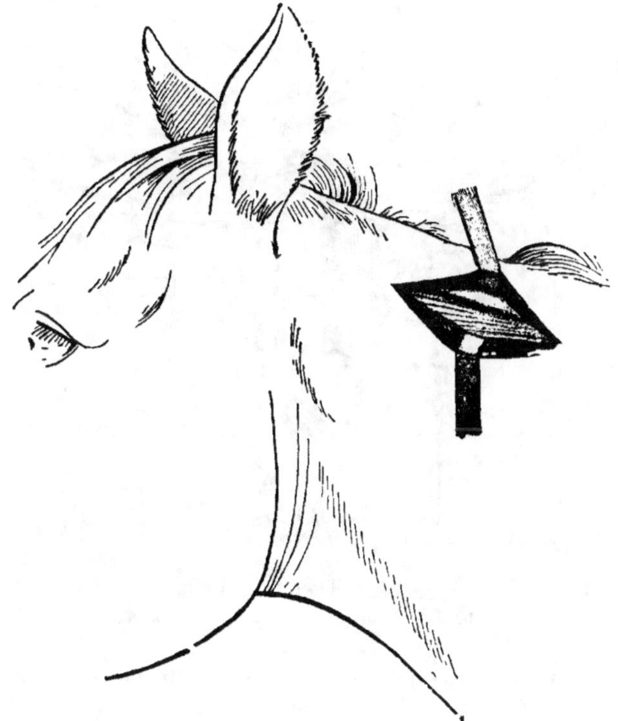

Fig. 79. — Région de l'encolure. — Ligament cervical.

Recouvrez la plaie d'une couche de collodion ou fermez-la par un point de suture.

Dans le cas de *mal de nuque*, si les tissus enflammés sont bridés par la corde cervicale, sectionnez celle-ci sur l'atlas ou au niveau de la fistule principale. Cette desmotomie est de facile exécution en se servant de la sonde et du bistouri boutonné. Engagez la première sous le ligament, l'index servant de

guide. Introduisez ensuite à plat la lame du bistouri boutonné
en la glissant le long de la sonde. Après avoir retiré celle-ci,

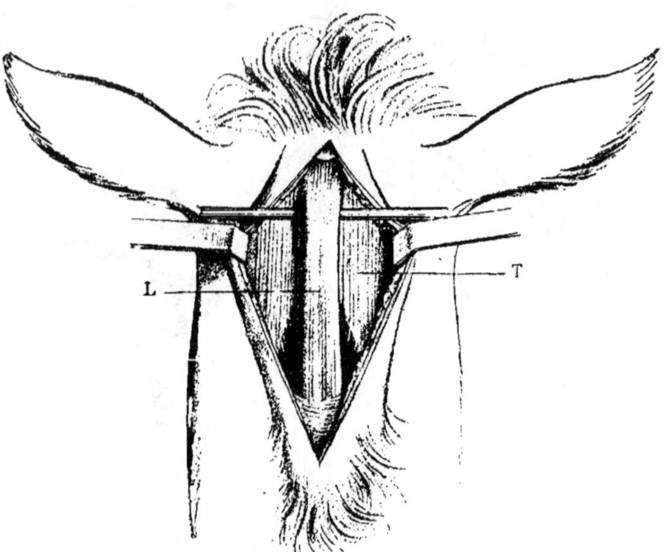

Fig. 80. — Région de la nuque.

L, ligament cervical ; T, tendon du grand complexus.

tournez le tranchant du bistouri contre le ligament et coupez-
le comme il vient d'être dit, en épargnant la peau.

III. — OPÉRATIONS PRATIQUÉES SUR LE THORAX.

I. — Thoracentèse.

Instruments. — Ciseaux, rasoir, bistouri convexe, trocart capillaire ou aiguille stérilisés.

Assujettissement. — Tord-nez. Faites lever le membre antérieur
du côté opposé à celui où vous opérez.

Chez le cheval, presque toujours les épanchements pleuraux sont doubles, mais, sauf de très rares exceptions, les deux cavités pleurales communiquant, on se borne à ponctionner la plèvre droite. — L'opération exige une correcte asepsie.

TECHNIQUE. — Placez-vous au niveau de l'hypocondre droit. Le lieu d'élection est le septième espace intercostal, un peu au-dessus de la veine de l'éperon. Rasez la peau et désinfectez-la avec un liquide antiseptique ou en y passant le fer rouge. — Le trocart tenu de la main droite, fixé dans la paume, l'index et le pouce allongés sur la canule, la pointe de l'instrument dépassant de 2 centimètres l'extrémité de l'index, appliquez-le perpendiculairement sur la paroi pectorale et faites-le pénétrer dans le thorax par un double mouvement de pression et de rotation. — Retirez la tige en maintenant la canule avec le pouce et l'index gauches. — Si des flocons de fibrine arrêtent l'écoulement, désobstruez la canule avec la tige.

On peut faire à la peau une étroite boutonnière pour faciliter la pénétration du trocart. — On peut aussi se servir avantageusement de l'aspirateur. V. p. 42.

L'opération terminée, enlevez la canule et recouvrez la piqûre d'une couche de collodion.

Si vous opérez à gauche, ponctionnez dans le huitième espace intercostal, le trocart tenu dans une direction légèrement oblique en arrière.

II. — Ponction du péricarde.

Instruments. — Ciseaux, rasoir, trocart ou aiguille stérilisés.
Assujettissement. — Comme pour la thoracentèse.

TECHNIQUE. — Le péricarde distendu par l'hydropisie est en rapport avec la paroi thoracique gauche sur une surface beaucoup plus étendue qu'à l'état normal. On y pénétrerait en opérant comme pour la ponction de la plèvre. L'instrument doit être introduit de préférence dans le cinquième ou le sixième espace intercostal, un peu au-dessus de la veine de l'éperon.

La région préparée, enfoncez lentement le trocart ou l'aiguille jusque dans le sac péricardique. Il importe de ne pas ponctionner trop haut, ni de pousser la pointe trop profondément, afin d'éviter la blessure du cœur.

Procédez ensuite comme pour la thoracentèse.

III. — Opération du mal de garrot.

Remarques anatomiques. — Sur la ligne médiane, le garrot est constitué par des tissus durs qui sont presque toujours intéressés quand cette région est le siège de lésions nécrotiques. Sous la peau, doublée d'une couche conjonctive dans laquelle existe parfois une bourse séreuse accidentelle, on trouve : a) la *portion funiculaire du ligament cervical*, et, dans la partie antérieure de la région, la *portion lamellaire*, qui part du bord inférieur de la première ; b) une épaisse *couche fibro-cartilagineuse* très adhérente à la précédente et aux sommets apophysaires ; c) les *apophyses épineuses* des six vertèbres dorsales qui suivent la première. — Sur les faces latérales sont disposées les couches musculo-aponévrotiques suivantes : a) le *trapèze* ; b) le *rhomboïde* ; c) l'*aponévrose commune au splénius, au grand complexus et au petit dentelé de la respiration* ; d) l'*ilio-spinal*. — Vers la limite de ces faces, le *cartilage de prolongement du scapulum* est compris entre le trapèze et le rhomboïde. — Le garrot est irrigué par des branches des *artères cervicale supérieure et dorsale*.

Instruments. — Ciseaux, bistouris, pinces hémostatiques, pince-gouge, aiguille à suture. — Fils ou bourdonnets et objets de pansement.

Assujettissement. — Couchez l'animal ; tord-nez à la lèvre supérieure. — Dans certains cas lésions étendues et profondes, sujets très irritables , il convient de recourir à l'anesthésie.

TECHNIQUE. — La région préparée fistules détergées, poils et crins coupés ou peau rasée et désinfectée , débridez les fistules, de façon à découvrir les tissus nécrosés. Dégagez le sommet des apophyses épineuses ; s'il est nécessaire, désinsérez de

chaque côté les couches musculo-aponévrotiques fixées sur
la partie supérieure de ces apophyses (aponévrose des
trapèzes, rhomboïde, aponévrose commune au splénius, au

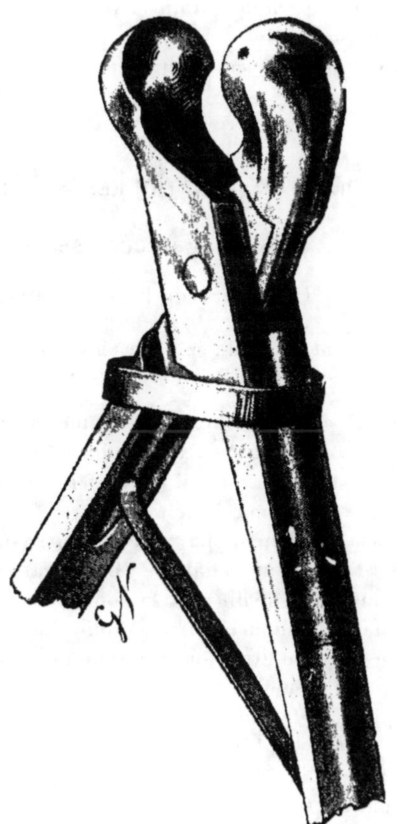

Fig. 84. — Pince-gouge.

petit complexus et au dentelé antérieur). Tamponnez ou pincez
es artérioles qui saignent abondamment.

Avec le bistouri ou une feuille de sauge, coupez transversalement en avant et en arrière des apophyses lésées, au niveau
d'un espace interosseux, le ligament surépineux cervical.

Avec la pince-gouge, excisez les tissus nécrosés ligament, cartilage, os. Faites une ou plusieurs contre-ouvertures latérales et placez là des drains fixés, s'il est nécessaire, par du fort fil de soie.

Pansement ouaté avec suture à points séparés ou à bourdonnets.

IV. — OPÉRATIONS PRATIQUÉES SUR L'ABDOMEN.

I. — Paracentèse.

Instruments. — Ciseaux, rasoir, bistouri convexe, trocart capillaire.

Assujettissement. — Tord-nez. Faites lever le membre postérieur gauche ou le membre antérieur correspondant.

Technique. — La ponction de l'abdomen peut être faite vers la ligne médiane, à égale distance du pubis et de l'appendice xiphoïde du sternum, mais il est préférable de la pratiquer à la partie déclive du flanc gauche.

Opérez aseptiquement. La région préparée, placez-vous au niveau de l'hypocondre gauche. Le trocart tenu de la main droite, comme il a été dit pour la ponction du thorax, faites-le pénétrer dans l'abdomen par un double mouvement de pression et de rotation. La canule immobilisée avec le pouce et l'index gauches, enlevez la tige.

Ainsi que pour la thoracentèse, on peut faire à la peau une boutonnière qui facilite la ponction. On peut aussi utiliser l'aspirateur. (V. p. 42.)

L'évacuation terminée, retirez la canule et recouvrez la piqûre d'une mince lame d'ouate collodionnée.

II. — Entérocentèse.

Remarques anatomiques. — La région du flanc est constituée par trois muscles superposés : le *grand oblique*, le *petit oblique* et le *transverse de l'abdomen*.

La couche la plus épaisse est la partie charnue du petit oblique. Le transverse, qui forme le plan profond de la région, est séparé de la séreuse par l'*aponévrose sous-péritonéale*. — Le flanc ne renferme que des artérioles peu importantes provenant de l'*artère iliaco-musculaire*. — Quand la ponction est faite vers le centre du flanc, le trocart traverse le péritoine. Il pénètre dans l'arc du cæcum ou dans la deuxième partie du gros côlon, selon que les gaz sont accumulés dans celui-ci ou dans le premier.

Lors de tympanite, la ponction de l'intestin est toujours facile : le réservoir distendu (cæcum ou côlon) est appliqué contre la face interne du flanc.

Instruments. — Bistouri convexe et trocart de petit calibre (trocart de la trousse).

Assujettissement. — Tord-nez. Faites lever le membre antérieur droit.

TECHNIQUE. — Pour la ponction du cæcum ou du côlon, le lieu d'élection est le creux du flanc droit, à égale distance de l'angle de la hanche, de la dernière côte et des apophyses transverses des vertèbres lombaires, ou très peu au-dessus de ce point.

La région préparée, placez-vous au niveau du flanc et pratiquez la ponction d'emblée ou après avoir fait à la peau une étroite incision. Portez au lieu d'élection la pointe du trocart tenu perpendiculairement de la main gauche ; d'un coup donné sur le sommet de la tige avec la paume de la main droite, faites pénétrer l'instrument dans l'intestin. — Tenez la canule avec le pouce et l'index gauches et retirez la tige.

Ainsi que pour la paracentèse, on peut aussi tenir le trocart de la main droite et, par un double mouvement de pression et de rotation, l'enfoncer dans le réservoir intestinal distendu.

Les gaz évacués, enlevez la canule et recouvrez la plaie d'une couche de collodion.

III. — Hernies.

Pour les *hernies simples*, facilement réductibles, on peut recourir aux *applications irritantes, vésicantes ou caustiques*, aux *injections irritantes*, à la *ligature*, à la *suture*, à l'*application d'un casseau* ou à la *cure chirurgicale*. — Pour les hernies adhérentes, la seule intervention rationnelle est la *cure chirurgicale*, qui permet de libérer l'intestin sans le blesser. — Pour les *hernies étranglées*, il faut en général employer d'abord le *taxis*, et, en cas d'insuccès, faire sur-le-champ la *kélotomie*. — Toute blessure perforante de l'intestin doit être soigneusement fermée avant de procéder à la réduction.

Les interventions sanglantes dirigées contre les hernies exigent l'anesthésie et une rigoureuse asepsie. Avant de rentrer une anse intestinale étranglée, on la fomentera d'eau bouillie salée ou d'un liquide légèrement antiseptique.

I. — Opération de la hernie inguinale aiguë.

Instruments. — Ciseaux, bistouris, sonde cannelée, bistouri boutonné, casseau et pince à castration.

Assujettissement. — Couchez l'animal sur le côté opposé à celui où vous devez opérer. Portez et faites tenir le membre postérieur superficiel sur l'épaule correspondante, ou mieux dans l'abduction à l'aide de deux plates-longes, l'une fixée dans la direction de l'encolure, l'autre perpendiculaire à la colonne vertébrale. (V. *fig.* 105.) — Anesthésiez au chloroforme.

Technique. — *Premier temps : Incision des enveloppes superficielles et énucléation.* — Effectuez cette incision et l'énucléation comme dans l'opération de la castration à testicules et à cordons couverts. (V. p. 158.)

Deuxième temps : Incision de la gaine vaginale. — Avec la pointe du bistouri convexe, faites une étroite incision sur les couches profondes des bourses, vers l'extrémité postérieure du testicule ; engagez dans cette incision et parallèlement au bord inférieur de la glande la sonde cannelée, dont la rainure sera tournée vers les enveloppes ; divisez celles-ci de dedans en dehors en glissant le bistouri sur la sonde. Le testicule et l'intestin sont à découvert.

Troisième temps : Débridement du collet de la gaine. — Vers le milieu de chacune des lèvres résultant de la division des enveloppes profondes, ou sur ces lèvres doublées de la

couche scroto-dartoïque, appliquez une pince hémostatique à
mors larges et faites-les écarter par un aide. Si vous opérez
à gauche, portez au fond de la gaine l'index gauche, pulpe

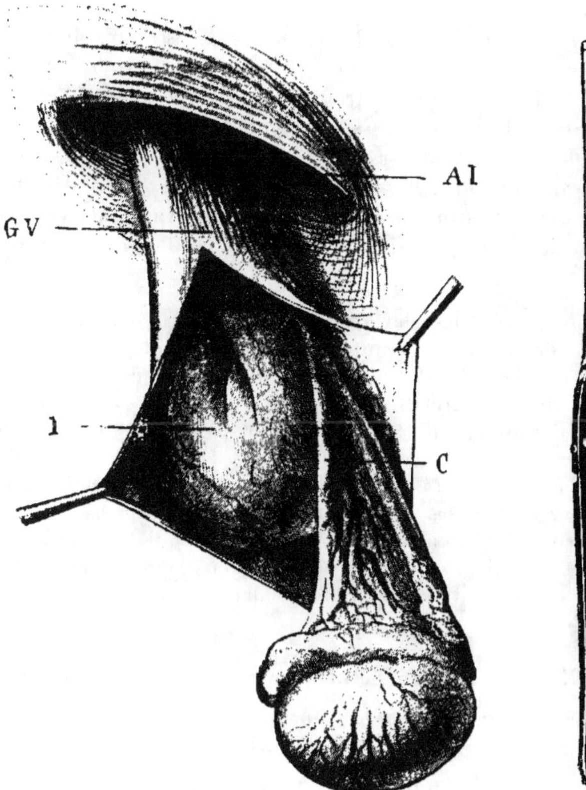

Fig. 82. — Hernie inguinale étranglée. Fig. 83. — Bistouri
boutonné.

AI. anneau inguinal inférieur ; GV. gaine vaginale ;
I. anse d'intestin grêle ; C. portion vasculaire du cordon.

en dessus, et engagez-le dans le collet, en avant ou en dehors
de l'anse herniée ; glissez ensuite sur sa face palmaire, à plat,
la lame du bistouri boutonné ; dès que son extrémité a franchi
le collet, faites exécuter à l'instrument un quart de révolution

Chirurgie vétér.   10

sur son axe, de manière à en diriger le tranchant contre la séreuse, *en dehors*; par un léger mouvement de scie, incisez le collet.

Quatrième temps : Réduction. — Les lèvres de la gaine toujours maintenues écartées et le cordon testiculaire modérément tendu, faites rentrer l'anse intestinale dans l'abdomen par des actions compressives légères exercées sur cette anse, en commençant par sa partie supérieure.

Cinquième temps : Application du casseau. — Rabattez les enveloppes profondes sur le cordon. Appliquez le casseau aussi haut que possible et coupez le cordon à 2 centimètres au-dessous.

Pour exercer les élèves au manuel de cette opération, on réalisera de la façon suivante la hernie inguinale aiguë. La laparotomie effectuée dans le flanc gauche, sortez de l'abdomen une anse d'intestin grêle, liez-la à l'extrémité de la sonde en **S** avec du bourdonnet qui la contourne et passe dans le chas de la sonde ; introduisez l'autre extrémité de la sonde dans l'abdomen, engagez-la dans la gaine vaginale jusqu'au fond de celle-ci, ponctionnez les bourses au point où elle vient aboutir et sortez-la par cet orifice ; elle entraîne à sa suite l'anse qui lui est assujettie. Coupez le ruban et réunissez-en les deux bouts avec une ficelle, afin de pouvoir réintroduire l'anse dans la gaine si elle venait à en sortir.

II. — Opération de la hernie inguinale chronique.

Même *assujettissement* et mêmes *instruments* que pour la hernie inguinale aiguë. Long casseau courbe.

Technique. — Effectuez le *premier temps* comme pour la hernie aiguë. Faites l'énucléation aussi haut que possible.

Deuxième temps : Réduction. — Par de légères pressions des mains effectuées sur le sac, refoulez l'intestin dans l'abdomen. — Si des adhérences existent, incisez le sac à son fond, libérez l'intestin en évitant de le blesser, réduisez et rabattez les enveloppes profondes sur le cordon.

Troisième temps : Torsion de la gaine. — Tenant le testicule recouvert des enveloppes profondes, faites exécuter à celles-ci et au cordon deux ou trois tours, — manœuvre qui efface la lumière jusqu'au collet, conjure l'éventration consécutive et la récidive.

Quatrième temps : Application du casseau. — Appliquez le casseau le plus haut possible et coupez le cordon un peu au-dessous.

Même manuel opératoire pour la *hernie inguinale des poulains.*

III. — Opération de la hernie ventrale.

On pourrait recourir à la cure opératoire pour la hernie ventrale toute récente, avant l'apparition des phénomènes inflammatoires, mais elle n'est généralement pratiquée que pour les hernies chroniques à orifice de petites dimensions.

Instruments. — Ciseaux, bistouris, aiguille ordinaire ou aiguille de Reverdin. — Fils de soie, compresses stérilisées et objets de pansement.

Assujettissement. — Couchez le cheval et anesthésiez-le au chloroforme. Faites-le tenir en position dorsale s'il est nécessaire.

TECHNIQUE. — *Premier temps : Incision et énucléation.* — Opérez aseptiquement. — La région préparée, incisez la peau et la couche conjonctive sous-cutanée suivant le grand axe de la tumeur, ensuite disséquez le sac.

Deuxième temps : Réduction. — Celle-ci peut nécessiter l'ouverture du sac, pour détruire des adhérences de l'intestin.

Troisième temps : Occlusion de l'orifice. — Le sac refoulé ou réséqué, avivez les bords de l'orifice et réunissez-les étroitement par une première *suture en anses* (V. *fig.* 30) et par une autre à points séparés. Suturez également la peau par des points séparés et sur un drain ou une mèche de gaze.

Appliquez un pansement ouaté.

IV. — Opération de la hernie ombilicale.

a. — COMPRESSION DU SAC PAR UN CASSEAU.

Instruments. — Ciseaux, casseau, pince à castration, aiguille. — Fil de soie ou de chanvre.

Assujettissement. — Couchez le sujet et faites-le tenir en position dorsale.

Technique. — Par l'attitude donnée au patient, la réduction s'opère. On s'assurera que celle-ci est parfaite, qu'aucun organe n'adhère au sac.

Tandis qu'une traction est exercée sur le fond de celui-ci, appliquez haut sur sa base (le plus près possible de l'orifice ombilical) et parallèlement à la ligne médiane un long cas-

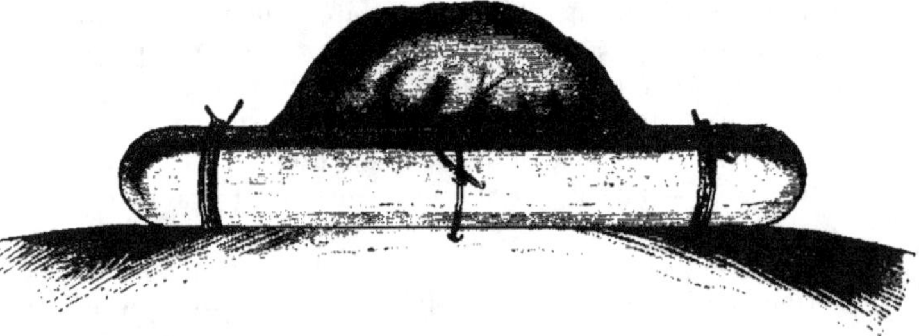

Fig. 84. — Hernie ombilicale. — Compression du sac par un casseau. L'opéré est en position dorsale.

seau. Fixez-le comme on le fait habituellement, avec une pince et un bout de ficelle.

Pour empêcher le glissement du casseau lorsque le cheval sera relevé, immobilisez-le par une ligature passée dans la peau et le sac (*fig.* 84), ou traversez ceux-ci avec une cheville immédiatement au-dessous du casseau.

Lorsque l'un des organes ectopiés adhère à la paroi du sac, après avoir anesthésié le poulain et préparé la région, incisez la peau, énucléez partiellement et ouvrez le sac, détruisez les adhérences avec le bistouri, prenant grand soin de ménager l'intestin. — Une fois les organes libérés et rentrés dans la cavité abdominale, appliquez un casseau sur la base du sac recouvert par la peau, comme il vient d'être dit, ou fermez l'anneau herniaire par une suture.

b. — Suture de l'anneau.

Le cheval anesthésié et placé en position dorsale, suturez l'anneau ombilical en procédant comme pour l'occlusion de l'ouverture de la *hernie ventrale*.

IV. — Ablation du rectum renversé.

Instruments. — Ciseaux, bistouris, pinces ordinaire et hémostatiques, cylindre de bois ou gorgeret, aiguille fine. — Fil de caoutchouc et fils de soie.

Assujettissement. — Couchez l'animal et anesthésiez-le au chloroforme.

Technique. — Par une incision médiane faite avec précaution d'arrière en avant, fendez en deux valves la masse prolabée. Assurez-vous qu'aucun organe n'est venu se loger dans la poche rectale. Au cas où une anse intestinale y aurait pénétré, réduisez-la.

Après avoir exercé une légère traction sur les tuniques rectales, afin d'opérer sur des tissus moins altérés, engagez le gorgeret dans le cylindre interne, puis appliquez près de l'anus une ligature élastique qui assure l'hémostase et immobilise ces parties.

Coupez transversalement les deux cylindres à 5-6 centimètres en arrière du lien élastique, refoulez un peu la tige de bois, afin de dégager légèrement les bouts des deux cylindres rectaux et de pouvoir les coudre. Au lieu d'appliquer une seule ligne de points isolés, faites de préférence une double suture : un premier rang à points séparés réunit les couches musculaire et séreuse, un autre les muqueuses interne et externe. Recouvrez la couture d'une couche de vaseline. Il n'y a plus qu'à enlever le lien élastique et la tige de bois.

V. — Sutures intestinales.

Pour ces sutures, servez-vous de fines aiguilles courbes ou de l'aiguille de Reverdin coudée à gauche et de fils de soie *zéro*.

I. — **Suture de Jobert**.

TECHNIQUE. — Placez transversalement les fils dans les lèvres de la plaie, à des intervalles d'environ 6 millimètres, en procédant de la façon suivante : Perforez de dehors en dedans les tuniques intestinales à un centimètre de la plaie

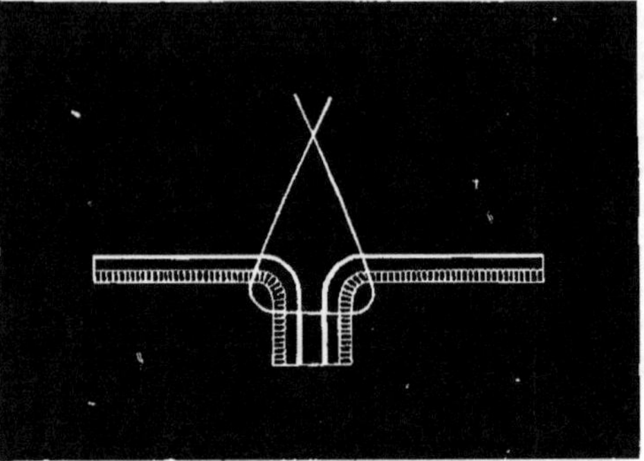

Fig. 85. — Suture de Jobert.

Le fil est passé à travers les trois tuniques intestinales : les chefs sont croisés ; les lèvres de la plaie vont s'affronter par leur face séreuse. (Chaput.)

et faites sortir l'aiguille sur la même lèvre à 4-5 millimètres du bord libre ; traversez l'autre lèvre de dehors en dedans à 4-5 millimètres de la plaie et faites sortir l'aiguille un demi-centimètre plus loin. Une fois tous les fils placés, serrez-les successivement et coupez les chefs au ras des nœuds. Les bords de la plaie sont renversés en dedans et les lèvres étroitement affrontées par leur face séreuse (*fig.* 85).

II. — **Suture de Lembert**.

TECHNIQUE. — Implantez l'aiguille dans l'une des lèvres à environ 8 millimètres de son bord libre *en traversant la séreuse seulement :* poussez-la perpendiculairement à l'axe de la plaie, dans l'épaisseur de la musculeuse, et faites-la

sortir 3-4 millimètres plus loin, en traversant la séreuse de
dedans en dehors.

Traversez de même l'autre lèvre en faisant pénétrer l'aiguille

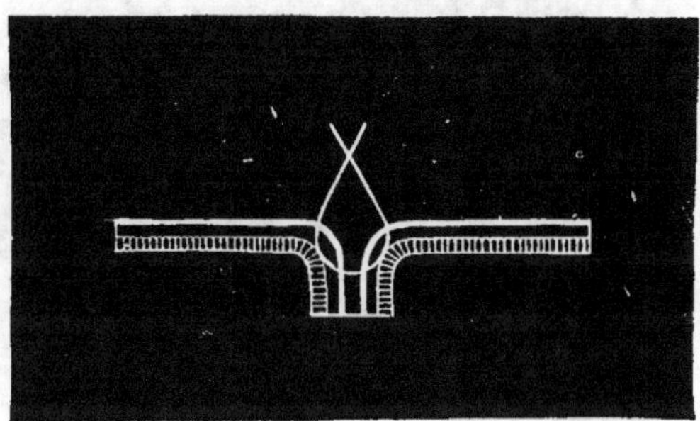

Fig. 86. — Suture de Lembert.

Le fil est passé à travers la séreuse et dans la musculeuse; les chefs sont croisés; les
lèvres de la plaie vont s'affronter par leur face séreuse. (Chaput.)

à 3-4 millimètres du bord; faites-la sortir quelques millimètres plus loin.

Préparez ainsi tous les points de suture nécessaires et nouez
ensuite successivement les différents fils.

Cette suture est préférable à celle de Jobert : ne traversant
pas la muqueuse *fig*. 86 , les fils sont à l'abri de l'infection.

III. — **Suture de Gély.**

Technique. — Prenez un long fil de soie dont chacun des
chefs est passé dans le chas d'une fine aiguille. Avec l'une des
aiguilles, traversez de dehors en dedans la paroi intestinale un
peu en dehors et en arrière de l'un des angles de la plaie;
dirigez-la parallèlement à celle-ci pour la faire sortir 5 ou
6 millimètres plus loin, en traversant la paroi de dedans en
dehors. Exécutez la même manœuvre du côté opposé avec
l'autre aiguille. Pour faire le second point, croisez les fils :
l'aiguille qui a servi à gauche passe à droite, et réciproquement *fig*. 87 . Chacune des aiguilles est réintroduite dans le
trou de sortie du fil ou un peu en avant. On continue ces

manœuvres un peu au delà de l'autre extrémité de la plaie. On
serre ensuite chaque point au degré convenable, dans l'ordre

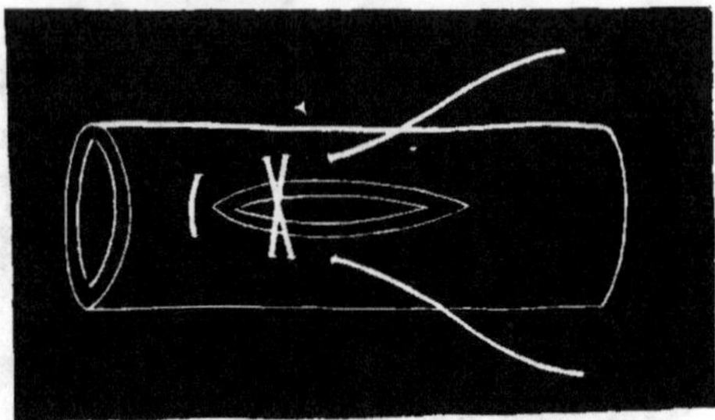

Fig. 87. — Suture de Gély.

où on les a placés : les faces séreuses des lèvres s'adossent
très exactement si la suture est correcte. On noue les deux
fils et l'on coupe les chefs au ras du nœud.

IV. — **Suture de Czerny.**

TECHNIQUE. — C'est une suture de Lembert à deux étages

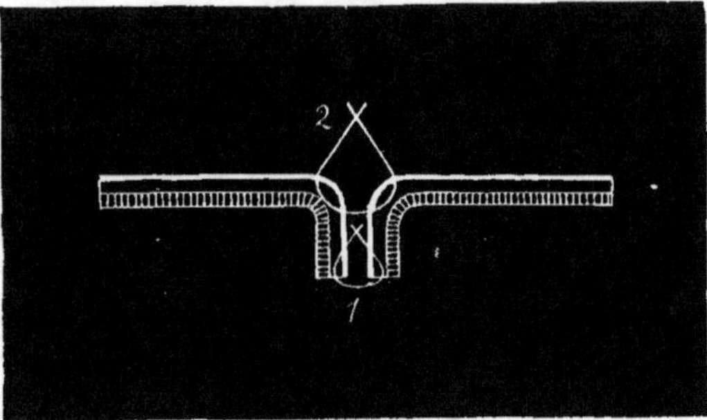

Fig. 88. — Suture de Czerny.

1. étage séro-musculeux, fil passant par la tranche de la musculeuse ou de la celluleuse ;
2. étage séro-séreux. (Chaput.)

superposés. Faites une première rangée de points en traversant
la séreuse et la musculeuse sur leurs bords *fig.* 88 . Faites la
seconde rangée à 8-10 millimètres de la première. Les deux

lèvres sont ainsi maintenues en contact intime sur une largeur
d'environ 1 centimètre, par des sutures non perforantes.

V. — Sutures de Chaput.

Technique. — Dans toute l'étendue de chaque lèvre, séparez
la muqueuse de la musculeuse sur une largeur de 1 centimètre.

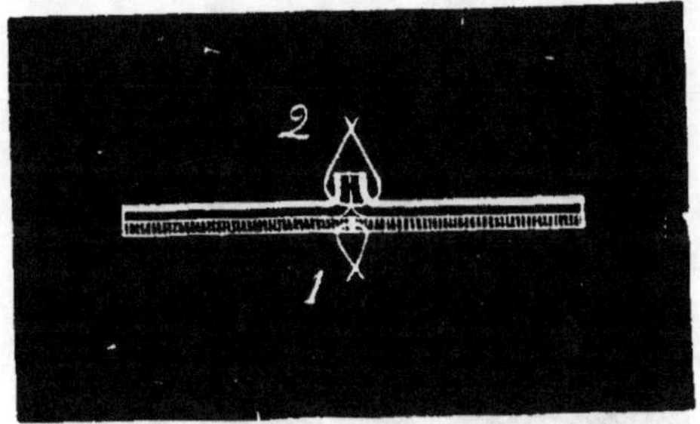

Fig. 89. — Suture par abrasion. Premier procédé.
1, suture muco-muqueuse ; 2, suture musculo-musculeuse.

Placez un premier rang de sutures non perforantes sur la muqueuse, après excision ou invagination dans l'intestin de la

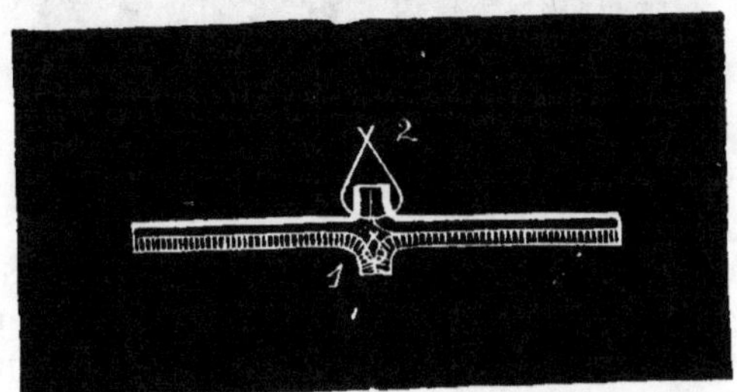

Fig. 90. — Suture par abrasion. Deuxième procédé.
1, suture muco-muqueuse par inflexion ; 2, suture musculo-musculeuse.

partie détachée (suture muco-muqueuse). Placez un deuxième
rang de sutures perforantes sur la séreuse et la musculeuse
(suture musculo-musculeuse). (V. *fig.* 89 et 90.)

Si cette suture était employée dans un cas de section complète de l'intestin, pour la demi-circonférence postérieure de

l'intestin, les fils de la suture muqueuse seraient noués en dedans ; pour la demi-circonférence antérieure, on les nouerait en dehors. Par-dessus la suture musculo-musculeuse, on pourrait faire une troisième rangée de points séro-séreux (suture séro-séreuse de sûreté).

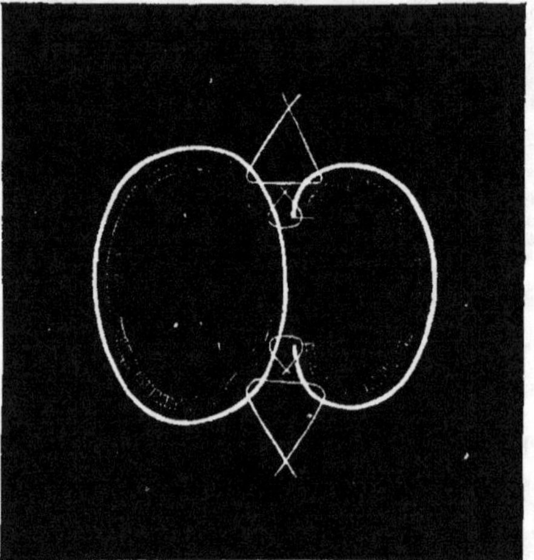

Fig. 91. — Greffe intestinale simple.

La plaie est fermée par deux étages de sutures séro-séreuses non perforantes.

Lors de plaie avec perte de substance, on peut recourir à la « greffe intestinale ». En regard de la perforation, placez une partie de l'anse blessée, prise à environ 20-30 centimètres au-dessus ou au-dessous. Par deux étages de points séro-séreux séparés et non perforants, réunissez les lèvres de la plaie à la portion intestinale saine qui doit l'occlure (*fig.* 91).

VI. — Castration.

Remarques anatomiques. — La *région inguinale* est formée par l'adossement de la paroi inféro-latérale de l'abdomen à la face interne de la cuisse. Dans cette région existe, chez le mâle, un conduit qui loge le cordon testiculaire : c'est le *canal inguinal*, ouvert dans l'abdomen par un étroit orifice — *l'anneau inguinal supérieur*, — et dont on peut sentir l'orifice inférieur — *l'anneau inguinal inférieur* — dans le pli de l'aine, au-dessus du testicule, en se guidant sur le cordon. (Pour la topographie des parois de ce conduit, V. p. 168.)

Les *bourses* ou *enveloppes du testicule* sont constituées par les six couches suivantes : — la *peau* ou *scrotum*, le *dartos*, la *couche conjonctive sous-dartosienne*, le *crémaster*, la *tunique fibreuse* et la *tunique séreuse* ou feuillet pariétal de la gaine vaginale. Les trois premières de ces couches sont dites *superficielles*, et les autres *profondes*. — Le scrotum, qui adhère intimement au dartos, est marqué, sur la ligne médiane, d'un raphé qui sert de guide pour l'incision des bourses. Les couches sous-jacentes forment une enveloppe spéciale pour chacun des testicules. — Le feuillet pariétal de la tunique séreuse, intimement uni à la tunique fibreuse, constitue la *gaine vaginale*, sorte de sac piriforme à long goulot, auquel on reconnaît : — un *orifice* qui la fait communiquer avec la cavité péritonéale ; — un *collet*, partie la plus rétrécie du goulot et située à environ 3 centimètres au-dessous de l'orifice ; — un *fond*, occupé par le testicule. — Continu au feuillet pariétal par un septum qui divise dans toute sa longueur, en deux compartiments latéraux, la partie postérieure de la gaine et fixe étroitement la queue de l'épididyme au sac vaginal, le *feuillet viscéral* recouvre le testicule, l'épididyme et le cordon, auxquels il adhère étroitement.

Plus ou moins volumineux, aplati d'un côté à l'autre, le *cordon testiculaire* résulte de l'accolement d'organes qui sont : *a* dans sa partie antérieure, l'artère grande testiculaire, des veines, des lymphatiques et des filets nerveux ; *b* en sa partie moyenne, des fibres musculaires lisses, muscle blanc ; *c* en arrière, le canal déférent et l'artère petite testiculaire.

Assujettissement. — Couchez le cheval sur le côté gauche et appliquez un tord-nez. Faites porter en avant, sur l'épaule le membre postérieur superficiel (V. p. 11). La contention debout, sur un sol meuble, par l'emploi du tord-nez et l'application d'entravons aux membres postérieurs, n'offre pas une suffisante sécurité pour l'opérateur ni pour l'opéré ; mais quand ce dernier est immobilisé dans un travail et soutenu par le tablier, le membre postérieur gauche porté en arrière et fixé à la barre transversale de l'appareil, on découvre assez la région inguinale pour que la castration soit d'une facile exécution sur les animaux de race commune.

Quel que soit le procédé usité, la désinfection de la zone

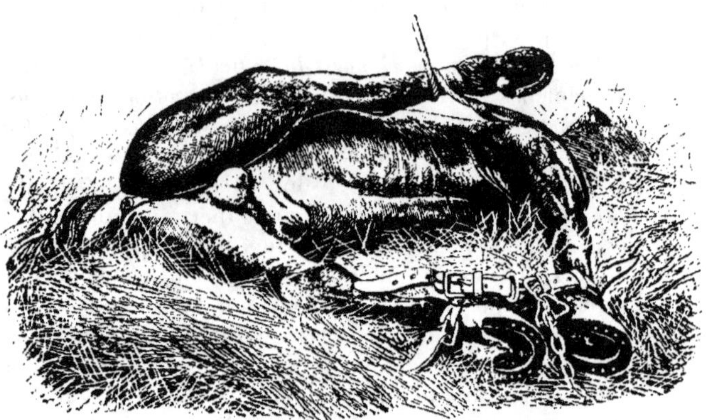

Fig. 92. — Castration. — Le membre postérieur droit est porté dans l'abduction, à la hauteur de l'épaule du membre antérieur correspondant.

génitale, des mains et des instruments est de rigueur. L'asepsie doit être parfaite si l'on veut la réunion par première intention.

La plupart des procédés opératoires comprennent deux temps communs : 1° la *préhension du testicule*; 2° *l'incision des enveloppes* et *l'énucléation*. — Quand on doit effectuer la castration double, on commence par le testicule gauche — celui qui correspond au côté sur lequel le cheval est couché.

a. *Préhension du testicule*. — La main gauche — les doigts étendus, le pouce écarté de l'index, la face palmaire appliquée sur la peau — est portée en avant de la saillie formée par la glande; la main droite, les doigts disposés de la même façon, est placée en arrière. Rapprochez les mains l'une de l'autre en les engageant sous le testicule. Avec la

main gauche, enserrez la partie inférieure du cordon : celui-ci
peut être immédiatement saisi quand le testicule est bien

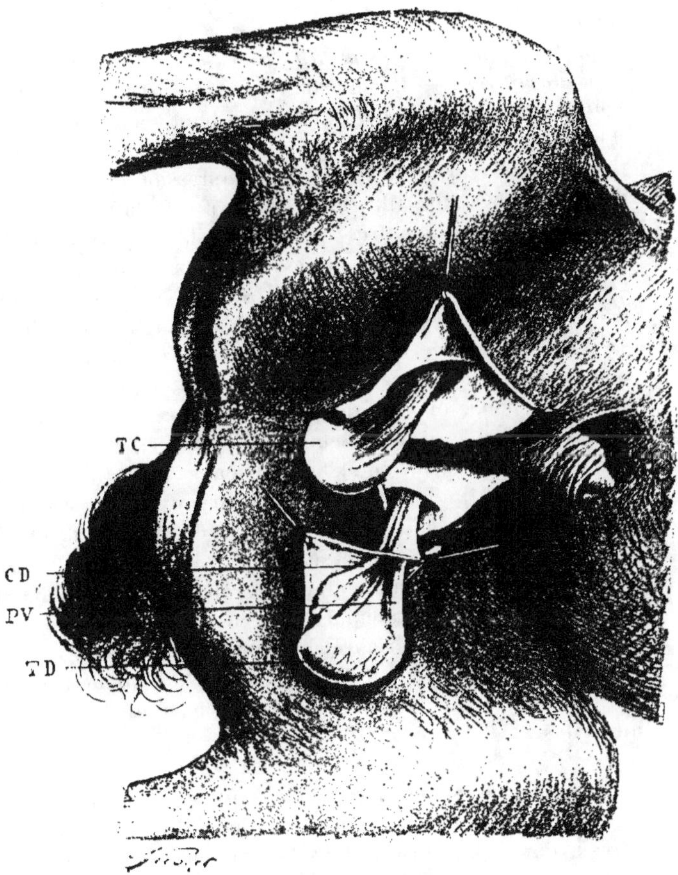

Fig. 93. — Testicules et cordons.

TC, testicule couvert ; TD, testicule découvert ; PV, portion vasculaire du cordon ;
CD, canal déférent.

descendu : si ce dernier a exécuté un demi-tour sur le cordon,
replacez-le en position normale avant de le fixer.

Parfois le testicule, le cordon ou les enveloppes, tuméfiés

ou néoplasiques, ont acquis de telles dimensions qu'il est impossible de les saisir avec la main; en pareil cas, tendez le scrotum à la surface de la glande avec le pouce et l'index gauches.

b. Incision du scrotum, du dartos et du tissu conjonctif sous-dartosien. — Lorsque la castration est faite à *cordons couverts*, avec le bistouri convexe tenu en archet divisez d'un seul coup le scrotum et le dartos dans toute l'étendue du bord inférieur du testicule. La compression exercée par les doigts gauches fait saillir entre les lèvres de la plaie le testicule recouvert des autres enveloppes. Incisez avec précaution les lamelles conjonctives sous-dartosiennes; bientôt l'aponévrose du crémaster apparaît avec sa teinte nacrée: l'action du bistouri est marquée sur ses fibres superficielles. — Pour effectuer *l'énucléation*, déposez l'instrument et portez dans la plaie l'extrémité des doigts de la main droite, le pouce opposé aux autres : par un double mouvement de pression et d'écartement, engagez-les entre le tissu conjonctif sous-dartosien et la quatrième couche des bourses (crémaster et tunique fibreuse). — Recouvert de ses enveloppes profondes, le testicule est saisi de la main droite, le pouce appliqué sur sa face supérieure, les autres doigts sur l'inférieure. Avec la main gauche, relevez haut sur le cordon, en avant et latéralement, les enveloppes incisées, puis saisissez la partie inférieure du cordon. Avec l'index ou le pouce droits, traversez et déchirez le tissu conjonctif dense qui, en arrière du testicule, unit la queue de l'épididyme au dartos.

Si l'opération est faite à *cordons découverts* — comme dans la plupart des procédés d'excision immédiate du testicule, — après avoir saisi celui-ci, divisez largement toutes les enveloppes, y compris le feuillet pariétal de la gaine vaginale. Faites cette division en un ou deux coups de bistouri. — Les enveloppes remontent d'elles-mêmes plus ou moins haut : en arrière, elles restent fixées à la queue de l'épididyme. Généralement on les libère en divisant la partie postérieure du cordon un peu au-dessus de l'épididyme : le testicule saisi avec l'une des mains et le cordon modérément tendu, le bistouri tenu vertical, fil en arrière, tranche d'un coup de pointe cette portion du cordon.

Selon le procédé dont on a fait choix, on exécute ensuite les manœuvres qui vont être indiquées. Puis l'on opère de même pour l'autre testicule.

I. — Ligature du cordon et ablation du testicule.

Instruments. — Bistouri convexe et ciseaux, aiguille à suture. — Fils de soie.

Ce procédé consiste à appliquer une ligature simple ou double sur le cordon couvert ou découvert, et à exciser le testicule. Comme lien, on emploie ordinairement la soie tressée plate. — Avec l'asepsie, la cicatrisation *per primam* des plaies de castration peut être obtenue chez le cheval comme chez tous les autres animaux.

TECHNIQUE. — A. PREMIER PROCÉDÉ. — Incisez les enveloppes superficielles et faites l'énucléation comme il a été dit précédemment. — Le testicule tenu par un aide et le cordon modérément tendu, traversez ce dernier à quelques centimètres au-dessus de l'épididyme avec une forte aiguille garnie d'un fil double, et liez-en les parties antérieure et postérieure. Coupez-le ensuite à 1 centimètre au-dessous du lien. — La ligature simple appliquée sur le cordon couvert ne produit pas une étreinte suffisante et elle manque de fixité. Même la ligature double ne réalise pas une action hémostatique parfaite dans la plupart des cas. Aussi, pour peu que le cordon soit volumineux, convient-il d'appliquer la ligature sur l'organe découvert.

B. DEUXIÈME PROCÉDÉ. — Divisez d'abord largement toutes les enveloppes. Celles-ci remontées et le testicule tenu par un aide, passez un fil double dans la partie moyenne du cordon, un peu au-dessus de l'épididyme ; ligaturez-en les deux portions et excisez le testicule. Avant de fermer la plaie, assurez-vous que l'hémostase est parfaite. Il est parfois nécessaire de serrer quelques instants, avec des pinces, les petits vaisseaux qui saignent.

Réunissez par des points séparés les lèvres scroto-dartoïques, ayant soin de les affronter exactement. La couture essuyée, recouvrez-la d'une couche de collodion iodoformé.

Mêmes manœuvres pour l'autre testicule.

II. — **Torsion bornée du cordon**.

Instruments. — Bistouris, pinces de Reynal, pinces hémostatiques.

a. — TORSION PAR DEUX INCISIONS.

TECHNIQUE. — Effectuez les *premier* et *deuxième temps* comme dans les cas où l'opération est faite à cordon découvert.

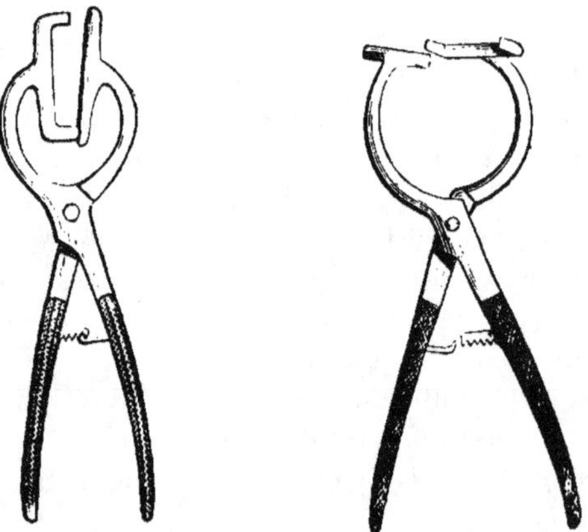

Fig. 94 et 95. — Pince fixe et pince mobile de Reynal.

Troisième temps : Torsion et rupture du cordon. — Le testicule soutenu de la main gauche, appliquez la pince fixe ou limitative, branche femelle en dessous, sur la partie vasculaire du cordon, à 4 centimètres au-dessus de l'épididyme; serrez ferme; arrêtez les branches de la pince par la crémaillère à ressort dont elles sont pourvues, et confiez-la à un aide.

Prenez ensuite la pince mobile, appliquez-en les mors sur le cordon, à 1 centimètre au-dessous de la pince fixe; rapprochez-en étroitement les branches et arrêtez-les. Tordez le cordon en faisant pivoter cette pince sur son axe : dix à quinze tours suffisent pour le rupturer. Enlevez vous-même la pince fixe. — Si la torsion a été effectuée lentement, il n'y a pas d'hémorragie. Dans le cas où celle-ci nécessiterait une intervention, appliquez une pince hémostatique sur l'artère testiculaire ou faites-en la ligature.

Mêmes manœuvres pour l'autre testicule.

b. — Torsion par une seule incision.

Technique. — *Premier temps : Préhension du testicule gauche*. — Saisi de la main gauche, le testicule est amené vers le milieu de la poche scrotale.

Deuxième temps : Incision du scrotum et du dartos. — Faites à ces membranes, sur la ligne médiane et dans la partie postérieure des bourses, une incision suffisante pour permettre la sortie du testicule recouvert de ses autres enveloppes.

Troisième temps : Incision des enveloppes profondes. — Divisez ces membranes en arrière, vers l'extrémité postérieure du testicule; faites là une étroite incision correspondant ou non à celle du scrotum et du dartos. Déposez le bistouri. Faites sortir le testicule en le comprimant avec la main gauche et saisissez-le de la main droite.

La *torsion* est exécutée sur le cordon complet ou sur sa partie vasculaire seulement.

Amenez dans l'incision scrotale le testicule droit recouvert de ses enveloppes profondes. Effectuez le *troisième* temps et la *torsion*.

Chirurgie vétér.   11

III. **Excision.** — **Écrasement.** — **Cautérisation.**

Instruments. — Bistouri, écraseur, angiotripteur, émasculateur
ou cautère et pince *ad hoc*.

L'*excision simple* consiste à trancher d'un coup de bistouri
le cordon découvert, sans recourir à aucun moyen hémostatique. C'est un procédé dangereux : il expose à une hémorragie mortelle.

Dans le procédé par *écrasement*, on divise avec l'écraseur
de Chassaignac le cordon couvert ou découvert. Il importe de
le sectionner lentement, de ménager des intervalles de quinze
à vingt secondes entre chaque mouvement imprimé aux tiges
de l'instrument. La division d'un cordon couvert n'est complète
qu'au bout de cinq à dix minutes. Faite rapidement, elle est
presque toujours suivie d'une hémorragie assez abondante.

On peut aussi se servir de l'angiotripteur, que l'on applique
sur le cordon découvert. Celui-ci écrasé, on le coupe immédiatement au-dessous de l'instrument, et l'on enlève ce dernier.

La castration par l'*émasculateur* — par la *pince* ou *écraseur à ciseaux* — est aujourd'hui un procédé assez répandu
en Allemagne et en Amérique. — Le modèle primitif de
l'émasculateur — la « pince américaine » — n'avait pas une
action hémostatique suffisante ; pour conjurer sûrement
l'hémorragie, il fallait, avant de couper le cordon, appliquer
sur lui, immédiatement au-dessus de la ligne de section, une
forte pince hémostatique. Le modèle actuel diffère de l'ancien
par sa force plus grande, par la réduction de la largeur du
biseau crénelé que porte l'un de ses mors, et par la fermeture
plus complète de ceux-ci lorsque les branches sont rapprochées.

On effectue les *premier* et *deuxième temps* comme dans
les autres procédés à cordons couverts ou découverts.

*Troisième temps : Application de la pince et section du
cordon.* — Le testicule tenu de la main gauche, dégagez la
partie inférieure du cordon et appliquez sur elle, à quelques

centimètres au-dessus de l'épididyme, les mors de l'émasculateur. Les deux mains agissant sur les branches de l'instrument, coupez le cordon par une pression régulière ou par petits à-coups.

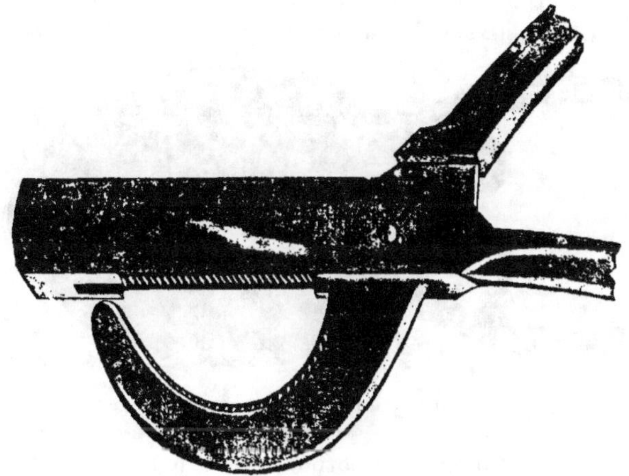

Fig. 96. — Émasculateur.

Faites de même l'ablation du testicule droit.

Ainsi que dans le procédé par torsion, on peut exciser les deux testicules par une incision médiane.

On peut aussi couper les cordons sur l'animal assujetti debout.

Pour la castration par le *cautère cultellaire*, on opère également sur les cordons couverts ou découverts. Ce dernier mode est adopté par le plus grand nombre.

Les enveloppes relevées et le testicule tenu par un aide, appliquez sur le cordon, à 2-4 centimètres au-dessus de l'épididyme, une pince en bois, formée de deux branches articulées en compas à l'une de leurs extrémités et recouvertes d'une plaque métallique sur celle de leurs faces que doit longer le cautère, ou une pince de même forme entièrement métallique. Protégez les lèvres du scrotum et la face interne des cuisses par des linges mouillés.

La pince tenue par l'aide, saisissez le testicule de la main droite et tendez modérément le cordon. Appliquez sur celui-ci, immédiatement au-dessous de la pince, le cautère chauffé au rouge, et imprimez-lui des mouvements de lente progression répétés jusqu'à division complète de l'organe.

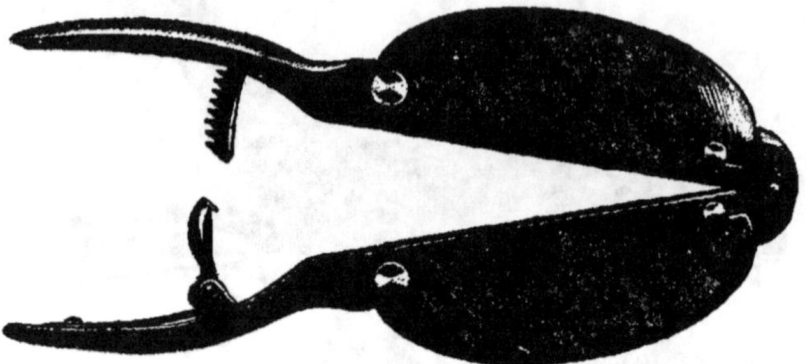

Fig. 97. — Pince pour la castration par le feu.

Escarrifiez le moignon en portant sur lui le plat d'un nouveau cautère chauffé au même degré que le premier. La pince enlevée, si le cordon saigne, assurez l'hémostase en réitérant la cautérisation.

IV. — **Castration par les casseaux.**

Instruments. — Bistouri, ciseaux, casseaux stérilisés par l'immersion dans l'eau bouillante. — Pince *ad hoc*, ficelle ou anneaux métalliques.

a. — Procédé a testicules couverts

Incisez les enveloppes superficielles ; énucléez le testicule et le cordon.

Troisième temps : Application du casseau. — La glande tenue de la main droite, pouce en dessus, et les enveloppes superficielles remontées, avec la main gauche placez le casseau d'avant en arrière, à cheval sur la partie inférieure du cordon, à quelques centimètres au-dessus de l'épididyme, puis rapprochez-en les branches avec cette main portée en arrière

du cordon. Un aide glisse d'arrière en avant sur les branches
du casseau une anse de ficelle disposée en nœud de saignée; la

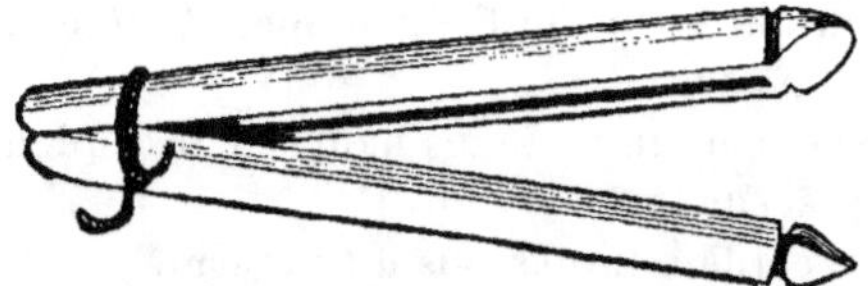

Fig. 98. — Casseau ordinaire.

main droite en saisit les chefs. L'aide applique alors sur ces
branches les mors de la pince et les rapproche avec force. Pour
diriger ce mouvement et afin d'éviter le tiraillement du cordon,
portez la main droite sur la pince; avec la gauche, serrez forte-

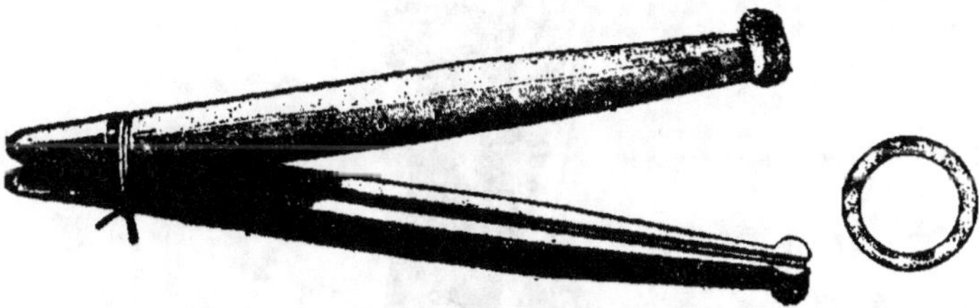

Fig. 99. — Casseau à anneau.

ment la ficelle, puis réunissez les chefs par un nœud droit. La
pince retirée, coupez les bouts de la ficelle à 1 centimètre du
nœud.

Si vous utilisez les casseaux coniques à anneaux, faites
appliquer la pince le plus près possible du cordon, perpendiculairement aux branches du casseau; celles-ci rapprochées,
glissez sur elles l'anneau métallique.

Mêmes manœuvres pour l'autre testicule.

b. — Procédé à testicules et à cordons découverts.

Après avoir divisé largement toutes les enveloppes et déposé
le bistouri, la main droite tient le testicule, le pouce et l'index gauches saisissent la partie vasculaire du cordon en sa

partie inférieure. La main droite, armée de nouveau du bistouri, plonge celui-ci dans le cordon, au niveau du muscle blanc, un peu au-dessus de l'épididyme, et en sectionne d'un coup la partie postérieure.

Placez le casseau un peu plus haut sur le cordon que dans le premier procédé.

Coupez le cordon au-dessous du casseau.

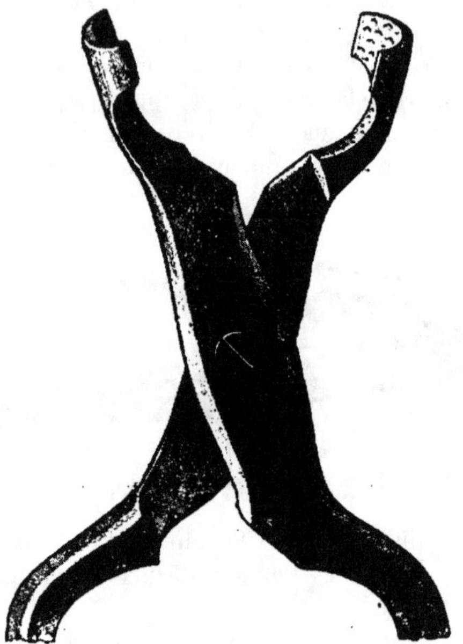

Fig. 100. — Pince pour rapprocher les branches des casseaux.

c. — Procédé a testicules découverts et a cordons couverts.

Pour l'incision, divisez d'abord le scrotum et le dartos dans l'étendue du tiers moyen ou du tiers postérieur du testicule. Faites ensuite aux enveloppes profondes une incision un peu moins longue.

L'énucléation s'opère en exerçant avec les doigts gauches, sur les deux faces de la glande, des pressions qui font peu à peu

saillir le testicule entre les lèvres de l'incision, en même temps
que les enveloppes remontent inégalement vers le cordon ; le
scrotum et le dartos se détachent facilement des enveloppes
profondes, surtout en avant et sur les faces latérales du testicule ;
la tunique fibreuse recouverte par le crémaster et quelques
lamelles sous-dartosiennes, se « déchausse ». Continuez les
pressions exercées avec la main gauche : bientôt l'incision de
la tunique fibreuse et de la séreuse s'agrandit ; le testicule sort.

Le casseau doit être placé sur le cordon recouvert par la
partie inférieure des enveloppes profondes (séreuse, tunique
fibreuse et crémaster). Le scrotum et le dartos refoulés haut, la
main gauche saisit la queue de l'épididyme et exerce une
traction en arrière sur les enveloppes profondes ; le pouce
droit, porté dans le cul-de-sac vaginal antérieur, les tire en
bas et les amène jusqu'auprès de l'épididyme. Un aide place
le casseau d'avant en arrière sur le cordon ainsi recouvert.

Le casseau fixé, coupez le cordon à 2 centimètres au-dessous.

VII. — Castration du cheval cryptorchide.

Préparation du sujet. — Pendant une semaine, on nourrira le
cheval de barbotage additionné quotidiennement, les trois ou
quatre premiers jours, d'une petite dose de sulfate de soude. Pas
d'aliments fibreux ni de litière.

L'animal sera tenu à jeun le jour de l'opération ou dès la veille.
Avant de procéder à l'abatage, on provoquera par quelques lave-
ments froids et une courte promenade l'expulsion des matières
contenues dans le rectum.

I. — Cryptorchidie abdominale.

Quatre procédés opératoires principaux permettent de découvrir et d'exciser par des voies différentes le testicule contenu dans
l'abdomen. On peut l'atteindre : 1° en traversant la paroi abdominale à la partie inférieure de l'interstice inguinal (procédé
danois) ; 2° en tunnellisant cet interstice dans toute sa hauteur
(procédé belge : 3° par une incision faite dans la paroi abdominale inférieure entre l'anneau inguinal et le fourreau procédé
de Günther ; 4° par une incision faite dans le flanc

a. — Procédé danois modifié. Procédé d'Alfort.

Il consiste à découvrir largement l'anneau inguinal inférieur, à débrider la couche aponévrotique de la commissure externe de cet anneau, à séparer le muscle petit oblique de l'arcade crurale, à perforer ce muscle en sa partie épaisse, loin de la ligne médiane, et à exciser le testicule sorti par cette ouverture.

Remarques anatomiques. — Chez le cheval cryptorchide, on perçoit facilement l'anneau inguinal inférieur, mais l'interstice inguinal est rempli de tissu conjonctif (*cryptorchidie abdominale*), ou il contient une petite gaine vaginale renfermant soit l'épididyme ou une partie du canal déférent (*cryptorchidie abdominale incomplète*), soit le testicule (*cryptorchidie inguinale*).

Envisagée sous le rapport de la superposition des couches qui la composent, la partie antérieure de la région inguinale a la même constitution que la paroi abdominale. Ces couches sont, en procédant de dehors en dedans :

1° La peau ;

2° Le dartos ;

3° La couche sous-dartoïque ;

4° Le grand oblique de l'abdomen (partie aponévrotique) ;

5° Le petit oblique ou ilio-abdominal (portions musculaire et aponévrotique) ;

6° Le transverse de l'abdomen (partie aponévrotique) ;

7° La couche conjonctive sous-péritonéale ;

8° Le péritoine.

Le *trajet* ou *interstice inguinal* est l'étroit espace limité par l'ilio-abdominal et l'arcade crurale. Oblique en bas, en dedans et en arrière, il offre à considérer : 1° une *paroi antérieure* ou antéro-interne constituée par le muscle petit oblique, dont l'épaisseur diminue graduellement vers la ligne médiane et la commissure interne ; au voisinage de celle-ci, cette paroi est très mince et aponévrotique ; 2° une *paroi postérieure* ou postéro-externe formée par l'arcade crurale ; 3° une *commissure externe*, oblique en bas, en arrière et en dedans, constituée par l'accolement du muscle à l'arcade ; 4° une *commissure interne* formée par les mêmes parties, inclinée en bas et en dedans, suivant une ligne allant de l'insertion iliale du petit oblique au tendon prépubien ; elle est fragile : quand la perforation de l'interstice inguinal (procédé belge) est mal exécutée,

lorsque les doigts font effort sur elle, elle se déchire facilement
en tous les points de sa hauteur.

L'entrée du trajet inguinal est représentée par *l'anneau inguinal
inférieur* ou *externe*. De forme ovalaire, à grand diamètre dirigé
en arrière et en dedans, cet anneau est constitué par deux

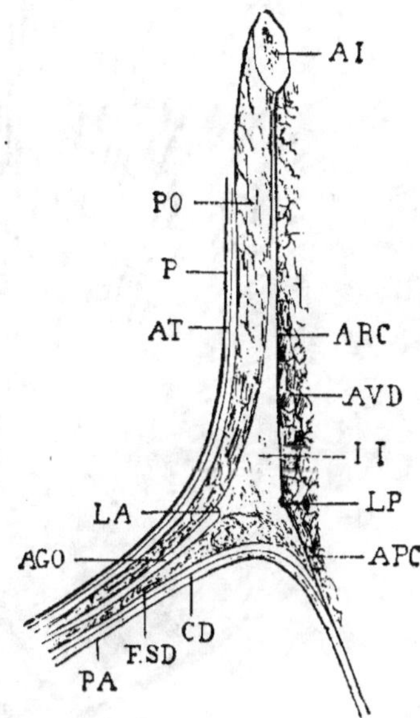

Fig. 101. — Coupe des parois de l'interstice inguinal gauche, faite suivant une ligne allant du centre de l'anneau inguinal inférieur à
l'angle externe de l'ilium. Segment interne.

PA, peau ; CD, couche dartosienne ; FSD, fascia conjonctifs sous-dartosiens ; AGO, aponévrose du grand oblique ; LA, lèvre antérieure de l'anneau inguinal inférieur ; LP, lèvre
postérieure de cet anneau ; II, interstice inguinal ; PO, muscle petit oblique ; AT, aponévrose du muscle transverse ; P, péritoine ; — ARC, arcade crurale ; APC, aponévrose crurale ; AI, angle externe de l'ilium ; AVD, coupe des muscles recouverts par
l'arcade crurale.

faisceaux de fibres appartenant à l'aponévrose du grand oblique.
La lèvre antéro-interne est doublée profondément par le petit
oblique, dont les fibres s'infléchissent en ce point, pour prendre
une direction plus horizontale.

Le *fond* ou *sommet de l'interstice inguinal* est limité par la ligne
d'insertion des fibres profondes du muscle petit oblique sur la

portion iliale de l'aponévrose crurale. Ce sommet du trajet
inguinal est situé bien au-dessus du point où existe normalement

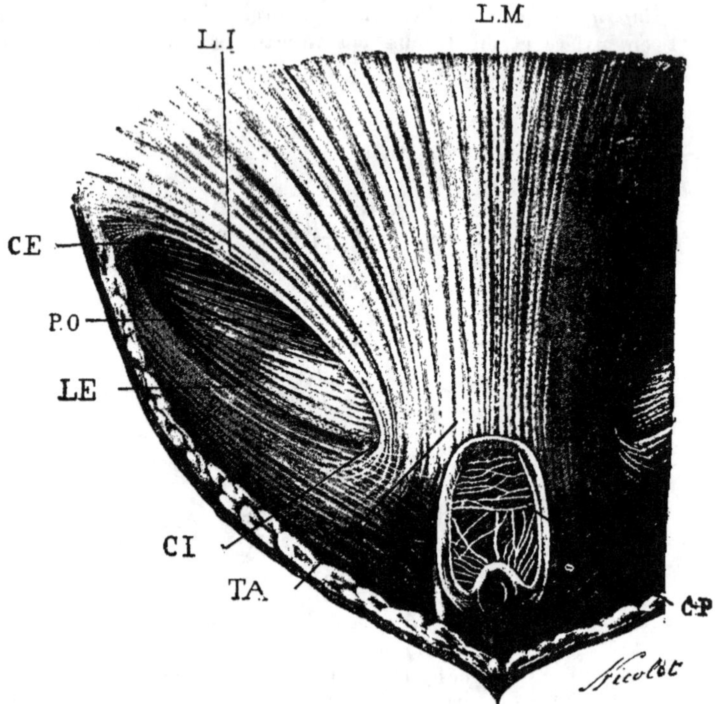

Fig. 102. — Régions prépubienne et inguinale vues par leur face inférieure. — Figure montrant l'anneau inguinal inférieur et l'entrée de
l'interstice inguinal.

CI. commissure interne de cet anneau ; CE. commissure externe ; LI. lèvre interne,
LE. lèvre externe ; PO. muscle petit oblique de l'abdomen ; TA. tendon commun des
muscles abdominaux ; CP. coupe du pénis ; LM. ligne pointillée tracée sur la ligne
médiane.

l'anneau inguinal supérieur. Tandis que ce dernier n'est distant
de la ligne médiane que de 8 à 10 centimètres, le sommet du
trajet inguinal en est éloigné de 15 à 20 centimètres.

La région inguinale est traversée par les divisions de l'*artère prépubienne* : — par l'*abdominale postérieure*, qui passe *en dedans* de l'anneau inguinal supérieur et s'engage entre le petit oblique et le grand droit de l'abdomen ; — par la *honteuse externe*, qui descend dans le trajet inguinal, sur la face antérieure de l'arcade crurale, en sort par l'anneau inférieur et donne ses deux branches terminales : — la *dorsale antérieure* de la verge et la *sous-cutanée abdominale*.

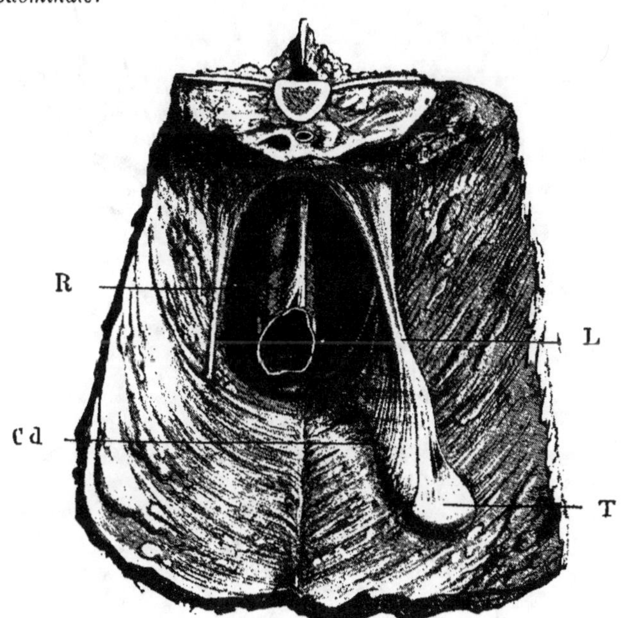

Fig. 103. — Cryptorchidie abdominale.

T. testicule ; L. ligament suspenseur ; *Cd.* canal déférent ; R. rectum.

Dans la plupart des cas, l'ectopie testiculaire est unilatérale, plus fréquente à gauche qu'à droite. En général, le testicule est flasque, aplati ; souvent il est rudimentaire, atrophié, pesant de 10 à 20 grammes; mais on en rencontre qui ont presque les dimensions du testicule ordinaire. Parfois il est volumineux, kystique ou cancéreux.

Dans la *cryptorchidie abdominale*, le testicule est prolongé en arrière par l'épididyme déroulé, qui se présente sous l'aspect

d'un cordon dur, flexueux, et dont la queue peut être à 10-15 centimètres de la glande. Il est appendu à un large frein séreux
triangulaire (ligament suspenseur), tendu de la région sous-lombaire à la vessie, parallèlement à la ligne médiane (*fig.* 103). Inséré
sur la voûte lombaire, ce ligament a deux bords libres : l'un,

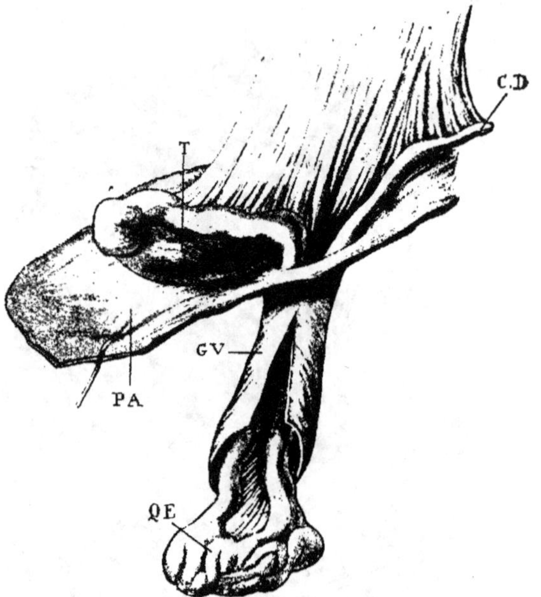

Fig. 104. — Cryptorchidie abdominale incomplète.

GV. gaine vaginale; QE. queue de l'épididyme; CD. canal déférent; T, testicule;
PA, paroi abdominale.

antérieur, parcouru par les vaisseaux testiculaires ; l'autre,
inférieur, bordé par le canal déférent. De sa face externe se
détache une mince membrane dont le bord inférieur, libre, qui
va de la fossette vaginale (anneau inguinal supérieur) à la queue
de l'épididyme et au testicule, est renforcée par la portion
abdominale du gubernaculum ; souvent cette membrane est peu
développée.

Presque toujours le testicule est libre, mobile ; le plus souvent il repose sur la paroi abdominale, vers la partie inférieure du flanc, un peu en avant du bassin, plus ou moins près de la ligne

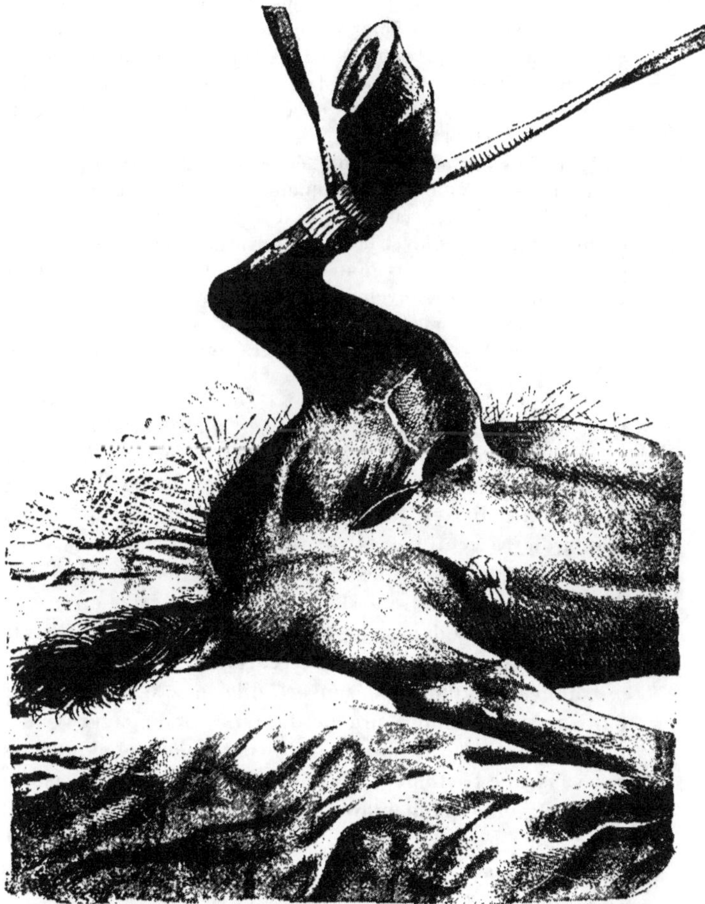

Fig. 105. — Castration du cheval cryptorchide. — Premier temps : incision des couches qui recouvrent l'anneau inguinal inférieur.

médiane; tantôt il est mêlé aux anses intestinales, tantôt encore on le trouve vers la région lombaire ou sur la vessie.

Instruments. — Bistouri convexe, pinces hémostatiques, perforateur, écraseur ou émasculateur, aiguille à manche. — Fil de chanvre ou de soie. Objets de pansement.

Assujettissement. — *Soins préopératoires.* — Couchez le cheval sur le côté opposé à l'ectopie. Faites porter le membre postérieur superficiel dans l'abduction à l'aide de deux plates-longes, l'une tendue dans la direction de l'encolure, l'autre perpendiculaire à la colonne vertébrale.

Prenez les précautions indiquées pour les interventions aseptiques : désinfection des instruments, du champ opératoire, des mains. Afin d'éviter la souillure de la plaie par des poussières ou des poils, faites laver la face interne des membres postérieurs et les environs de la région inguinale avec un liquide antiseptique ; faites encore envelopper d'une serviette trempée dans ce liquide le pied du membre déplacé.

L'anesthésie est rarement nécessaire, même pour les pur sang.

Technique. — *Premier temps : Incision du scrotum, du dartos, et dissection de la couche sous-dartoïque.* — La ligne d'incision est déterminée par le grand axe de l'anneau inguinal inférieur, dont on perçoit nettement les limites. Avec le bistouri, divisez d'avant en arrière, dans une étendue d'environ 15 centimètres, le tégument ainsi que la couche dartoïque. Arrivé sur les fascia conjonctifs sous-dartosiens, faites-y, vers le centre de l'anneau inguinal, une étroite incision ; introduisez dans celle-ci les pouces opposés par leur face dorsale et agrandissez-la en les écartant.

L'anneau inguinal à découvert, dilacérez le tissu conjonctif dans la partie inférieure de l'interstice ; engagez vers son fond et un peu en dehors le médius et l'index étendus ; assurez-vous que l'ectopie n'est pas inguinale. — S'il existe une gaine vaginale rudimentaire (cryptorchidie abdominale incomplète), incisez-la et appliquez une pince sur l'organe qu'elle renferme — sur la queue de l'épididyme ou le canal déférent. Le testicule sera facilement trouvé et sorti.

Deuxième temps : Perforation de la paroi abdominale. — Elle doit être faite dans la portion musculaire du petit oblique, près du bord postérieur de celui-ci et loin de la ligne médiane, à environ 6-8 centimètres au dessus et un peu en avant de l'anneau inguinal supérieur. — Agrandissez l'anneau inférieur en incisant, en dehors, sa couche aponévrotique, sur une longueur de 5 à 8 centimètres, de façon à découvrir la zone où le petit oblique est épais. — La paroi abdominale peut être perforée soit avec l'index et le médius accolés, soit au moyen d'une sorte de coupe-papier métallique mince, à bords mousses, à extrémités arrondies (*fig.* 106). Vers la fin d'une inspiration, quand la paroi est soulevée, appliquez sur elle perpendiculairement, dans le sens des fibres du petit oblique, les doigts ou l'instrument, et traversez-la par une brusque poussée de la main. Si le péritoine a résisté, achevez la perforation.

Troisième temps : Recherche et sortie du testicule. — À la faveur de cette ouverture, engagez l'index et le médius dans l'abdomen ; ces doigts explorent les environs de la perforation et ordinairement y trouvent le testicule, l'épididyme ou le cordon. — Dans les cas de cryptorchidie abdominale incomplète, toujours ils perçoivent immédiatement l'un de ces organes au niveau de l'anneau inguinal supérieur. — Lors de cryptorchidie complète, si l'exploration est d'abord infructueuse, souvent une réaction de l'opéré déplace l'appareil testiculaire, et les doigts peuvent saisir une partie de celui-ci. Portés en bas et en arrière, ils trouvent un repère dans la dépression qui existe au niveau du fond de l'interstice inguinal, et un

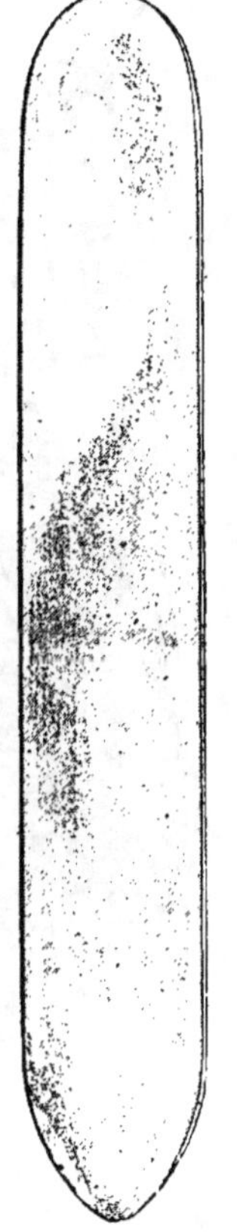

Fig. 106. — Perforateur.

guide dans la lame séreuse qui va de ce point au ligament suspenseur du testicule. On peut encore charger un aide d'explorer par la voie rectale la région prépubienne, et de faire là une sorte de battue, en poussant vers la plaie les organes qu'il rencontre successivement. — Saisissez de préférence l'épidi

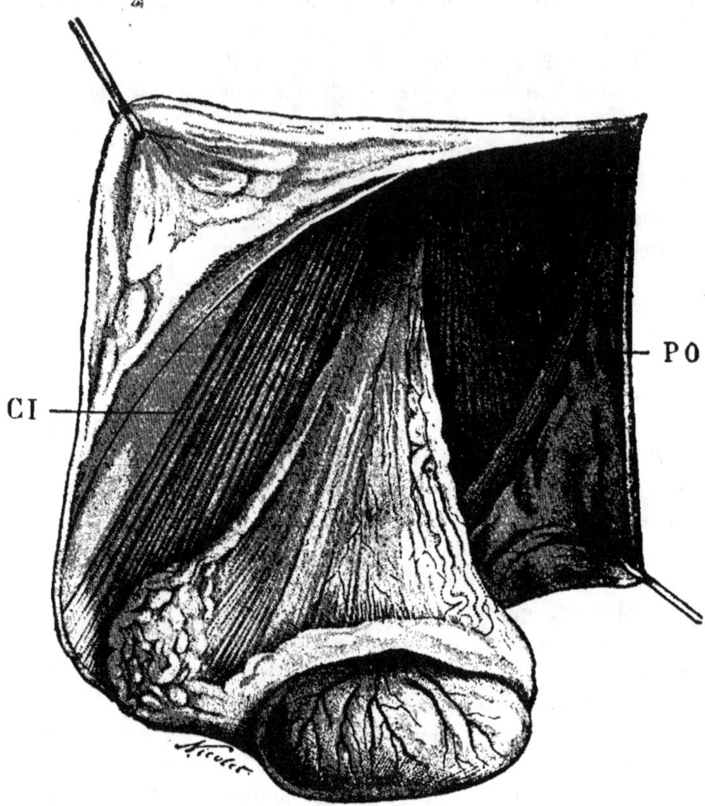

Fig. 107. — Castration du cheval cryptorchide. — L'anneau inguinal inférieur a été agrandi par débridement de la commissure externe. Le *troisième temps* est terminé.

PO. petit oblique; CI, commissure interne de l'interstice inguinal.

dyme, amenez-le au dehors et, par une traction exercée sur lui, sortez le testicule.

Dans les très rares cas où l'exploration digitale serait insuffisante pour découvrir la glande, on pourrait, après avoir anesthésié l'opéré, agrandir l'orifice dans la direction des fibres musculaires, introduire la main dans l'abdomen, en fouiller les régions postérieures ainsi que le bassin jusqu'à ce que l'on trouve le testicule.

Quatrième temps : Ablation de la glande. — Excisez lentement le testicule avec l'émasculateur ou l'écraseur de Chassaignac, après avoir appliqué au-dessus de la ligne de section une pince hémostatique à longs mors. Si le moignon a eu un contact suspect, purifiez-le avant de le rentrer.

Suture de la plaie musculaire. — Avec une aiguille courbe montée sur manche, appliquez un point de suture sur les lèvres de la plaie musculaire. — Cette suture n'est pas nécessaire, surtout si l'on n'a fait dans le petit oblique qu'une étroite ouverture.

Pansement. — Détergez la plaie avec des tampons d'ouate ou par une irrigation antiseptique, et placez dans l'interstice un tampon de gaze chiffonnée. Réunissez la peau par trois points séparés.

Si la cryptorchidie est double, une fois l'opération terminée d'un côté, retournez le sujet et procédez de même pour le second testicule.

b. — Procédé belge.

La préparation de l'animal, l'assujettissement et les précautions aseptiques sont les mêmes que pour l'opération précédente. Le membre postérieur superficiel est porté dans l'abduction (*fig.* 105) ou fixé comme pour la castration ordinaire.

Instruments. — Bistouri, pinces hémostatiques et écraseur ou émasculateur.

Technique. — *Premier temps : Incision de la peau, de la couche dartoïque et du tissu conjonctif sous-jacent.* — Même manuel que dans le procédé danois. L'interstice découvert, on l'explore avec l'index et le médius : on s'assure que l'ectopie n'est pas inguinale.

Deuxième temps : Creusement du trajet inguinal et pér-

foration du péritoine. — C'est l'acte périlleux de l'opération. On peut l'effectuer avec la main dont on est le plus habile, mais il est plus correct et plus sûr de se servir de celle qui correspond au testicule ectopique, — de la main droite pour le testicule droit, de la gauche pour l'autre. — Les doigts disposés en cône, la main est portée à l'entrée du trajet, le bord cubital occupant la commissure pubienne, l'extrémité des doigts au contact de l'arcade crurale. La voie qu'elle doit suivre est rigoureusement tracée : en dehors et droit à la voûte lombaire ou très légèrement en arrière. Prenez pour repère l'angle externe de l'ilium et poussez la main dans le trajet ; faites-l'y progresser lentement, en associant au mouvement de propulsion quelques semi-rotations ou de légers écartements des doigts, évitant d'endommager la commissure interne du trajet ; vous détachez ainsi le petit oblique de l'arcade jusqu'au fond de l'interstice ; là, après l'avoir séparé de celle-ci dans une étendue de quelques centimètres, vous percevez les anses intestinales à travers le péritoine. Avec l'extrémité de l'index et du médius étendus, traversez la séreuse par une brusque poussée.

Quand la main a suivi la bonne route, elle arrive sous le péritoine non loin de la région sous-lombaire, près du tendon terminal du petit psoas ; elle le perfore à une hauteur telle que l'intestin n'a aucune tendance à fuir. — Une fois l'animal relevé, la pression exercée sur la paroi abdominale a précisément pour effet d'appliquer le petit oblique sur l'arcade crurale, d'effacer la lumière du tunnel creusé dans l'interstice inguinal et d'en clore l'orifice péritonéal.

Troisième temps : Recherche et sortie du testicule. — Introduisez l'index et le médius dans cet orifice et explorez le territoire voisin. Dans la plupart des cas, le testicule est en avant et au-dessous de l'ouverture, non loin de la branche montante de l'ilium. On atteint rarement la glande elle-même ; plus souvent on rencontre l'épididyme ou le bord inférieur du ligament suspenseur. Saisissez la partie qui se présente et amenez-la dans le trajet.

Lorsque la recherche du testicule est laborieuse, qu'il faut agrandir l'ouverture péritonéale et pénétrer dans le ventre avec la main, on doit éviter les pressions du poignet ou de l'avant-bras sur le bord interne de la perforation : la commissure se déchirerait facilement, l'ouverture aurait bientôt des proportions inquiétantes. Très avantageuse en pareil cas est la collaboration d'un aide qui, par la voie rectale, explore la région prépubienne en ses différentes parties et refoule vers la main de l'opérateur les organes que la sienne rencontre.

Quatrième temps : Ablation. — On divise le cordon par écrasement, par torsion ou par section après ligature. Généralement le testicule peut être descendu jusqu'à l'anneau inguinal inférieur; chez certains sujets, la longueur du cordon permettrait de l'amener sur la cuisse; chez quelques-uns, on doit faire l'excision dans le trajet.

Quand on est sûr d'avoir ouvert le ventre assez haut pour que le trajet inguinal soit étroitement fermé à son sommet, on peut n'appliquer ni pansement, ni suture. Toutefois, pour éviter la souillure de la plaie au moment où on relève l'animal, il convient d'appliquer une suture cutanée provisoire.

Si l'on craint la sortie de l'intestin, on introduit dans la partie inférieure du trajet inguinal un tampon de gaze aseptique, et l'on réunit les lèvres de la plaie cutanée par quelques points séparés.

Lorsque la cryptorchidie est double, retournez le cheval et opérez de la même manière pour enlever le second testicule.

c. — CASTRATION PAR LA RÉGION PRÉPUBIENNE.

Dans ce procédé, l'incision est faite sur la paroi abdominale inférieure, un peu en avant du pubis et de l'anneau inguinal inférieur, près du fourreau.

L'opéré doit être anesthésié et placé en position dorsale.

TECHNIQUE. — *Premier temps : Incision des couches superficielles et perforation des couches profondes de la paroi abdominale.* — Un peu en avant du pubis, sur le côté du fourreau, à 5 ou 6 centimètres de la ligne médiane et sur une longueur de 10 centimètres, on incise successivement la peau, le tissu conjonctif sous-cutané, la tunique abdominale, les aponévroses des muscles oblique, transverse, et la couche superficielle du grand droit. Ensuite, avec l'index et le médius accolés on perfore la couche profonde de ce muscle, le fascia sous-jacent et le péritoine.

Deuxième temps : Recherche et sortie du testicule. — Engagée dans la plaie, la main est portée à l'entrée de la cavité pelvienne, où elle trouve d'ordinaire quelque partie de l'appareil testiculaire : glande, épididyme, canal déférent ou ligament suspenseur. Si elle ne perçoit pas l'un ou l'autre de ces organes, on la dirige sur la vessie, où elle saisit le canal déférent : en le suivant d'arrière en avant, elle arrive sur l'épididyme et le testicule. La sortie de celui-ci est facile.

L'*excision du testicule* est faite par section après ligature, par torsion ou par écrasement, puis le ligament est rentré dans l'abdomen.

On ferme la plaie par une double *suture*. Un premier rang de points à la soie réunit les bords de l'incision du grand droit ; un autre affronte les lèvres cutanées.

Dans le cas de cryptorchidie abdominale double, cette opération a l'avantage de permettre facilement l'ablation des deux testicules par une seule incision. Mais elle est très inférieure aux procédés inguinaux.

d. — Castration par le flanc.

Couché sur le côté opposé à l'ectopie, l'animal est anesthésié. Le champ opératoire préparé, on fait à un travers de main au-dessous de l'angle de la hanche une incision cutanée de 10 centimètres, oblique en avant et en bas, dans la direction des fibres de l'ilio-abdominal ; ensuite on perfore avec les doigts les couches musculaires et le péritoine. La main introduite dans le ventre, on la porte vers l'entrée du bassin, entre les anses intestinales et la paroi abdominale.

Le testicule trouvé et sorti, on en pratique l'excision par écrasement, torsion, ou section après ligature. Le cordon rentré dans l'abdomen, on ferme l'ouverture par une double suture : la première réunit la couche musculaire, et l'autre la peau.

On recouvre la couture d'un pansement ou simplement d'une couche de collodion iodoformé.

Ce procédé est peu usité. On lui préfère, avec raison, les procédés inguinaux.

II. — Cryptorchidie inguinale.

L'ablation du testicule en ectopie inguinale n'est guère plus compliquée que la castration ordinaire.

L'assujettissement et les précautions préliminaires sont les mêmes que pour l'opération de la cryptorchidie abdominale faite par l'un des procédés inguinaux.

TECHNIQUE. — Effectuez le *premier temps* comme pour le cheval atteint d'ectopie abdominale.

Deuxième temps: Isolement des enveloppes. — L'anneau inguinal découvert, pénétrez dans le trajet en déchirant le tissu conjonctif, comme au début du deuxième temps de l'opération de la cryptorchidie abdominale : vous y trouvez une petite masse ovoïde formée par le testicule et ses enveloppes. Isolez-la en la contournant avec l'index et le médius recourbés en crochet : ces doigts dilacèrent le tissu conjonctif qui l'unit aux parois du trajet inguinal: il est rarement nécessaire de recourir au bistouri. Dans les cas où le testicule est arrêté plus haut, c'est encore par l'action de l'index qu'on libère les enveloppes. On doit manœuvrer avec précaution, afin d'éviter les échappées vers le petit oblique et la commissure interne.

Troisième temps : Incision des enveloppes. — Si le testicule est à la partie inférieure du trajet, fixez-le d'une main et, avec la pointe du bistouri, ouvrez les enveloppes suivant son grand axe. — Est-il situé plus haut? Saisissez-le entre l'index et le médius, amenez-le près de l'anneau inguinal et divisez les membranes qui le recouvrent.

Lors de *cryptorchidie abdominale incomplète* (*fig.* 104), après avoir ouvert la gaine vaginale, on réussit quelquefois, par des tractions effectuées sur l'épididyme ou le cordon, à sortir le testicule atrophié ; mais il faut presque toujours agrandir le passage en incisant la gaine dans toute sa hauteur, et l'anneau, en dehors, avec le bistouri boutonné. Mieux vaut procéder comme pour la cryptorchidie abdominale complète.

Quatrième temps : Ablation du testicule. — Le cordon découvert est sectionné avec l'écraseur ou l'émasculateur.

On lave simplement la plaie avec la solution de sublimé, ou l'on réunit la peau par quelques points de suture.

VIII. — Opération du champignon. — Résection du cordon.

Instruments. — Ciseaux, bistouris, pince ordinaire et pinces hémostatiques, aiguille à bourdonnet, écraseur.

Assujettissement. — Couchez le cheval sur le côté opposé à la tumeur funiculaire. Faites porter dans l'abduction le membre postérieur superficiel. (V. *fig.* 105.)

TECHNIQUE. — *Premier temps : Incision.* —Faites deux incisions courbes qui se réunissent à leurs extrémités et circonscrivent la base de la tumeur, ou bien, avec le bistouri guidé sur la sonde, débridez largement la fistule en avant et en arrière, parallèlement à l'axe du corps.

Deuxième temps : Énucléation. — Avec le bistouri et les ciseaux, énucléez la tumeur ; détachez-la à petits coups des parties adjacentes, évitant également de vous égarer vers la cuisse et d'ouvrir le fourreau. Au besoin, faites exercer sur elle une légère traction à l'aide d'une ficelle passée en sa partie inférieure. Parfois l'hémorragie, assez abondante, nécessite l'application de quelques pinces. Dans la profondeur de la région, le tissu conjonctif est lâche ; il est facile d'achever l'énucléation avec les doigts.

Troisième temps : Section du cordon. — Faites-la sur la

partie inaltérée de l'organe, immédiatement au-dessus de la tumeur. Employez de préférence l'écraseur; manœuvrez-le lentement, rétrécissant la chaîne d'un maillon chaque quinze ou vingt secondes. Vous pouvez associer la torsion à l'écrasement.

Pour les champignons peu volumineux ou limités à la partie inférieure du cordon, on peut faire la section avec l'émasculateur.

Si la tumeur se prolonge sur la portion abdominale du cordon, faites la section le plus haut possible et cautérisez la partie indurée du moignon en y plongeant la lame du thermo-cautère, ou faites-y une injection interstitielle de teinture d'iode.

IX. — Cathétérisme de l'urètre chez le cheval.

Instrument. — Long cathéter en gomme élastique ou en caoutchouc, muni d'un mandrin. Le désinfecter et l'enduire de vaseline.

Assujettissement. — Appliquez un tord-nez à la lèvre supérieure. Entravez les membres postérieurs, passez le lacs entre les membres antérieurs, croisez-le et faites-le tenir par un aide.

TECHNIQUE. — Après avoir vidé le rectum, un aide placé au niveau du flanc droit engage la main dans le fourreau et saisit la tête du pénis; par une traction légère et continue, il amène cet organe au dehors et l'y maintient. Faites désinfecter la tête du pénis. Si vous avez dû effectuer vous-même ces manœuvres, nettoyez soigneusement vos mains dans une solution antiseptique chaude.

Prenez la sonde munie de son mandrin; introduisez-en l'extrémité effilée dans l'urètre et poussez-la lentement dans le conduit jusqu'au niveau de la courbure ischiale; pour lui faire franchir aisément celle-ci, retirez un peu le mandrin, sortez-le d'environ 15 centimètres : la canule s'incurve et s'engage dans la portion pelvienne; repoussez le mandrin et continuez le cathétérisme jusqu'à ce que la sonde soit parvenue dans la vessie. — Si elle est trop rigide pour s'incurver d'elle-même à la courbure ischiale, exercez-là sur son extrémité de légères pressions tandis qu'un aide la pousse ; au besoin, engagez la main dans le rectum et guidez le cathéter jusque dans la vessie. — Le mandrin retiré, l'urine s'écoule. Il est rarement nécessaire d'effectuer des pressions sur la vessie par la voie rectale.

Le retrait de la sonde n'offre aucune difficulté : il suffit d'exercer sur l'instrument une légère traction associée à quelques mouvements de semi-rotation. La réintroduction du mandrin est inutile.

X. — Urétrotomie.

Remarques anatomiques. — Au lieu d'élection de l'opération, bien que le *canal de l'urètre* soit situé peu profondément, il est recouvert par les cinq couches suivantes : 1° la *peau* ; 2° la *double aponévrose du périnée* ; 3° les *ligaments suspenseurs de la verge* ; 4° le *muscle bulbo-caverneux* ; 5° l'*enveloppe érectile* ou *couche bulbeuse* du conduit.

Dans la profondeur de la région, à la surface du sphincter de l'anus et de l'ischio-caverneux, descendent, en convergeant, les *artères bulbeuses*, dont les divisions pénètrent dans le bulbe de l'urètre. L'une de ces artères peut être coupée quand la ponction du canal n'est pas faite exactement sur la ligne médiane.

La paroi inférieure du rectum est contiguë à la paroi supérieure de la portion pelvienne de l'urètre. La première peut être blessée au moment de la ponction de l'urètre si, le rectum étant distendu par les crottins, le bistouri est poussé trop loin et mal dirigé.

Instruments. — Bistouri droit, sonde cannelée, tenette, seringue munie d'une étroite canule.

Assujettissement. — Mêmes mesures préparatoires que pour le cathétérisme. Faites tenir la queue relevée sur la ligne médiane.

TECHNIQUE. — Un aide vide le rectum et tire le pénis comme il vient d'être dit pour le cathétérisme. Chargez la seringue d'eau bouillie et engagez la canule dans la partie inférieure de l'urètre ; prescrivez à l'aide qui tient le pénis d'en comprimer la tête sur la base de la canule, tout en laissant libre l'orifice de celle-ci.

Le lieu d'élection est la partie supérieure du périnée, au

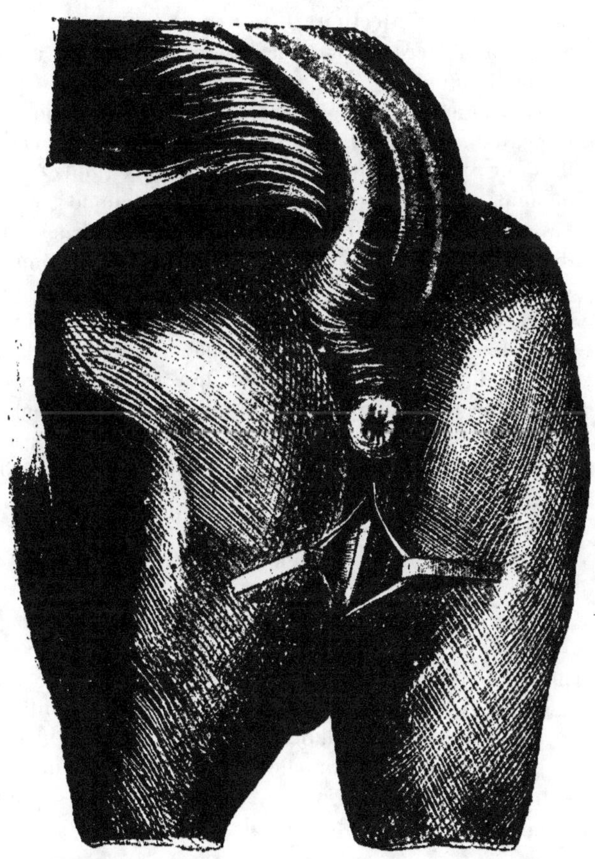

Fig. 108. — Région périnéale. La couche aponévrotique est incisée. Ligament suspenseur de la verge et muscle accélérateur.

niveau de la courbure de l'urètre. L'opération doit être pratiquée aseptiquement.

Premier temps : Ponction large de l'urètre. — Tandis

qu'un aide injecte le liquide dans l'urètre, placez-vous en arrière du cheval et attendez que le canal soit distendu. Dès qu'il est bien en relief au point où vous devez l'ouvrir, faites cesser l'injection. L'aide qui tient le pénis continue à le comprimer et, par l'occlusion du conduit, empêche la sortie du liquide.

Avec la main gauche, exercez une légère traction en bas sur la peau du périnée. Le bistouri droit tenu en archet renversé, la lame légèrement oblique en haut, enfoncez-la profondément sur la ligne médiane, immédiatement au-dessus de l'arcade ischiale, dans l'axe du renflement formé par l'urètre distendu. Sa pénétration dans celui-ci est dénoncée par un jet de liquide. Que l'animal réagisse ou non, ne retirez pas brusquement le bistouri dans la direction que vous lui avez donnée au moment de la ponction ; portez la main en haut, débridez sur une longueur de 2 à 3 centimètres la paroi supérieure du conduit et les tissus qui le recouvrent. — Si la ponction est trop étroite, introduisez dans le canal, en la guidant sur l'index gauche, une sonde cannelée, rainure en haut, et débridez avec le bistouri droit. — L'hémorragie n'est abondante que dans le cas où l'une des bulbeuses est coupée. En ce cas, tamponnez ou faites la ligature médiate du bout supérieur.

Deuxième temps : Introduction de la tenette dans l'urètre. — Appliquez sur le périnée, immédiatement au-dessous de la ponction, le bord radial de la main gauche ouverte. La tenette tenue de la main droite, le bord concave des cuillers tourné en bas, introduisez-la dans la plaie en la glissant sur la face palmaire de la main gauche, puis engagez-la dans la portion intrapelvienne de l'urètre. — Vous pouvez aussi guider l'instrument sur l'index introduit dans le canal.

XI. — Lithotritie.

Instruments. — Tenette broyeuse et tenette simple à mors épais et mousses, spéculum bivalve, seringue garnie d'une longue canule. — instruments qui doivent être désinfectés. — Eau boriquée bouillie pour les injections intravésicales.

Assujettissement. — L'urétrotomie pratiquée, l'animal est maintenu debout, ou abattu sur un lit de paille et fixé en position dorsale. L'attitude décubitale permet de recourir à l'anesthésie, avantageuse au point de vue de la rapidité et de l'innocuité des manœuvres.

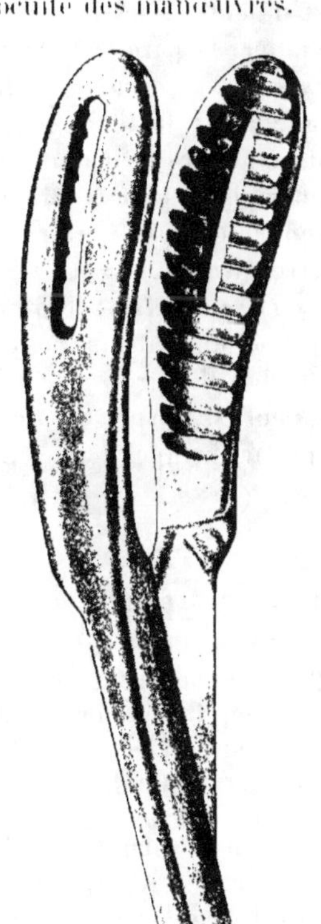

Fig. 109. — Tenette broyeuse.

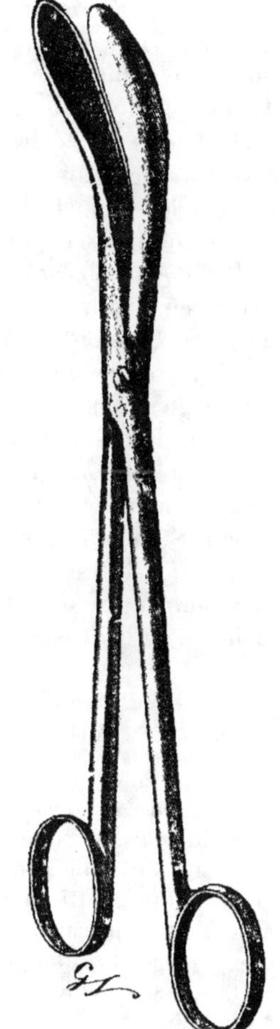

Fig. 110. — Tenette simple.

TECHNIQUE. — *Premier temps : Introduction de la tenette broyeuse et préhension du calcul.* — Opérez aseptiquement.

Introduisez la tenette broyeuse dans la plaie urétrale, les branches rapprochées, la concavité des mors dirigée vers la courbure ischiale, et poussez-la lentement dans la portion intrapelvienne du canal ; elle progresse sans résistance jusqu'au col ; un léger effort la fait pénétrer dans la vessie. Tandis qu'un aide agissant par la voie rectale facilite la préhension du calcul, et qu'un autre injecte dans le réservoir de l'eau boriquée tiède, qui en soulève les parois, écartez les branches de l'instrument et saisissez le calcul, évitant de blesser, surtout de pincer la paroi vésicale.

Deuxième temps : Écrasement du calcul. — Brisez le calcul en rapprochant les branches de la tenette au moyen de la vis. Parfois les fragments sont gros et il faut les diviser en répétant ces manœuvres pour chacun d'eux. Mais l'urètre est large en sa portion pelvienne, et des fragments relativement volumineux peuvent être extraits.

Troisième temps : Évacuation des débris. — Faites dans la vessie une large irrigation boriquée qui entraîne les débris du calcul. S'il est nécessaire, sortez les plus gros avec la tenette ordinaire. — En général, on peut se dispenser de dilater, par l'emploi du spéculum, la partie intrapelvienne de l'urètre et le col de la vessie.

XII. — Ablation du pénis.

Remarques anatomiques. — Le *corps caverneux*, qui forme la base du *pénis*, est une tige érectile déprimée d'un côté à l'autre, épaisse et arrondie à son bord supérieur, creusée à son bord inférieur d'une gouttière qui loge l'urètre. Dans la partie où il est accolé au corps caverneux, l'urètre est recouvert par les couches que nous avons indiquées à propos de l'*Urétrotomie* V. p. 184). — Les tissus péniens sont irrigués par les *artères dorsales antérieures* de la verge, qui longent le bord supérieur du corps caverneux, et par les *bulbeuses*, qui se ramifient surtout dans les tissus périurétraux.

Instruments. — Sonde urétrale, bistouris, pinces ordinaire et hémostatiques, aiguille. — Lien de caoutchouc et fils de soie.

Assujettissement. — Couchez l'animal sur le côté gauche. Portez le membre postérieur droit au niveau de l'épaule correspondante, comme pour la castration, et faites-le tenir en cette position.

Technique. — Introduisez la sonde dans l'urètre et appliquez un lien hémostatique sur la base du pénis. Un aide saisit la partie libre de l'organe, enveloppée d'une serviette, et la soulève en exerçant sur elle une traction modérée.

Tracez sur les faces supérieure et latérales de celle-ci

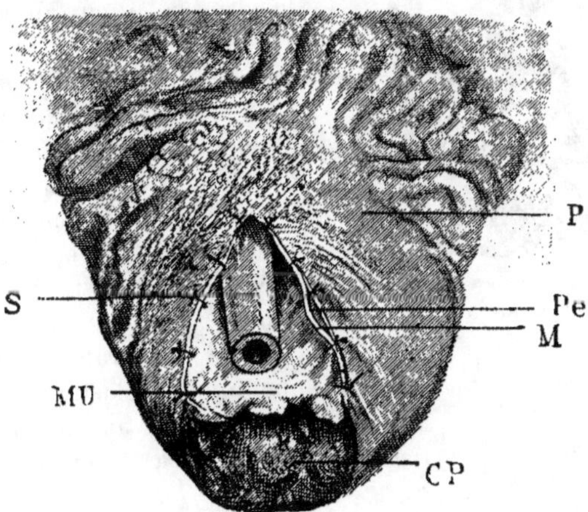

Fig. 111. — Ablation du pénis.

CP, coupe du pénis : corps caverneux ; MU, muqueuse ; M. Pe, muqueuse et peau suturées ; S, sonde introduite dans l'urètre.

une incision circulaire dont les extrémités s'arrêtent à la limite de la face inférieure. Cette première incision est complétée par deux autres qui, partant de ses extrémités, convergent en arrière et se réunissent sur la ligne médiane à 4-5 centimètres plus loin. Dans l'aire du lambeau triangulaire ainsi délimité, excisez les tissus qui recouvrent l'urètre. Découvrez celui-ci, disséquez-le un peu au delà de l'incision circulaire et coupez-le transversalement à 1-2 centimètres en avant de cette incision.

Engagez dans la partie découverte du conduit une sonde cannelée dont la rainure est dirigée vers la paroi inférieure ;

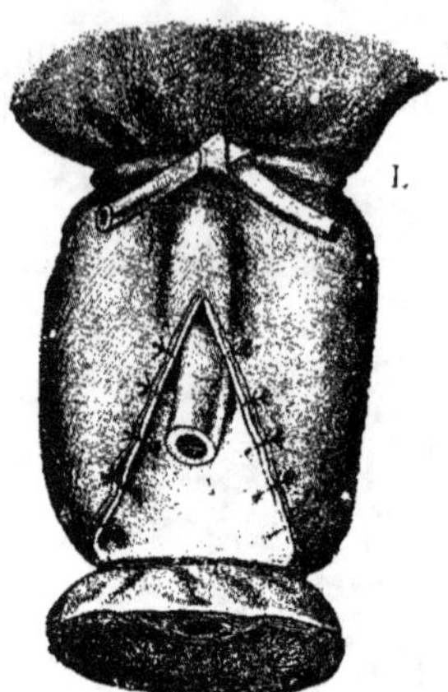

Fig. 112. — Ablation du pénis. — Une sonde est engagée dans l'urètre. — Le lien élastique est appliqué et le pénis coupé à 2 centimètres au-dessous.

L, ligature hémostatique provisoire.

avec le bistouri guidé par la sonde, divisez cette paroi sur la ligne médiane, puis suturez chacune des lèvres de la muqueuse à la lèvre correspondante du tégument pénien. Vous pouvez ensuite couper transversalement le corps caverneux au niveau de l'incision circulaire, enlever le lien hémostatique, lier ou pincer les principaux vaisseaux qui donnent, rabattre la peau sur le moignon et en réunir les bords latéraux par quelques points de suture. Mais, en opérant ainsi, l'hémorragie est toujours abondante.

Il est préférable d'appliquer une ligature élastique dans l'incision faite au tégument, et d'amputer à 2 centimètres au-dessous (*fig.* 112) : ainsi l'hémorragie est presque nulle. Le lien élastique et la courte portion du pénis dont il provoque la mortification tombent au bout de six à dix jours.

XIII. — Cathétérisme de l'urètre chez la jument.

Instrument. — Cathéter métallique ou en gomme élastique long d'environ 20 centimètres. Il doit être désinfecté et enduit de vaseline.

Assujettissement. — Comme pour le cathétérisme de l'urètre chez le cheval.

Technique. — L'orifice de l'urètre est situé à 10-15 centimètres de l'entrée de la vulve, au-dessous d'une large valvule tendue transversalement sur la paroi inférieure de cette cavité, à sa limite avec le vagin. — La zone génitale et la muqueuse désinfectées, écartez les bords de la vulve et portez l'index gauche dans le méat; glissez sur le doigt le cathéter, engagez-le dans le canal et poussez-le dans la vessie.

Chez la jument il n'y a pas, comme chez la vache, de repli muqueux qui arrête l'instrument.

XIV. — Castration de la jument.

Remarques anatomiques. — Chez la *jument*, le corps de l'utérus, légèrement déprimé de dessus en dessous, est en rapport : en haut avec le rectum, en bas avec la vessie et la courbure pelvienne du côlon, de chaque côté avec les parois latérales du bassin et du ventre, ainsi qu'avec les circonvolutions intestinales. Mêlées à celles-ci, les cornes ont une forme cylindro-conique et décrivent un arc de cercle à concavité supérieure.

Les *ovaires* sont situés assez loin du bassin, à environ 10 centimètres de la voûte lombaire. Appendus au bord antérieur des ligaments larges par une lame triangulaire qui limite en dedans le cul-de-sac ovarien, leur forme générale rappelle celle des testicules. Leur volume varie habituellement entre celui d'une noix et celui d'un petit œuf de poule. Réguliers sur leurs faces ou bosselés par des vésicules ovigènes, ils présentent à leur bord inférieur une sorte de hile qui permet de les reconnaître par le toucher. En tenant compte de ce caractère et de leur situation, on ne peut les confondre avec d'autres organes.

Préparation de l'opérée. — Demi-diète pendant une semaine. Les trois derniers jours, ne donner que du barbotage et enlever la litière.

Instruments. — Bistouri à lame cachée et écraseur. Désinfectez par l'immersion dans l'eau bouillante le bistouri et la partie de l'écraseur qui doit être introduite dans l'abdomen.

Assujettissez la bête debout, au travail, les membres postérieurs fixés aux poteaux ou aux anneaux par des plates-longes, la queue tenue relevée sur la ligne médiane ou garnie d'une plate-longe qui passe sur la traverse du travail et soutient le train de derrière.

Si vous avez dû coucher la jument, laissez les membres dans les entravons.

Opérez aseptiquement. Désinfectez la zone génitale et le vagin. Après avoir irrigué celui-ci, essuyez la muqueuse avec une compresse ou un tampon d'ouate aseptiques.

TECHNIQUE. — *Premier temps : Ponction du vagin et agrandissement de l'ouverture.* — Explorez le vagin et provo-

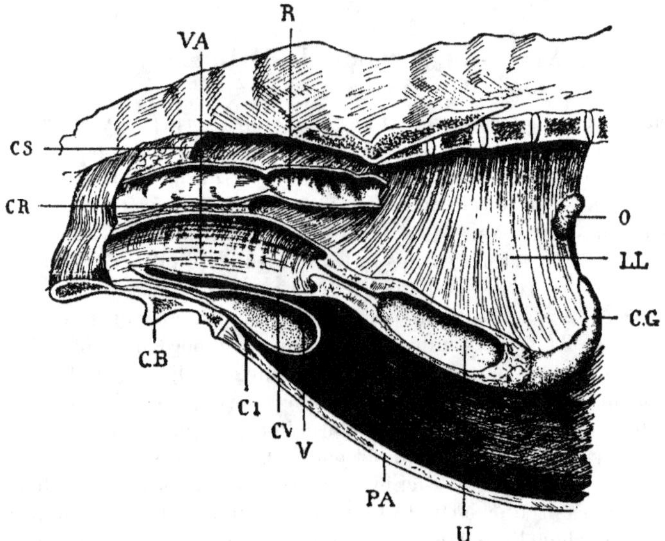

Fig. 113. — Coupe verticale médiane antéro-postérieure des organes génito-urinaires de la jument.

O, ovaire gauche ; CG, corne gauche ; U, utérus ; LL, ligament large ; VA, vagin ; V, vessie ; R, rectum ; CR, cul-de-sac recto-vaginal ; CV, cul-de-sac vésico-vaginal ; CS, cul-de-sac supérieur ; CI, cul-de-sac inférieur ; CB, coupe du bassin ; PA, paroi abdominale.

quez-en la dilatation. Dès que ses parois se tendent, retirez la main ; armée du bistouri dont la lame est rentrée, portez-la de nouveau au fond du vagin.

A un ou deux travers de doigt au-dessus du col, faites aux parois vaginales, sur la ligne médiane, une étroite ponction.

Pour cela, tenez à pleine main le bistouri dans une direction horizontale ou *très légèrement* oblique en haut. Avec le

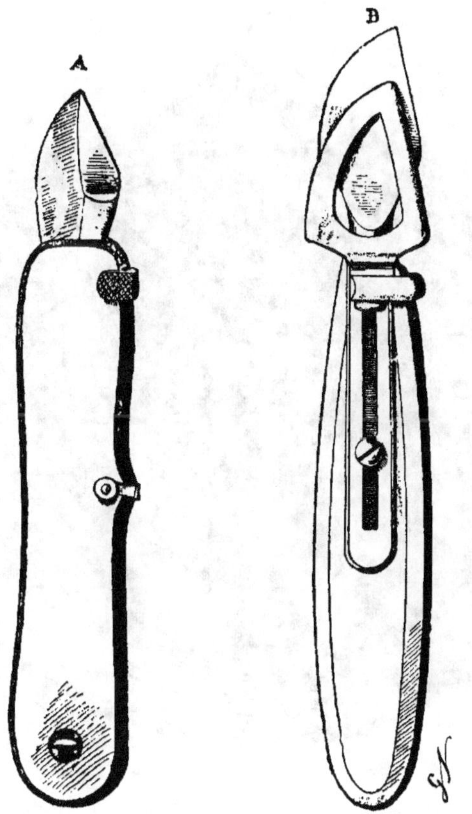

Fig. 114 et 115. — A. bistouri à lame mobile.
B. bistouri à curseur.

pouce, dégagez la lame dans toute sa longueur; ensuite, portant l'instrument *en avant* par une brusque poussée du bras, ponctionnez le vagin. Rentrez la lame et explorez la plaie : si la perforation est complète, retirez l'instrument ;

Chirurgie vétér.   13

si le péritoine n'est pas traversé, donnez un second coup de bistouri.

Après avoir déposé l'instrument, réintroduisez l'avant-bras

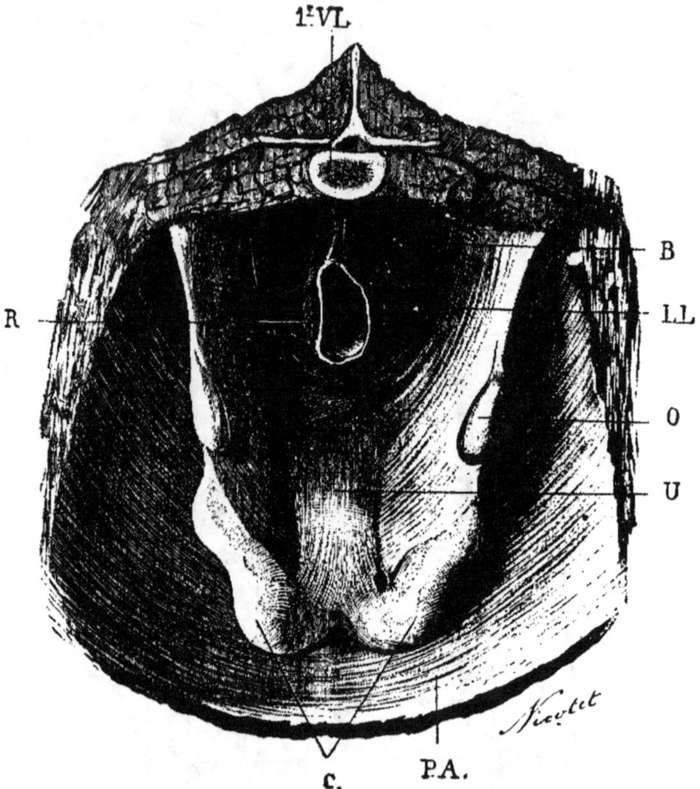

Fig. 116. — Coupe transversale verticale de la région abdominale postérieure, faite en avant de la première vertèbre lombaire, montrant
la disposition de l'utérus vu par sa face supérieure et l'insertion des
ovaires sur les ligaments larges, chez la jument.

O. ovaire ; C. cornes ; U. utérus ; LL. ligament large ; — R. coupe du rectum ; B. bassin ;
P.A. paroi abdominale ; 1ʳᵉ VL. première vertèbre lombaire.

dans le vagin et agrandissez la plaie avec les doigts jusqu'à ce qu'elle permette l'entrée de la main dans la

cavité péritonéale. Pour arriver à l'ovaire, d'un côté ou de
l'autre, suivez le corps de la matrice et la corne correspondante; à l'extrémité de celle-ci, vous trouverez la glande.

Deuxième temps : Préhension et ablation de l'ovaire. —
La main ramenée au niveau de la perforation vaginale,

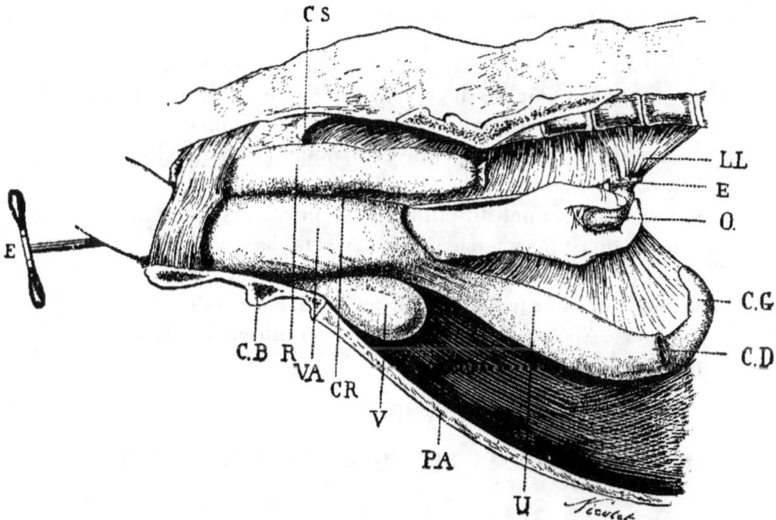

Fig. 117. — Coupe antéro-postérieure de la cavité abdominale et du
bassin, faite un peu à droite de la ligne du corps, montrant les
organes génitaux de la jument. — Ovariectomie. Deuxième temps :
Ablation de l'ovaire gauche. — L'instrument est placé ; la chaîne
enserre le ligament ovarien. La glande est tenue de la main droite.

O. ovaire ; U. utérus ; VA. vagin ; CD. corne droite coupée ; CG. corne gauche ; LL.
ligament large ; E. écraseur ; — R. rectum ; V. vessie ; CR. cul-de-sac recto-vaginal ;
CS. cul-de-sac supérieur ; PA. paroi abdominale ; CB. coupe du bassin.

engagez le long de l'avant-bras l'écraseur tenu par un aide ;
poussez-le, guidé par la main, jusqu'à l'ovaire. Avec les doigts,
ouvrez la chaîne, disposez-la en anse, faites-y pénétrer
l'ovaire et saisissez celui-ci en dessous de la chaîne (*fig.* 117).
L'aide coupe le pédicule en faisant fonctionner lentement
l'écraseur. Retirez ce dernier et sortez la glande avec la main.

Mêmes manœuvres pour l'autre ovaire.

XV. — Clitoridectomie.

Instruments. — Bistouris, ciseaux, pince, écarteurs.
Assujettissement. — Tord-nez. Entravez les membres postérieurs ou fixez la jument dans le travail.

TECHNIQUE. — La queue tenue relevée par un aide, deux écarteurs appliqués sur les lèvres de la vulve et tirés par des aides mettent le clitoris à découvert. Deux pinces mordant la commissure inférieure et le repli muqueux sus-clitoridien facilitent les manœuvres.

Saisissez le sommet du clitoris avec une pince ; délimitez-le par deux incisions courbes qui divisent la muqueuse. Avec des ciseaux bien tranchants, agissant par leur pointe, isolez le corps clitoridien jusqu'à sa base, et là, coupez-le d'un coup de bistouri. Au besoin, tarissez l'hémorragie en passant le fer rouge sur les parois de la plaie.

V. — OPÉRATIONS PRATIQUÉES SUR LA QUEUE.

I. — Amputation.

Remarques anatomiques. — Épaisse et très adhérente en ses parties recouvertes de crins, la *peau* est mince et mobile sur la face inférieure de la base de l'organe. L'aponévrose *coccygienne*, sous-cutanée, forme une gaine spéciale aux différents muscles. Ceux-ci — les *sacro-coccygiens*, — disposés sur les vertèbres caudales, sont pairs et distingués en *supérieurs*, *latéraux* et *inférieurs*. — Les *ischio-coccygiens* n'existent qu'à la base de l'appendice ; ils s'attachent sur les côtés des premières vertèbres coccygiennes et se dessinent en relief lorsque la queue est relevée. — Les vertèbres coccygiennes, dont les dimensions diminuent graduellement d'avant en arrière, sont articulées entre elles au moyen de fibro-cartilages biconcaves et réunies par des faisceaux fibreux. — Les trois artères coccygiennes sont situées à la face inférieure de la queue, l'une sur la ligne médiane, les deux autres (*artères coccygiennes latérales*) sous les muscles abaisseurs, avec leur veine satellite et le *nerf coccygien* correspondant. Ce dernier est en général situé un peu moins près de la ligne médiane que l'artère et la veine.

Instruments. — Coupe-queue ou rogne-pied bien affilé, billot et maillet, cautère.

Assujettissement. — Tord-nez à la lèvre supérieure. Entravez

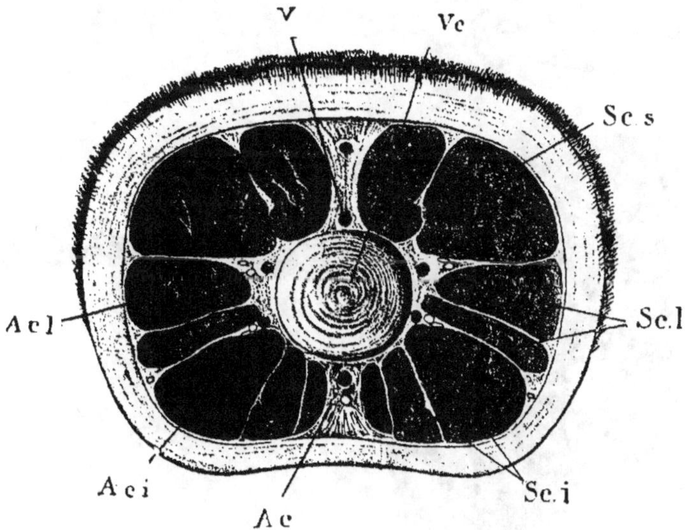

Fig. 118. — Coupe transversale de la queue faite entre les 4e et 5e vertèbres caudales. Segment postérieur.

Vc, cinquième vertèbre coccygienne ; Sc.i, Sc.l, Sc.s, muscles sacro-coccygiens inférieur, latéral et supérieur ; Ac, artère et veine coccygiennes médianes ; Aci, artère coccygienne latérale inférieure, veine et nerf correspondants ; V, veine coccygienne supérieure.

les membres postérieurs ; le lacs passé en sautoir entre les membres antérieurs, sur le garrot, la côte, est croisé et tenu par un aide.

TECHNIQUE. — On sectionne ordinairement la queue à 10-15 centimètres de son extrémité libre. Les crins peignés, coupez-les circulairement sur une longueur de 5 centimètres

au point où vous voulez faire la section ; réunissez en deux
nattes latérales ceux de la partie supérieure et fixez-les sur la
base de l'organe ; nattez également ou nouez près de leur
extrémité ceux de la partie inférieure.

Placez-vous à gauche du sujet, un peu en arrière du membre
postérieur correspondant. Un aide tend la queue horizontale.

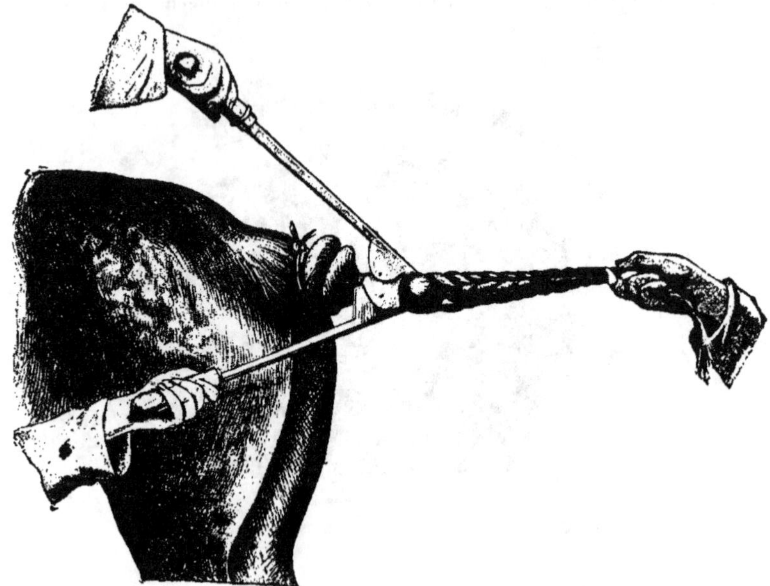

Fig. 119. — Amputation de la queue.

Si vous vous servez du coupe-queue, tenez la branche
femelle de la main gauche et placez-la de manière que la partie tonsurée de l'appendice vienne reposer dans la concavité
de l'armature. Coupez celui-ci d'un coup, en rapprochant
brusquement et avec force les deux branches de l'instrument.

Le sang s'échappe en jets des artères coccygiennes. Arrêtez l'hémorragie avec le cautère chauffé au rouge-cerise :
Tenez le moignon caudal de la main gauche et appliquez le

brûle-queue sur la plaie, faisant correspondre la vertèbre
à la bouche du cautère et imprimant à celui-ci quelques
mouvements de semi-rotation.

A défaut de coupe-queue, faites placer sur un billot la partie
de la queue où vous voulez faire la section, appliquez sur l'organe le tranchant d'un rogne-pied ou d'un instrument coupant analogue, et divisez-le d'un coup de maillet.

II. — Opération de la queue à l'anglaise.

Assujettissement. — Tord-nez. Faites tenir la tête élevée.
Entravez les membres postérieurs comme pour l'amputation, ou
fixez l'opéré dans le travail.

Pour la *myectomie* et la *myotomie coccygiennes*, opérez aseptiquement.

I. — **Myectomie**.

Instruments. — Bistouri convexe et pince.—Objets de pansement.

TECHNIQUE. — *Premier temps : Incision.* — Faites tenir
la queue relevée sur la ligne médiane ou un peu renversée
sur la croupe. Placez-vous en arrière du sujet. Sur la face
inférieure de la queue se dessinent deux saillies longitudi-
nales formées par les muscles abaisseurs *(fig.* 120). Avec le
bistouri convexe, faites de haut en bas, suivant le grand axe
de ces derniers, une incision de 6 à 8 centimètres, ayant
soin de la commencer assez haut pour laisser entre son
extrémité inférieure et la base de l'appendice un intervalle
de trois travers de doigt. — Vous pouvez aussi faire tout
d'abord, au niveau des limites de la portion musculaire à
exciser, deux courtes sections transversales que vous réunissez
ensuite par une incision longitudinale. — La peau et l'aponévrose coccygienne divisées, les deux muscles abaisseurs saillent
entre les bords des incisions.

Deuxième temps : Ablation. — L'un des muscles saisi
avec la pince, détachez en dehors sa couche profonde avec

le bistouri convexe, coupez-le ensuite transversalement près
de l'angle inférieur de l'incision, désinsérez-le du côté interne,
évitant ici de blesser l'artère coccygienne médiane, et

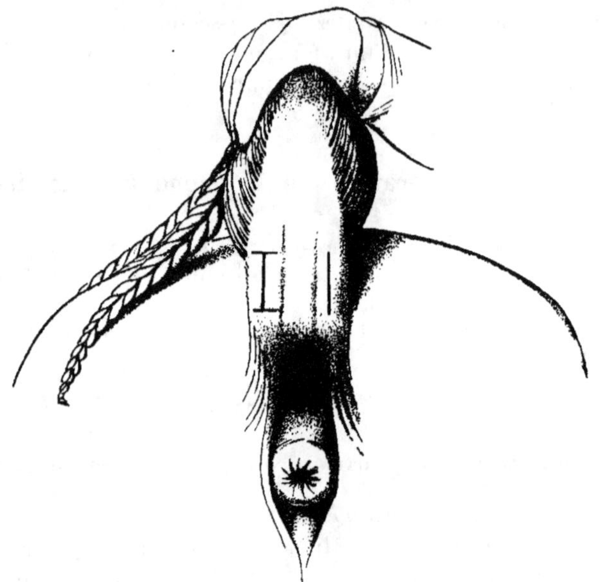

Fig. 120. — Myectomie coccygienne. — Procédé de Vatel et procédé
ancien.

achevez l'ablation en le sectionnant à l'angle supérieur de
l'incision.

Pratiquez de la même manière l'excision de l'autre muscle.

Appliquez un pansement ouaté peu compressif.

II. — Myotomie.

Elle consiste à sectionner les muscles abaisseurs à la faveur
d'étroites ponctions faites au niveau de l'un des bords de ces
muscles. Le lieu d'élection est à deux ou trois travers de doigt
de la base de la queue,

Ordinairement, on se sert des ténotomes ou d'un bistouri étroit et d'une lame boutonnée. La queue est tenue relevée comme il a été dit précédemment.

TECHNIQUE. — *Premier temps : Ponction*. — Pour la section de l'abaisseur droit, avec le ténotome droit, dont la pointe

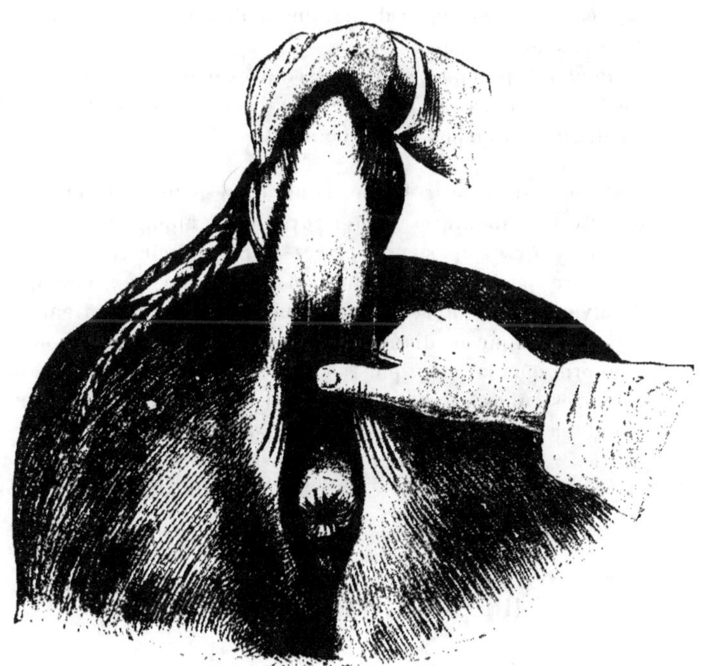

Fig. 124. — Myotomie coccygienne.

est appliquée sur le côté de la queue, à la limite du relief formé par le muscle, ponctionnez la peau ainsi que l'aponévrose coccygienne et faites pénétrer la lame à plat sous le muscle.

Deuxième temps : Section du muscle. — Retirez l'instrument tout en introduisant dans la plaie le ténotome courbe, que vous poussez sous le muscle jusqu'à ce que son extrémité vienne soulever le tégument vers la ligne médiane; tournez-en le tranchant vers le muscle, saisissez le manche à pleine main, appliquez le pouce sur la saillie formée par l'abaisseur, et coupez celui-ci en épargnant la peau.

Pour la section de l'abaisseur gauche, opérez de la main gauche.

Recouvrez les plaies d'une couche de collodion ou appliquez un pansement ouaté.

Pendant quelques jours, introduisez matin et soir dans le rectum un morceau de **gingembre** pour provoquer des mouvements d'extension de la queue.

Avec l'anesthésie locale, l'opération peut être faite sans entraver les membres postérieurs. Après application du tord-nez à la lèvre supérieure, placez-vous un peu en arrière du membre postérieur gauche, en dehors de son champ de mouvement, et, avec une **seringue** dont l'aiguille **est** enfoncée près de la ligne médiane, injectez de chaque côté de la queue, d'abord sous la peau, puis sous le muscle abaisseur, 1-2 centimètres cubes d'une solution de cocaïne à 4 p. 100. Au bout de trente à quarante minutes, vous pouvez, sans provoquer de fortes réactions, couper les muscles abaisseurs avec un bistouri introduit près de la ligne médiane et engagé sous le muscle.

III. — Névrectomie coccygienne.

Instruments. — Les mêmes que pour les autres névrectomies. (V. p. 212.)

Assujettissement. — Couchez le cheval. Appliquez un lien de caoutchouc sur la base de la queue et faites tenir celle-ci dans l'extension modérée par un aide.

Opérez aseptiquement.

TECHNIQUE. — *Premier temps: Incision.* — De chaque côté de la queue, le nerf coccygien inférieur est assez profondément situé entre le muscle coccygien inférieur et les

vertèbres caudales. La région préparée, faites à trois travers
de doigt de la base de l'organe et sur le muscle sacro-coccy-
gien inférieur, près de son bord externe, une incision cutanée
de 4 à 5 centimètres. Divisez ensuite, sur la même ligne et
dans une égale étendue, l'aponévrose coccygienne.

*Deuxième temps : Désinsertion du muscle et isolement
du nerf.* — Les lèvres de la peau et de l'aponévrose écartées
à l'aide d'érignes plates, saisissez le muscle avec la pince

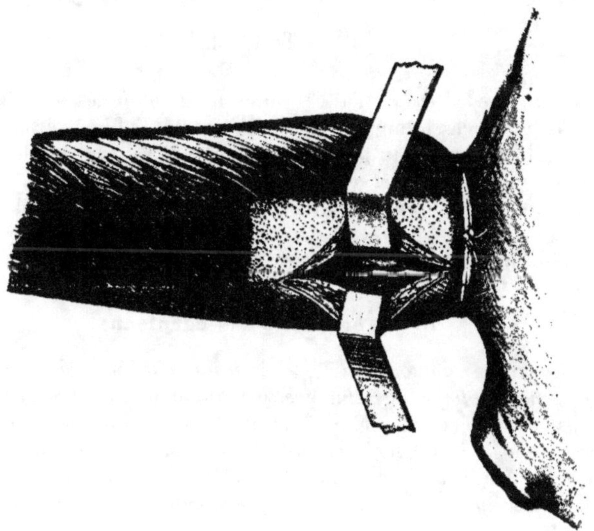

Fig. 122. — Névrectomie coccygienne.

près de son bord externe; au moyen du bistouri ou de la
spatule d'une sonde, détachez-le des vertèbres caudales
jusque vers sa partie moyenne, et placez-le dans la gorge de
l'érigne inférieure. Le nerf apparaît recouvert d'une enveloppe
conjonctive et accolé à la face profonde du muscle. Incisez
cette enveloppe dans le sens de la plaie avec la pointe du
bistouri.

Troisième temps : Résection. — Pincez le nerf et coupez-
le à l'angle antérieur de la plaie. Enlevez-en un bout long de
3 à 4 centimètres.

Réunissez les lèvres de la plaie par deux ou trois points séparés, avec ou sans drainage.

Retournez le cheval et procédez de même pour l'autre nerf.

VI. — OPÉRATIONS PRATIQUÉES SUR LES MEMBRES.

I. — Ténotomies.

Règles générales. — Faites toutes les ténotomies sur l'animal couché. Placez le membre dans l'attitude la plus favorable pour la section rapide du tendon à couper. Si vous devez le porter dans l'extension, servez-vous de plates-longes. Sauf pour la section de la branche cunéenne, employez le procédé sous-cutané.

Ces opérations doivent être pratiquées aseptiquement.

I. — Ténotomie sus-carpienne.

Remarques anatomiques. — Les *tendons des muscles fléchisseurs externe et oblique du métacarpe* se confondent à leur insertion sur l'os sus-carpien. A quelques centimètres au-dessus de cet os, au point où l'on doit les sectionner, ils ne sont séparés de la peau que par une couche conjonctive et l'aponévrose antibrachiale. L'*artère cubitale* et le *nerf cubito-cutané* sont situés dans l'interstice des deux tendons.

Instruments. — Ciseaux, rasoir et ténotomes. — Objets de pansement.

Assujettissement. — Couchez le cheval sur le côté opposé à celui où vous devez opérer. Appliquez un tord-nez à la lèvre supérieure. Tendez le membre au moyen de deux plates-longes : l'une, placée à la partie supérieure de l'avant-bras, est tirée en arrière ; l'autre, serrée sur le sabot, est tirée en avant.

TECHNIQUE. — 1° SECTION DU TENDON DU FLÉCHISSEUR OBLIQUE DU MÉTACARPE. — Placez-vous, un genou en terre, en avant du membre, au niveau de l'avant-bras. Le tendon est bien apparent vers son extrémité inférieure, un peu au-dessus du genou. — La région préparée, avec le ténotome droit faites au niveau du bord antérieur du tendon, à 4-5 centimètres de l'os sus-carpien, une étroite ponction portant sur la peau et l'aponévrose sous-jacente. Par cette plaie, engagez à plat, sous le tendon, le ténotome courbe dont l'extrémité boutonnée sera poussée jusqu'au niveau du bord postérieur de la corde. Faites exécuter à l'instrument un quart de tour sur son axe, de manière à en porter le tranchant contre la face profonde du tendon ; saisissez-le à pleine main, prenez avec le pouce un point d'appui et faites tirer sur les longes. Par un double mouvement de bascule et de scie, coupez le tendon et l'aponévrose antibrachiale, en respectant la peau.

2° SECTION DU TENDON DU FLÉCHISSEUR EXTERNE. — A 4-5 centimètres au-dessus de l'os sus-carpien, immédiatement en avant du tendon, faites à la peau et à l'aponévrose sous-jacente, avec le ténotome droit, une simple ponction. A la faveur de celle-ci, engagez le ténotome courbe à plat, sous le tendon ; faites tirer sur les plates-longes, coupez ensuite le tendon et l'aponévrose, en procédant comme pour la section du fléchisseur oblique.

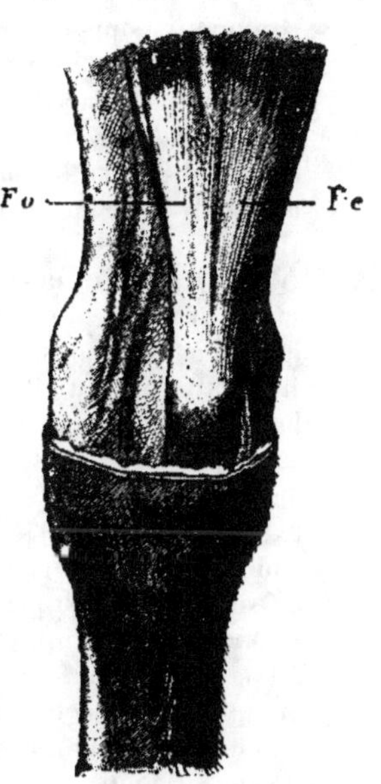

Fig. 123. — Partie inférieure de l'avant-bras, genou et partie supérieure du métacarpe (face postérieure).

Fo. fléchisseur oblique du métacarpe ; Fe. fléchisseur externe.

II. — Ténotomie plantaire.

Remarques anatomiques. — Accolés l'un à l'autre dans toute la hauteur du canon, les tendons perforé et perforant, bien distincts à l'état normal, sont souvent confondus, gonflés ou entourés d'une néoformation fibreuse dans le cas de nerf-férure. Vers sa partie moyenne, le *perforant* est renforcé par une bride fibreuse — la *bride carpienne* ou *tarsienne*.

Séparés de la peau par une lame aponévrotique et la couche conjonctive sous-cutanée, les tendons, dans le membre antérieur, sont en rapport : en avant, avec le *ligament suspenseur du boulet ;* en dedans et d'arrière en avant, avec le *nerf plantaire interne,* l'*artère collatérale du canon* et la *veine métacarpienne interne ;* en dehors, avec le *nerf plantaire externe* et une petite branche artérielle. — La *gaine carpienne*, vaginale pour le perforant, simple pour le perforé, occupe plus du tiers supérieur de la région ; son cul-de-sac inférieur descend parfois très près de la partie moyenne des tendons. La *gaine grande sésamoïdienne*, disposée comme la précédente pour les deux tendons, remonte jusqu'au niveau de la partie terminale des métacarpiens latéraux.

Aux membres postérieurs, l'*artère collatérale du canon* est située, dans les deux tiers supérieurs de son trajet, sur la face antéro-externe du métatarse, immédiatement en avant du métatarsien rudimentaire externe, et la *gaine tarsienne* ne descend pas au-dessous du tiers supérieur des tendons.

Que vous pratiquiez la section du perforant, celle du perforé ou la ténotomie double, le lieu d'élection aux membres antérieurs est à 1-2 centimètres au-dessous de la partie moyenne du canon ; aux membres postérieurs, il est exactement au milieu de cette région.

Instruments. — Ciseaux, rasoir et ténotomes. — Objets de pansement.

Assujettissement. — Couchez l'animal sur le côté opposé au membre affecté. Laissez celui-ci dans l'entravon ; fixez-y deux plates-longes, l'une à la partie inférieure de l'avant-bras ou de la jambe, l'autre sur le sabot ; la première sera tirée en arrière, la seconde en avant.

TECHNIQUE. — 1° SECTION DU PERFORANT. — *Premier temps :* *Ponction.* — Placez-vous, un genou à terre, en avant des membres antérieurs, au niveau de l'avant-bras, ou en arrière des membres postérieurs, au niveau du jarret. La région préparée, implantez entre les deux tendons, ou, s'ils sont altérés et confondus, au tiers postérieur de la masse

indurée qu'ils constituent, la lame du ténotome droit, en
évitant de perforer la peau du côté opposé.

Deuxième temps : Section. — Retirez le ténotome droit
en glissant sur sa lame celle
du ténotome courbe, qui se
trouve ainsi engagée. Faites
exécuter à l'instrument un
quart de cercle sur son axe
pour en tourner le tran-
chant contre le perforant ;
saisissez-le ensuite à pleine
main ; prenez avec le pouce
un point d'appui sur l'os
du canon ; faites tirer sur
les plates-longes et coupez
le tendon d'arrière en
avant par un double mou-
vement de bascule et de
scie. Un léger bruit et
l'écartement des bouts in-
diquent que la section est
complète.

2° Section du perforé. —
Au même point que pour
la section du perforant,
faites à la peau une étroite
ponction. Introduisez le
ténotome courbe à plat en
arrière du tendon, dans
le tissu conjonctif sous-
cutané ; dirigez le tranchant

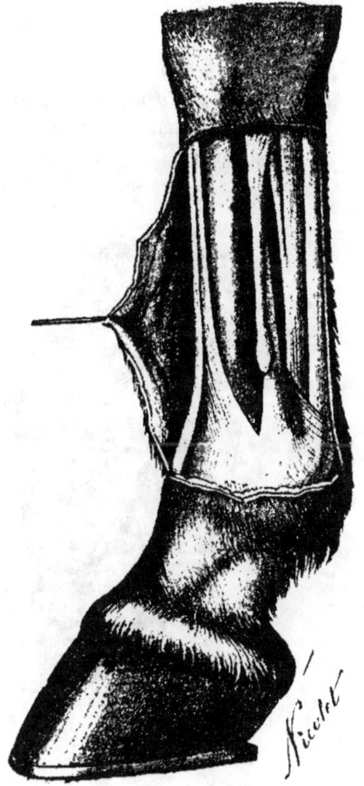

Fig. 124. — Région métacarpienne.
Ligament suspenseur du boulet, bride
carpienne, perforant et perforé.

de l'instrument contre le tendon et coupez-le d'arrière
en avant.

Si vous faites la ténotomie double, coupez d'abord le perforant, ensuite le perforé, en procédant comme il vient
d'être dit.

Appliquez sur le canon un pansement légèrement compressif.

III. — **Ténotomie cunéenne.**

Remarques anatomiques. — *Le tendon cunéen de la portion charnue du fléchisseur du métatarse*, disposé transversalement sur la face interne de la base du jarret, glisse sur le ligament interne de cette jointure, à la faveur d'une capsule synoviale, pour aller s'insérer sur le second cunéiforme. Il n'est séparé du tégument que par une couche conjonctive. On le perçoit facilement en explorant la région, en arrière de la saphène, avec la pulpe des doigts.

Instruments. — Ciseaux courbes ou rasoir, bistouri, pince et aiguille à suture, ou ténotome à tranchant convexe.

Assujettissement. — Couchez le cheval sur le membre où vous opérez. Fixez le membre postérieur superficiel sur l'antérieur correspondant, au-dessus ou au-dessous du genou.

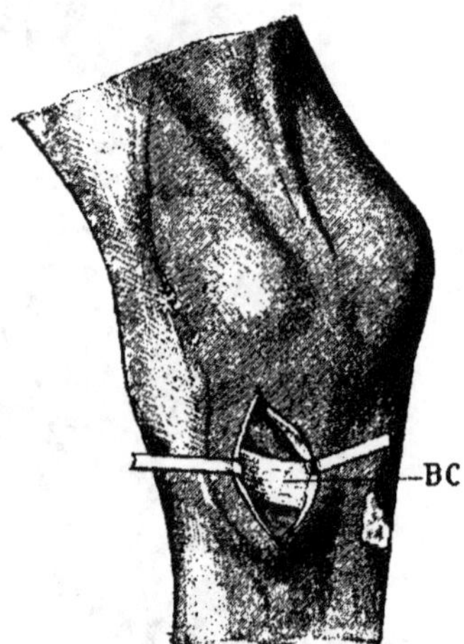

Fig. 125. — Face interne du jarret.

BC, branche cunéenne.

TECHNIQUE. — La région préparée, faites à la peau, dans l'axe de la face interne du jarret, une incision de 3 centimètres, perpendiculaire au tendon ; divisez ensuite la couche conjonctive sous-cutanée. Introduisez l'extrémité des ciseaux (à plat, face concave en dehors) sous le tendon, qui se trouve ainsi chargé, et coupez-le avec le bistouri.

Laissez la plaie à découvert, ou réunissez-en les bords par deux points de suture après avoir placé une lanière de gaze en sa partie inférieure.

Vous pouvez aussi faire à la peau, sur l'axe de la face interne du jarret et au niveau du bord inférieur du tendon, une étroite ponction transversale. Engagez à plat, entre la peau et le tendon, la lame d'un ténotome à tranchant convexe; tournez celui-ci contre le tendon et coupez-le de dehors en dedans.

IV. — Ténotomie de l'extenseur latéral des phalanges.

Instruments. — Ciseaux, rasoir et ténotomes.

Assujettissement. — Couchez l'animal sur le côté opposé au membre où vous devez opérer. Laissez ce dernier dans l'entravon.

Notions anatomiques. — Situé sur la partie externe de la face antérieure du jarret, le *tendon de l'extenseur latéral des phalanges* traverse là une gaine allongée qui en facilite le glissement; il s'infléchit en avant et en dedans, pour aller s'unir, sur le milieu du canon, au *tendon de l'extenseur antérieur.* Sorti de sa gaine, il n'est séparé du tégument que par une couche de tissu conjonctif. — Dans la moitié supérieure du métatarse, on perçoit nettement les deux cordes à travers la peau.

TECHNIQUE. — Faites l'opération à quelques centimètres de la jonction des tendons, à environ trois travers de doigt de la partie moyenne du canon. Avec le ténotome droit, ponctionnez la peau au niveau du bord externe du tendon de l'extenseur latéral et engagez sa lame, à plat, sous la corde. Introduisez le ténotome courbe dans le trajet creusé, dirigez-en le tranchant contre le tendon et coupez celui-ci. La flexion des phalanges, provoquée par la traction, en arrière, d'une plate-longe fixée sur le sabot, facilite la section.

Si l'épaisseur de la peau ou l'induration du tissu conjonctif empêche de percevoir le tendon, il convient de découvrir ce dernier par une petite incision.

II. — Desmotomie rotulienne.

Remarques anatomiques. — Le *ligament tibio-rotulien interne* n'est séparé de la peau que par la couche conjonctive sous-cutanée et par la forte aponévrose qui associe les trois ligaments rotuliens.

Chirurgie vétér.   14

Un épais coussinet adipeux est interposé entre ce ligament et la synoviale fémoro-rotulienne.

Instruments. — Ciseaux, rasoir, ténotomes.

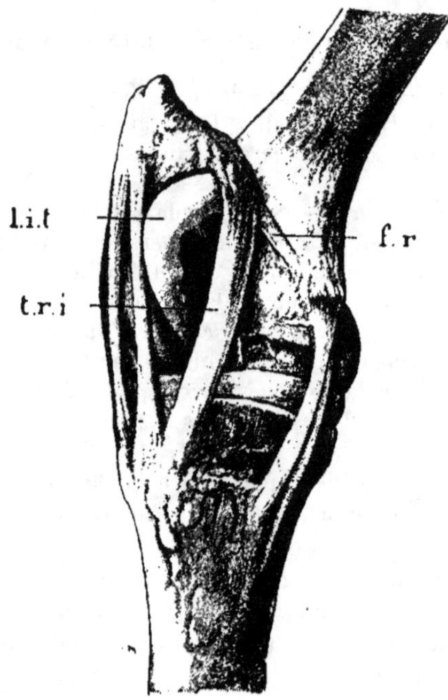

Fig. 126. — Articulation fémoro-tibio-rotulienne.

l. i. t, lèvre interne de la trochlée fémorale ; *t. r. i*, ligament tibio-rotulien interne ; *f. r*, ligament fémoro-rotulien.

Assujettissement. — On pourrait opérer debout un cheval docile, mais il est préférable de coucher le patient.

Découvrez la face interne du grasset en portant en avant le membre postérieur superficiel, comme pour la castration, ou en l'entravant sur l'antérieur correspondant, au-dessus du genou, et en faisant tirer l'autre en arrière au moyen d'une plate-longe fixée sur le canon.

Technique. — L'opération doit être pratiquée aseptiquement. — Placez-vous en arrière du membre, au niveau du grasset.

Immédiatement en arrière du ligament tibio-rotulien interne, à environ 1 centimètre au-dessus de l'extrémité du tibia, introduisez le ténotome droit tenu dans une direction très oblique ; faites pénétrer sa lame sous le ligament en évitant de blesser la synoviale. Cet instrument retiré après avoir engagé

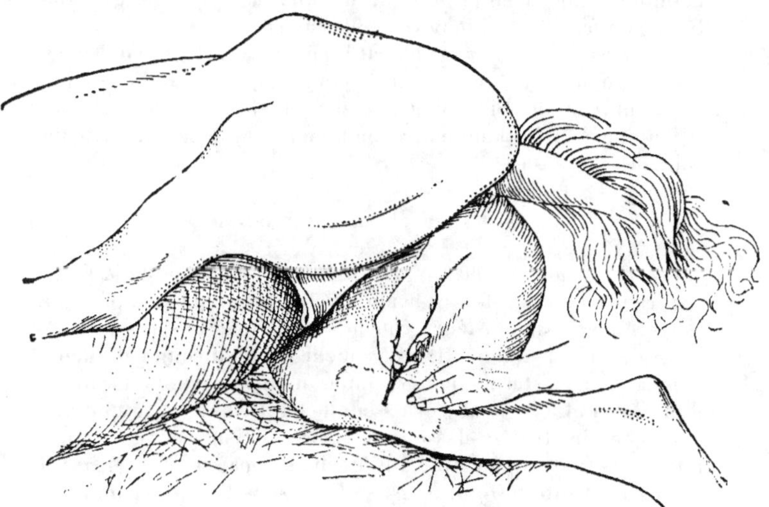

Fig. 127. — Section du ligament tibio-rotulien interne.

le ténotome courbe à plat, dirigez le tranchant de celui-ci contre le ligament, et sectionnez-le par un mouvement de bascule et de scie. — Étanchez le peu de sang qui s'écoule et occluez la plaie avec du collodion. — Le coussinet adipeux situé sous les ligaments tibio-rotuliens met la synoviale à l'abri de l'instrument si l'on coupe le ligament très peu au-dessus de l'extrémité supérieure du tibia, là où le tissu graisseux est abondant. Le résultat est immédiat et la plaie se cicatrise en quelques jours.

On peut aussi, au lieu d'élection et au niveau du bord

postérieur du ligament, faire une petite incision à la peau et à l'aponévrose, puis engager le ténotome courbe sous le ligament et le couper.

III. — Névrectomies.

Règles générales. — On pratique les diverses névrectomies sur l'animal assujetti en position décubitale. Si l'opération est bilatérale, on fera d'abord la névrotomie interne.

Instruments. — Ciseaux, bistouris, pince, écarteurs ou érignes plates, sonde cannelée, pinces hémostatiques, aiguille. — Fils de chanvre ou de soie et objets de pansement.

Comme pour les ténotomies, on prendra toutes les mesures que comporte l'asepsie.

I. — Névrectomie du médian.

Remarques anatomiques. — Au niveau du coude et de la partie supérieure de l'avant-bras, le nerf médian, bien que peu profond, est recouvert par plusieurs couches de tissus. Sous la peau, on trouve successivement : 1° une couche de tissu conjonctif dense et serré ; 2° le sterno-aponévrotique, dont la partie musculaire diminue graduellement d'épaisseur de haut en bas et se continue à 5-10 centimètres au-dessous de l'articulation par une mince aponévrose ; 3° l'aponévrose antibrachiale, épaisse, fixée en avant sur le bord interne du radius. — L'incision de cette aponévrose met à découvert, au niveau du ligament interne de l'articulation du coude : l'artère radiale postérieure, le *nerf médian* et une ou plusieurs veines radiales.

Vaisseaux et nerf se dirigent vers la face postérieure du radius et disparaissent sous le fléchisseur interne du métacarpe, le nerf conservant en général une situation plus superficielle que l'artère et les veines, et souvent accolé à l'une de celles-ci *fig.* 124. Le lieu le plus favorable pour pratiquer l'opération est celui où le nerf disparaît sous le fléchisseur interne.

Assujettissement. — Couchez le cheval sur le côté du membre à opérer. Faites porter celui-ci en avant, à l'aide d'une plate-longe fixée sur le canon. Vous pouvez aussi entraver l'autre membre antérieur sur le postérieur correspondant.

Technique. — Vous percevrez facilement le nerf médian à la
ace interne de l'articulation du coude. Faites l'opération au

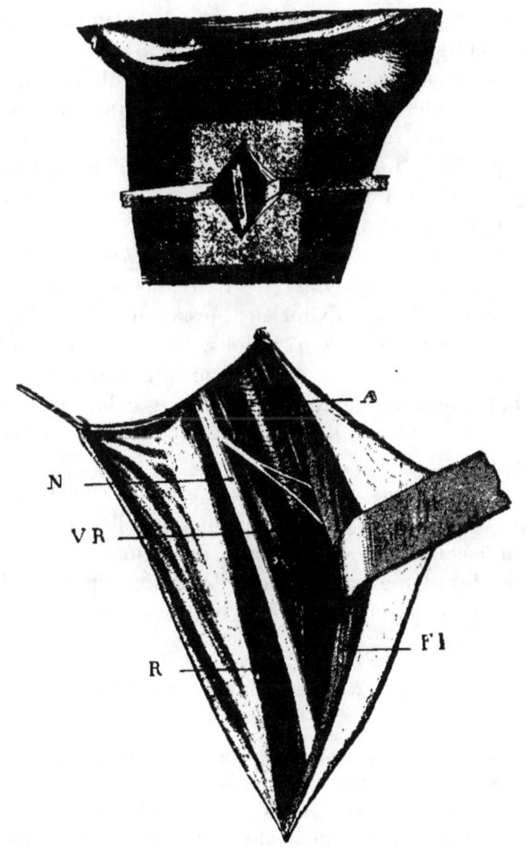

Fig. 128. — Névrectomie du médian.

N. médian ; A. artère radiale ; VR, veine radiale ; FI, fléchisseur interne du métacarpe ;
R. radius.

niveau de la partie inférieure de cette jointure ou immédiatement en arrière de l'extrémité supérieure du radius, dans

l'axe de l'interstice qui sépare cet os des muscles fléchisseurs de l'avant-bras.

Premier temps : Incision. — La région préparée, divisez successivement, sur une longueur de 5 centimètres, la peau, le tissu conjonctif sous-cutané et la partie inférieure du sterno-aponévrotique. Vers l'angle inférieur de la plaie, faites une étroite incision à l'aponévrose antibrachiale ; engagez sous cette dernière, de bas en haut, parallèlement au nerf, la sonde cannelée, rainure en dehors, et avec le bistouri ainsi guidé, incisez-la de dedans en dehors. — Faites écarter les bords de la plaie par deux érignes plates.

Deuxième temps : Dissection de la couche sous-aponévrotique et isolement du nerf. — Ce temps de l'opération est parfois assez délicat. Évitez de blesser les veines radiales. Si, sous l'influence des réactions, le nerf se déplace, il sera ramené sur la ligne d'incision en modifiant légèrement l'attitude du membre, en portant celui-ci un peu en avant ou en arrière. Isolez-le avec la sonde cannelée, et chargez-le.

Troisième temps : Résection. — Coupez le nerf avec le bistouri ou les ciseaux à l'angle supérieur de la plaie et réséquez-en 3 centimètres sur le bout inférieur.

Placez dans l'angle inférieur de la plaie un petit rouleau de gaze et suturez la peau par deux ou trois points séparés.

II. — **Névrectomie du cubital.**

Remarques anatomiques. — Dans toute la hauteur de l'avant-bras, le nerf cubito-cutané, accompagné de l'artère et de la veine cubitales, est situé entre les muscles fléchisseur oblique et fléchisseur externe du métacarpe, immédiatement sous le fascia aponévrotique qui unit ces muscles. La main perçoit facilement l'interstice qui fixe la ligne d'opération.

Au lieu d'élection, à 10-15 centimètres au-dessus du genou, on trouve sous la peau : 1° une couche de tissu conjonctif; 2° l'aponévrose antibrachiale; 3° une couche fibreuse commune aux deux muscles et dont l'incision découvre le paquet formé par l'artère, la veine et le nerf cubital, paquet accolé au bord postérieur du fléchisseur oblique, — la veine et l'artère ordinairement situées un peu plus profondément que le nerf.

Assujettissement. — Couchez le cheval sur le côté opposé au

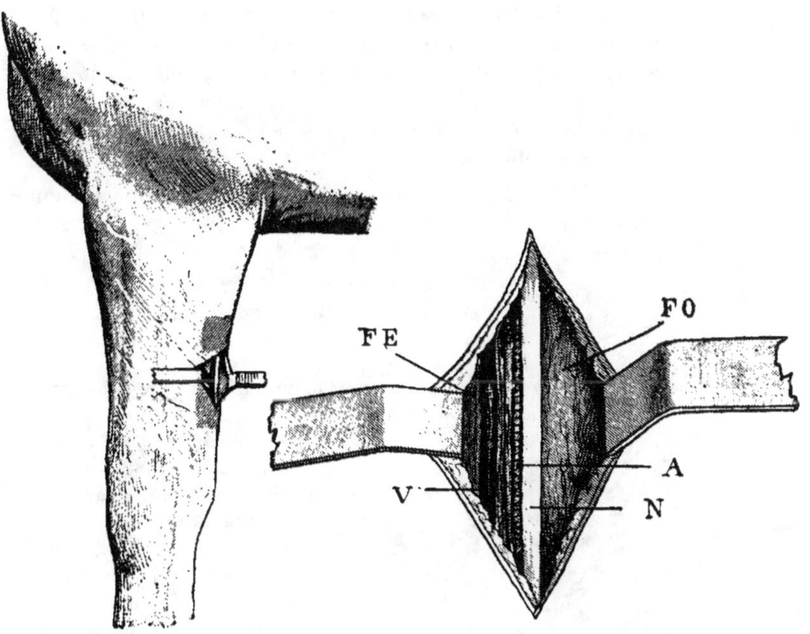

Fig. 129. — Névrectomie du cubital.

FE, fléchisseur externe du métacarpe; FO, fléchisseur oblique; N, nerf cubital; A, V, artère et veine cubitales.

membre où vous devez opérer. Laissez ce dernier dans l'entravon.

Faites tendre la région par deux plates-longes : l'une, fixée sur le canon, est tirée en arrière; l'autre, serrée sur le paturon, est tirée en avant.

TECHNIQUE. — *Premier temps : Incision.* — Placez-vous en avant de la partie supérieure de la région antibrachiale. Le champ préparé, faites au lieu d'élection une incision cutanée de 4 à 5 centimètres ; divisez ensuite la couche cellulaire sous-cutanée, l'aponévrose antibrachiale et le fascia qui réunit la couche aponévrotique des deux muscles.

Deuxième temps : Dissection et isolement du nerf. — Avec la pince et le bistouri, divisez parallèlement à l'incision la couche conjonctive qui enveloppe le nerf, prenant soin de ne pas blesser la veine et l'artère cubitales. Pour éviter sûrement l'atteinte de ces vaisseaux, vous pouvez faire l'énucléation avec la sonde cannelée.

Troisième temps et suture. — Comme pour la névrectomie du médian.

III. — Névrectomie du sciatique.

Remarques anatomiques. — Dans la moitié inférieure de la jambe, le nerf sciatique est situé à la face interne de la région et à environ 2-3 centimètres en avant de la corde du jarret. Sous la peau, on trouve : 1° une couche de tissu conjonctif dense ; 2° l'aponévrose jambière, qui, vers la partie postérieure de la face interne de la région, forme une sorte de lanière renforçant la corde du jarret. — L'incision de l'aponévrose met parfois à découvert le nerf sciatique, mais celui-ci est assez souvent accompagné de grosses branches veineuses (veines tibiales postérieures) dont la disposition est variable. Quant à l'artère tibiale postérieure, bien qu'elle se rapproche du nerf dans le creux du jarret, elle est plus profondément située.

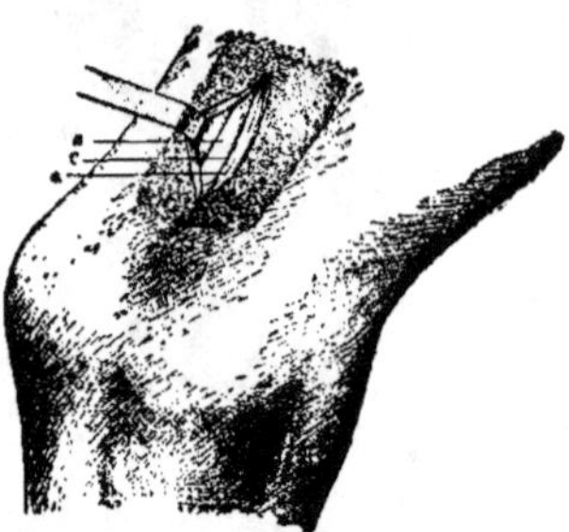

Fig. 130. — Névrectomie du sciatique.

A. aponévrose jambière ; C. couche cellulo-adipeuse sous-aponévrotique ; N. nerf sciatique.

Assujettissement. — Couchez le cheval sur le côté du membre à opérer : laissez celui-ci dans l'entravon. Fixez son congénère sur le membre antérieur correspondant.

TECHNIQUE. — *Premier temps : Incision.* — La région préparée, à un travers de main au-dessus de la pointe du jarret et à 2-3 centimètres en avant de la corde, divisez la peau, puis l'aponévrose jambière parallèlement à la corde et dans une étendue de 4 à 5 centimètres.

Deuxième temps : Dissection de la couche sous-aponévrotique et isolement du nerf. — Placez les écarteurs et faites entr'ouvrir largement la plaie. Avec la pince et le bistouri, disséquez le tissu cellulo-adipeux qui entoure le nerf ; servez-vous du bec de la sonde si une ou plusieurs veines de fort calibre recouvrent le nerf. Celui-ci dégagé, chargez-le sur la sonde.

Troisième temps et *suture.* — Comme pour la névrectomie du médian.

IV. — Névrectomie du tibial antérieur.

Remarques anatomiques. — Le nerf tibial est situé à la face profonde de l'extenseur antérieur des phalanges, entre celui-ci et la mince portion musculaire du fléchisseur du métatarse, laquelle le sépare de l'artère tibiale et de sa volumineuse veine satellite, vaisseaux qui reposent directement sur la face antérieure du tibia où ils sont enveloppés d'une épaisse couche de tissu conjonctif.

Le lieu d'élection est au côté externe de la partie inférieure de la jambe, à peu près à la même hauteur que celui de la névrectomie du sciatique.

En ce point, au-dessous du tiers moyen de la jambe, la peau recouvre : 1° une couche de *tissu conjonctif,* quelques artérioles et des filets nerveux (musculo-cutané ; 2° l'aponévrose jambière ; 3° les *muscles extenseur antérieur* et *extenseur latéral des phalanges.* Si l'on écarte l'un de l'autre ces muscles, on aperçoit la portion charnue du *fléchisseur du métatarse,* et, soulevant l'extenseur antérieur par une traction effectuée en avant au moyen d'un écarteur, on découvre bientôt un mince filet nerveux — le *nerf tibial* — sur la face antérieure du fléchisseur du métatarse, à une profondeur de 2 à 3 centimètres.

Assujettissement. — Couchez le cheval sur le côté opposé au membre boiteux. Laissez celui-ci dans l'entravon.

TECHNIQUE. — La région préparée, incisez la peau et l'aponévrose jambière dans une étendue de 6 à 7 centimètres, au

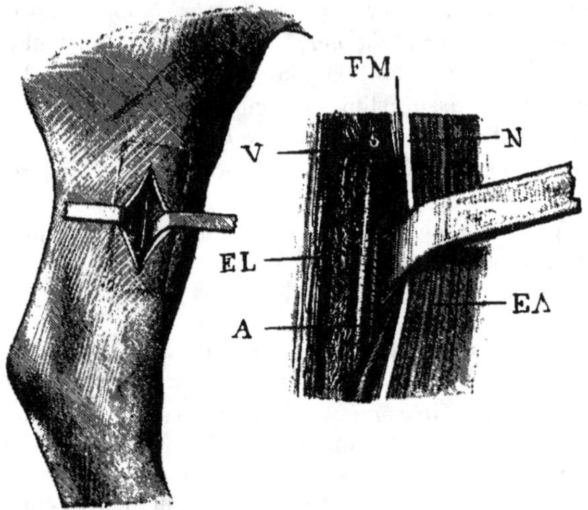

Fig. 134. — Névrectomie du tibial antérieur.

EA, extenseur antérieur des phalanges ; EL, extenseur latéral ; FM, portion musculaire du fléchisseur du métatarse ; N, nerf tibial ; V, veine tibiale. — (L'opération doit être faite un peu plus près du jarret que ne l'indique la figure.)

niveau du bord externe du muscle extenseur antérieur des phalanges. Écartez ce muscle de l'extenseur latéral, puis du fléchisseur du métatarse, sur la face antérieure duquel vous trouverez le nerf tibial.

Isolez celui-ci, coupez-le à l'angle supérieur de la plaie et enlevez-en 3 centimètres sur le bout inférieur. Prenez les précautions nécessaires pour ne pas blesser la veine tibiale, que soulève fortement la couche musculaire du fléchisseur du métatarse dès que l'extenseur antérieur des phalanges est porté en avant.

Réunissez la peau par trois points isolés avec ou sans drainage. On obtient rarement la réunion adhésive.

V. — Névrectomie plantaire.

a. — NÉVRECTOMIE AU-DESSUS DU BOULET.

Remarques anatomiques. — Situés sur les côtés des tendons fléchisseurs, les nerfs plantaires, au-dessus du boulet, ne sont séparés de la peau que par la couche conjonctive sous-cutanée et par un mince fascia provenant de l'arcade carpienne. Quand le boulet et la partie inférieure du canon sont indemnes, on perçoit aisément le nerf en explorant, avec la pulpe du pouce, la face latérale des tendons : il longe le bord du perforant. Au membre antérieur, du côté interne, l'artère collatérale du canon, continuée par la digitale, est un peu plus profondément située ; au côté externe, la digitale n'arrive au voisinage du nerf, qu'immédiatement au-dessus du boulet.

Si l'engorgement de la région ne permet pas de percevoir le nerf, la ligne d'incision sera déterminée par le bord de la masse cylindrique que forment les tendons. Quand le nerf n'est pas perçu, souvent l'incision est faite trop en avant.

Lorsque la gaine grande sésamoïdienne est hydropique, parfois le nerf est déplacé ; il est préférable d'opérer au-dessus ou au-dessous du cul-de-sac distendu.

Assujettissement. — Si l'opération doit être faite sur les deux nerfs plantaires, commencez par l'interne. Couchez le cheval sur le côté du membre à opérer. S'agit-il d'un membre antérieur ? Fixez-le sur le membre postérieur superficiel, au-dessus du jarret. Si vous opérez à un membre postérieur, portez-le sur l'antérieur opposé, au-dessus du genou. Serrez l'anse de la plate-longe assez haut sur le canon pour que la partie inférieure de cette région reste à découvert.

On peut aussi réunir en **8** le membre à opérer et son congénère, désentraver ensuite le premier et le faire porter en avant (membre antérieur) ou en arrière (membre postérieur) à l'aide d'une plate-longe, le lacs étant tiré en sens contraire ; mais la première manière est préférable.

Technique. — *Premier temps : Incision.* — La région préparée, faites au niveau du nerf et dans sa direction une incision cutanée de 3 à 4 centimètres.

Deuxième temps : Dissection et isolement du nerf. — Pincez la couche conjonctive qui recouvre le nerf et incise

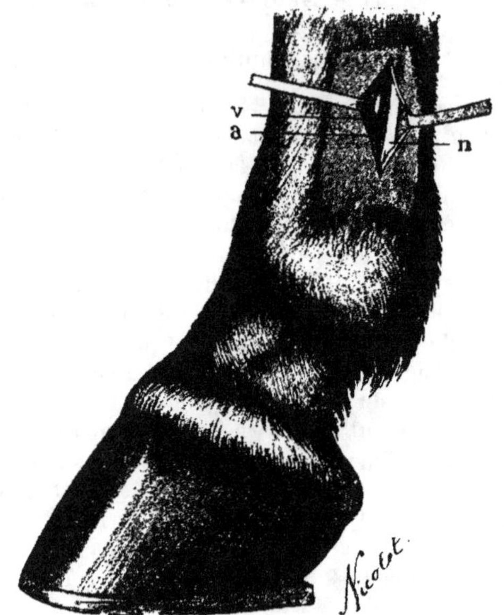

Fig. 132.—Névrectomie plantaire au-dessus du boulet.

la dans le sens de ce dernier. Isolez le nerf avec le bistouri si vous avez la main sûre, avez la sonde cannelée si vous craignez de blesser les vaisseaux. L'exécution de ce temps est facilitée par l'application d'un écarteur ou d'une érigne.

Troisième temps : Résection. — Le nerf saisi avec la pince ou chargé sur la sonde cannelée, glissez sous lui, à plat, la lame du bistouri droit, tranchant en haut, et sectionnez-le, d'un coup, à l'angle supérieur de la plaie. Coupez ensuite le bout inférieur à l'autre angle de celle-ci.

Suivant l'étendue de l'incision, réunissez-en les lèvres par une suture en anse ou par plusieurs points séparés, sans drainage.

Si vous faites la névrotomie double, replacez le membre dans l'entravon et retournez l'animal. Après avoir de nouveau fixé le membre en position convenable, opérez comme il vient d'être dit.

Appliquez un pansement ouaté.

b. — NÉVRECTOMIE AU-DESSOUS DU BOULET.

Notions anatomiques. — Situés comme au-dessus du boulet, le long des tendons, les nerfs plantaires, dans la plus grande partie de la région phalangienne, sont séparés de la peau par une couche conjonctive et par l'aponévrose du coussinet plantaire, bordée, sur les faces latérales du paturon, d'un petit cordon blanchâtre qui croise très obliquement le nerf plantaire et l'artère digitale. Ceux-ci sont enveloppés d'une couche conjonctive qui leur forme une sorte de gaine.

Lorsque la région phalangienne n'est ni indurée, ni infiltrée, il suffit d'en explorer la face latérale, avec la pulpe du pouce, pour trouver, en arrière, la bride du coussinet plantaire et le cordon vasculo-nerveux sous-jacent. Celui-ci fixe la ligne d'incision. S'il y a de l'infiltration ou de l'induration et que ces organes ne puissent être perçus, l'incision sera faite à la limite des faces latérale et postérieure du paturon, suivant l'axe de la première phalange et au tiers supérieur de cet os (au-dessus de la bride) ou au tiers inférieur (au-dessous de la bride).

Assujetissement. — L'opération doit toujours être pratiquée sur les deux nerfs plantaires, en commençant par l'interne. Le membre sera entravé comme pour l'opération précédente, sur le postérieur ou l'antérieur superficiels, au-dessus du jarret ou du genou.

TECHNIQUE. — *Premier temps: Incision.* — Faites l'incision de la peau comme pour la névrectomie au-dessus du boulet.

Deuxième temps : Dissection et isolement du nerf. — Divisez la couche cellulaire sous-cutanée et la mince aponé-

vrose du coussinet plantaire si l'opération est faite en la
partie inférieure du paturon. Si vous rencontrez la bride,
coupez-la ou prolongez un peu l'incision. Pincez la couche
conjonctive qui forme une gaine commune à l'artère digitale
et au nerf plantaire ; faites-y un pli disposé transversalement
à ces organes et divisez-la avec la pointe du bistouri, prenant

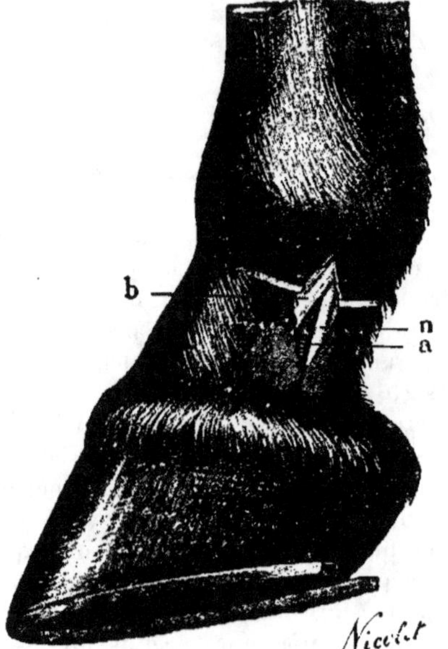

Fig. 133. — Névrectomie plantaire au-dessous du boulet.

b, bride du coussinet plantaire ; *a*, artère digitale ; *n*, nerf plantaire.

soin de ne pas blesser les vaisseaux, ou faites l'énucléation
avec la sonde cannelée. L'artère est située immédiatement en
avant du nerf, et la veine à un centimètre environ en avant
de l'artère. On n'est exposé à blesser la veine que si l'incision
est faite beaucoup trop en avant, faute fréquemment commise
par les débutants.

Effectuez le *troisième temps* et la *suture* comme pour la
névrectomie au-dessus du boulet.

IV. — **Autoplastie du genou**.

Instruments. — Ciseaux, rasoir, bistouris, pince et aiguille. — Fils de soie et objets de pansement. Gouttières ou béquille.

Assujettissement. — Couchez le cheval sur le côté opposé au membre à opérer; portez celui-ci dans l'extension et fixez-le solidement. — La contention dans le travail-bascule est avantageuse au double point de vue de l'immobilisation du membre et de l'asepsie.

Technique. — Procédez avec une minutieuse asepsie. La face antérieure du genou rasée, cette région et les parties voisines, soigneusement désinfectées, sont enveloppées d'un linge stérilisé par l'immersion dans l'eau bouillante. Avec des

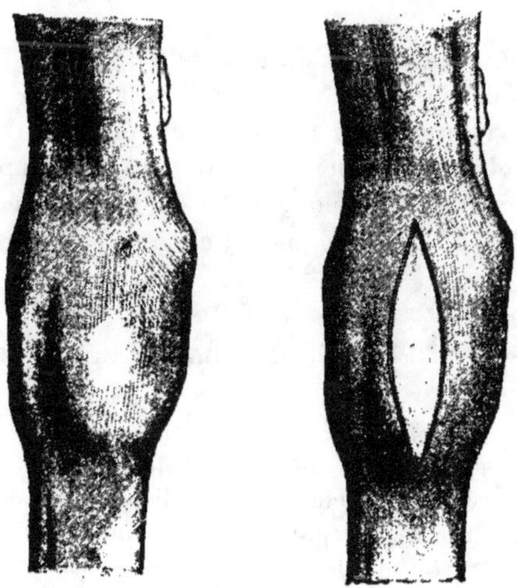

Fig. 134 et 135.

ciseaux, faites à l'enveloppement, sur la face antérieure du genou, au niveau de la cicatrice, une fenêtre allongée dans le sens du membre

Par deux longues incisions légèrement curvilignes et se réunissant à angle très aigu à leurs extrémités, délimitez le lambeau à enlever, lequel doit être aussi étroit que possible ; son grand axe est le plus souvent parallèle à la direction du membre (*fig.* 135).

Disséquez ce lambeau en excisant le tissu induré sous-jacent, prenant soin de ne pas blesser les synoviales. Arrêtez l'hémorragie par la forcipressure et asséchez la plaie avec des tampons aseptiques.

Réunissez les bords de la plaie par des points séparés, en vous servant de crin de Florence ou de soie. Commencez à l'un des angles et espacez les points d'un centimètre.

Lorsque la perte de substance est très large, avant de suturer, mobilisez les lèvres de la plaie sur une largeur suffisante pour permettre leur parfait affrontement ; s'il est nécessaire, faites une incision libératrice à la face interne du genou.

Recouvrez la face antérieure du genou d'une feuille de taffetas d'Angleterre, ramollie dans la liqueur de Van Swieten chaude, et appliquez un pansement ouaté.

Immobilisez le membre par deux gouttières, ou par une béquille fixée aux éponges du fer et disposée verticalement en arrière du membre auquel elle est fixée par deux courroies.

VII. — OPÉRATIONS PRATIQUÉES SUR LE PIED.

Notions anatomiques. — Pour effectuer avec sûreté les interventions opératoires que nécessitent les lésions traumatiques des diverses régions du pied, il est indispensable de connaître très exactement la topographie de ces régions.

Dans la *partie antérieure du pied* (pince et mamelles), on trouve, en procédant de dehors en dedans : 1° *au niveau de l'origine de l'ongle : a*) la *peau de la couronne*, le *périople* et la *muraille* ; *b*) la *cutidure* et le *podophylle* ; *c*) l'*expansion du tendon extenseur antérieur des phalanges* et le *reticulum processigerum* ; *d*) la *seconde phalange*, le *cul-de-sac antérieur de la synoviale articulaire du pied* et la *troisième phalange* ; — 2° plus bas, entre cette première zone et le point de jonction de la muraille et de la sole : *a*) la *muraille* ; *b*) le *tissu podophylleux* ; *c*) le *reticulum processigerum* ; *d*) la *pha-*

lange. — Remarquons qu'en pince et en mamelles, la synoviale articulaire du pied n'est protégée que par le tendon de l'extenseur, la couche fibro-conjonctive sous-cutidurale, le bourrelet et la partie supérieure du biseau ; qu'à sa limite supérieure, en avant

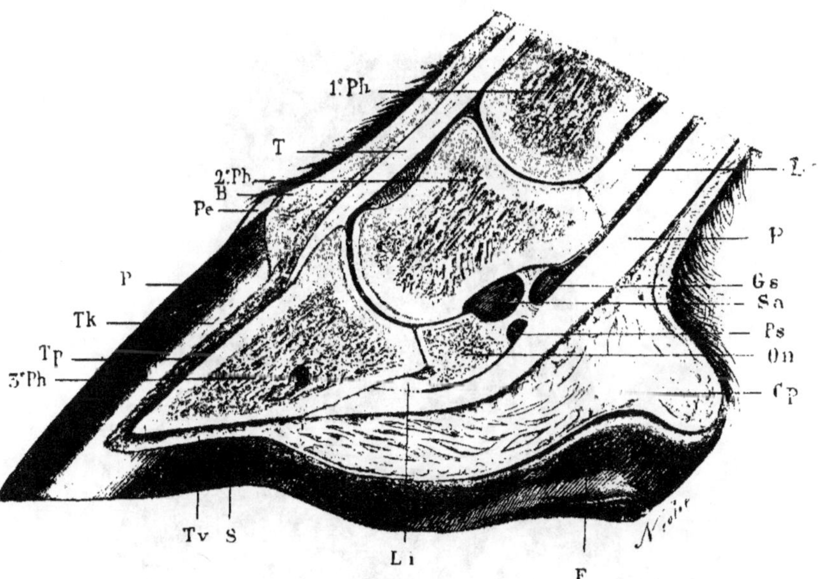

Fig. 136. — Coupe médiane antéro-postérieure du pied.

1re Ph, première phalange ; 2e Ph, deuxième phalange ; 3e Ph, troisième phalange ; On, os naviculaire ; Li, ligament interosseux ; Gs, cul-de-sac inférieur de la grande sésamoïdienne ; Ps, cul-de-sac supérieur de la petite sésamoïdienne ; Sa, cul-de-sac postérieur de la synoviale articulaire du pied ; T, tendon de l'extenseur ; P, tendon du perforant ; Ls, ligaments sésamoïdiens ; B, bourrelet ; Tp, tissu podophylleux ; Tv, tissu velouté ; Cp, coussinet plantaire ; Pe, périople ; P, paroi ; Tk, tissu kéraphylleux ; S, sole ; F, fourchette.

de la marge de l'os coronaire, son cul-de-sac est recouvert seulement par le tendon de l'extenseur, la couche sous-cutanée et la peau.

Sur les *faces latérales*, dans la région *du quartier*, il y a, comme dans la partie antérieure du pied, une première couche formée par la *peau de la couronne*, le *périople* et la *muraille*, et une deuxième constituée par le *bourrelet* et le *tissu podophylleux*. Au-

dessous, on trouve, dans la plus grande partie de ladite région :
c) le *fibro-cartilage* ; puis, en avant, *d* les *ligaments latéraux de
l'articulation du pied* et le *cul-de-sac latéral de la synoviale* ; *e*) la
partie inférieure de la seconde phalange, la *marge supérieure de la*

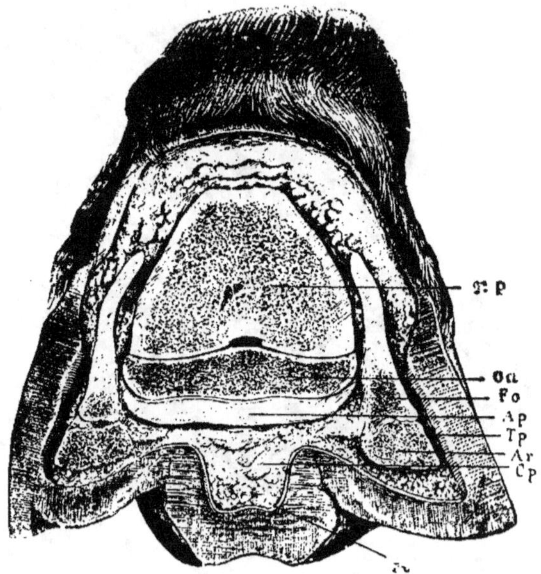

Fig. 137. — Coupe transversale verticale du pied, faite au niveau de
l'extrémité antérieure de la lacune médiane de la fourchette. Segment
postérieur.

2ᵉ P. deuxième phalange ; *On.* os naviculaire ; *Ar.* apophyse rétrossale ; *Fc.* fibro-cartilage (sa base est ossifiée) ; *Ap.* aponévrose plantaire ; *Cp.* coussinet plantaire ; *Tp.* tissu
podophylleux ; *Tv.* tissu velouté.

troisième et l'*os naviculaire* ; en arrière, le *coussinet plantaire*, —
et dans la moitié inférieure, *c* le *reticulum processigerum* ; *d*
l'aile de *l'os du pied* ; *e* le *coussinet plantaire*, l'*aponévrose plantaire*
et la *petite gaine sésamoïdienne*.

Dans la *région postérieure*, on trouve, immédiatement au-dessus
de la corne furcale : *a* la *peau* ; *b* le *coussinet plantaire* ; c) l'*aponévrose plantaire* ; *d* les *culs-de-sac synoviaux du creux du paturon* ;
e la *deuxième phalange* et l'*os naviculaire* ; — de chaque côté, en

talon, *b* la *plaque scutiforme* : — et dans la partie recouverte par la base de la fourchette : *b* le *tissu velouté* : *c* le *coussinet plantaire* : *d* l'aponévrose plantaire : *e* la *gaine sésamoïdienne* et l'os *naviculaire*.

La *région inférieure* du pied est conventionnellement divisée en trois zones : 1° l'*antérieure*, circonscrite en avant par la commissure pariéto-solaire, en arrière par une ligne perpendiculaire à l'axe du pied et tangente à la pointe de la fourchette ; 2° la *postérieure*, limitée en arrière par les angles d'inflexion et la base de la fourchette, et en avant par une ligne transversale tangente à l'angle antérieur de la lacune médiane de la fourchette ; 3° la *moyenne*, comprise entre les deux précédentes.

En ces trois zones, la couche cornée est partout doublée par le tissu velouté. Les autres plans sont, dans la zone antérieure : *c* le *reticulum plantaire*; *d* la *phalange*; — dans la zone postérieure : *c* le *coussinet plantaire* ; *d*) l'aponévrose plantaire: *e*) la *petite gaine sésamoïdienne* et le *bord postérieur de l'os naviculaire* : — dans la zone moyenne : 1° en sa partie médiane : *c*) le *coussinet plantaire* ; *d*) l'aponévrose plantaire : *e*) la *petite gaine sésamoïdienne* ; *f* la *partie postérieure de la face plantaire de la phalange*, le *ligament interosseux* et l'os naviculaire: 2° sur les côtés, les *ailes de la phalange* et les *plaques scutiformes*.

I. — Amincissement et avulsion d'une partie du sabot.

La plupart des affections traumatiques graves du pied nécessitent des opérations spéciales, qui doivent être précédées de l'*amincissement* d'une partie plus ou moins étendue de l'ongle, de l'*arrachement* d'un lambeau de muraille ou de la *dessolure*.

Il convient toujours de nettoyer soigneusement le pied et de couper les longs poils de la couronne. Pour l'antisepsie préopératoire, il faut couper les poils sur toute la région digitée, immerger la partie inférieure du membre dans un bain désinfectant, ensuite faire l'emmaillotement humide si l'intervention est remise au lendemain.

En général, on pratique l'amincissement de la muraille ou de la sole, ainsi que les rainures sur l'animal assujetti debout. Pour l'ablation de la sole ou d'une partie de la paroi, le cheval doit être fixé en position décubitale.

Selon le siège du mal, on couche le cheval sur le côté du pied
malade ou sur le côté opposé ; on entrave le membre en position

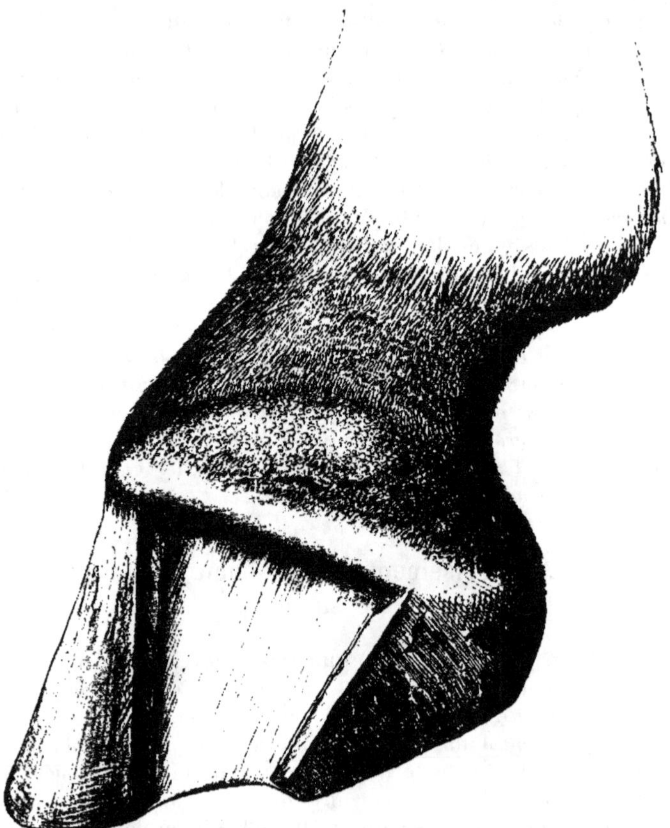

Fig. — 138. Amincissement d'une partie de la muraille.

simple ou croisée, au-dessus ou au-dessous du genou (membre
postérieur) ou du jarret (membre antérieur), et l'on applique
sur la partie supérieure du canon un lien hémostatique, que l'on
enlève lorsque le pansement est terminé.

I. — AMINCISSEMENT D'UNE PARTIE DU SABOT.

L'amincissement d'une partie de la *muraille* est souvent pratiqué à la rénette, mais il est avantageux de le commencer avec la râpe à gros grains : on va plus vite et la main se fatigue moins. La corne dure enlevée, continuez l'amincissement avec la rénette jusqu'à ce que la couche laissée sur les tissus malades cède sous la pression de l'ongle. En général, on creuse la brèche un peu plus large en haut qu'en bas (*fig.* 138). Les bords doivent être taillés en biseau, et il importe, à leur voisinage surtout, d'éviter les échappées. Au niveau de la cutidure, la section des longues papilles engainées dans les tubes pariétaires donne des gouttelettes de sang alors que le tégument est encore recouvert d'une couche cornée épaisse d'un demi-centimètre. Là, comme dans le champ podophylleux, l'amincissement doit être fait « à pellicule ».

L'amincissement de la *sole*, des *barres* et de la *fourchette* est commencé avec le rogne-pied, continué avec le boutoir et achevé à la rénette, — avec la gorge de l'instrument dans les lacunes, avec le plat sur la sole et les branches de la fourchette.

Bien souvent, au cours de l'exécution des temps essentiels que comportent les opérations pratiquées pour des lésions traumatiques compliquées de nécrose de la membrane tégumentaire, on est obligé d'étendre au delà de leurs limites premières les brèches faites dans l'ongle.

II. — AVULSION D'UN LAMBEAU DE MURAILLE.

Premier temps : Creusement des rainures. — Le pied paré à fond dans toute sa surface plantaire, ou seulement en ses régions antérieures si l'avulsion doit porter sur la pince ou la mamelle, tracez deux rainures pariétaires légèrement convergentes en bas, qui circonscrivent le lambeau corné à enlever. Creusez-les larges d'un centimètre et demi au moins, sans échappée, et taillez en biseau leur bord externe.

Réunissez à leur partie inférieure ces deux rainures pariétaires
par une troisième, commissurale. Le lambeau de muraille

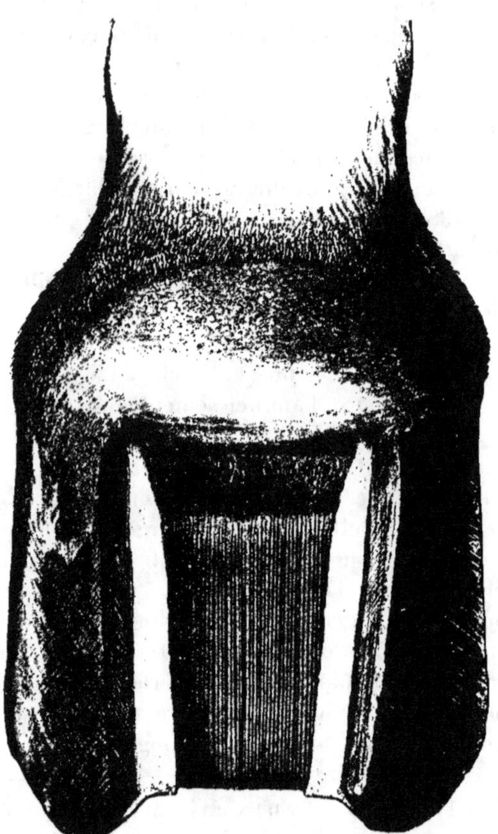

Fig. 139. — Avulsion d'un lambeau de muraille.

ainsi délimité reste fixé par la mince couche cornée du fond
des sillons et par ses adhérences avec le tissu sous-jacent.
Souvent celles-ci sont très affaiblies ou détruites par l'inflammation du podophylle.

Deuxième temps : Incision de la corne kéraphylleuse.

Avec la feuille de sauge saisie à pleine main, le pouce prenant un point d'appui sur la muraille, incisez la corne au fond des rainures, en longeant les bords du lambeau à extirper, afin de ménager les bandes d'amincissement ; faites cette incision avec la pointe de la feuille de sauge, évitant d'entamer profondément la membrane tégumentaire.

Troisième temps : Extirpation. — Tenez le rogne-pied à pleine main par son extrémité mousse et dans une direction transversale à l'axe du pied ; portez l'autre extrémité à la partie inférieure de l'une des rainures et engagez-la sous le lambeau à arracher, l'instrument prenant un point d'appui sur la corne, de l'autre côté de la rainure ; détachez la partie inférieure de ce lambeau par des pressions exercées sur l'extrémité libre du rogne-pied, qui fonctionne à la façon d'un levier du premier genre. Dès qu'il est partiellement soulevé, un aide le saisit avec les tricoises et, par un mouvement de bascule en haut imprimé à celles-ci, achève de le détacher du tissu podophylleux ; un second mouvement effectué dans le sens latéral le désinsère de la cutidure, d'une rainure à l'autre. Pendant l'exécution de cette dernière manœuvre, l'opérateur exerce, avec les doigts, une pression au niveau du bourrelet pour en éviter la déchirure.

III. — AVULSION DE LA SOLE. DESSOLURE.

Premier temps : Creusement de la rainure. — Parez le pied en laissant à la sole et à la fourchette une épaisseur d'un demi-centimètre, afin qu'elles ne se déchirent pas par les tractions qui doivent être effectuées avec les tricoises. Immédiatement en dedans de la ligne blanche, à la périphérie de la sole, creusez, en empiétant sur celle-ci, une rainure circulaire large de 10 à 15 millimètres, qui divise en arrière les arcs-boutants et au fond de laquelle la corne doit être amincie à pellicule.

Deuxième temps : Incision de la corne. — Avec la pointe de la feuille de sauge tenue de la main droite, le pouce prenant un point d'appui sur la sole, incisez la mince couche cornée qui reste au fond de la tranchée; commencez cette incision par le talon inférieur et évitez les échappées dans l'épaisseur du tissu velouté.

Troisième temps : Ablation. — Avec le rogne-pied ou un élévatoire, détachez la partie antérieure de la sole, prenant

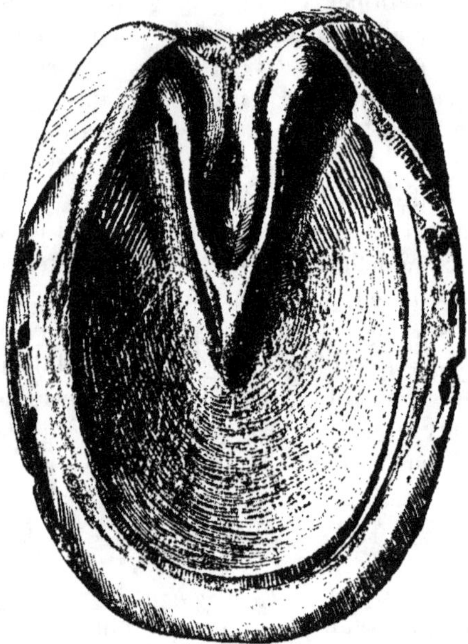

Fig. 140. — Dessolure.

un point d'appui sur le bord inférieur de la muraille et évitant de déchirer le tissu velouté. Un aide doit alors saisir la portion détachée de la sole entre les mors des tricoises et l'arracher, ainsi que la fourchette, d'avant en arrière, par un mouvement de bascule, tandis que vous continuez à soulever ces parties en des points de plus en plus rapprochés des talons.

II. — Ablation des tissus nécrosés. — Pansement.

Dans la plupart des opérations pratiquées sur le pied, les tissus malades mis à découvert sont le siège d'un foyer de gangrène, de nécrose ou de carie. C'est une règle absolue d'en pratiquer l'ablation totale et d'empiéter quelque peu sur la couche saine adjacente. Tant que l'instrument enlève du tissu nécrosé, les coupes sont exsangues, souillées seulement d'ichor ou de pus ; dès qu'il entame les tissus vivants — membrane tégumentaire, couche sous-jacente ou os — une fine rosée suinte de leur trame. On ne laissera aucun foyer infectieux : ménager une parcelle de tissu douteux, c'est s'exposer à la nécessité d'intervenir à nouveau, et parfois les désordres alors produits sont irrémédiables. — Quand des lésions nécrotiques existent sous la membrane tégumentaire intacte ou seulement traversée par un trajet fistuleux, incisez cette membrane et disséquez-la sur une certaine surface, ou faites une excision qui découvre les parties mortifiées. Évitez les incisions transversales et les pertes de substance du bourrelet : ces accidents sont ordinairement suivis de seime ou de faux quartier.

L'opération terminée, il faut appliquer un *pansement* qui assure l'hémostase, protège le trauma et en favorise la cicatrisation. Lavez la plaie, débarrassez-la des caillots sanguins, des débris de tissus, des corps étrangers qu'elle peut recéler. Pour cela, employez de l'eau bouillie ou une solution antiseptique chaude. Asséchez le trauma, saupoudrez-le d'iodoforme, recouvrez-le de gaze ou d'ouate. — Si vous apercevez des points suspects, en tissu fibreux ou osseux, commencez le pansement en les écouvillonnant avec l'eau oxygénée ou la teinture d'iode.

Si vous appliquez un pansement ordinaire avec fer spécial, celui-ci est fixé au moyen de quatre ou cinq clous à lame mince, brochés à petits coups, afin d'éviter des ébranlements douloureux ; un aide soutient la compresse qui recouvre la plaie. Placez ensuite des coussins d'ouate ou d'étoupe de dimensions graduellement plus grandes, jusqu'à ce que le pansement ait une suffisante épaisseur. Sur la région plantaire, celui-ci est maintenu par une plaque ou par des éclisses ; sur le tissu podophylleux, le bour-

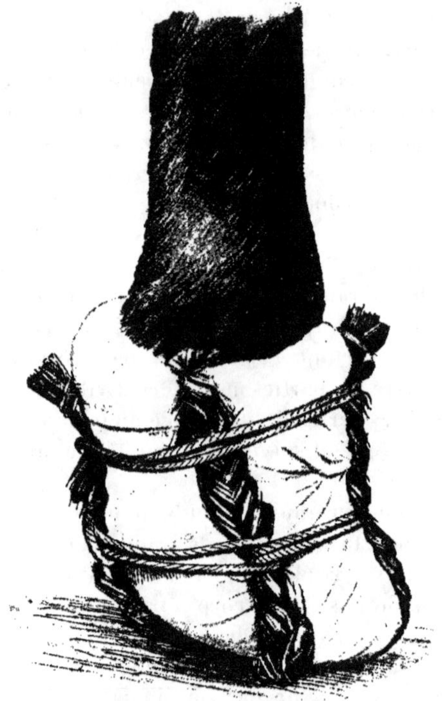

Fig. 111. — Emmaillotement du pied.

relet, la phalange ou les fibro-cartilages, il est fixé par de la bande. En raison de l'obliquité de la paroi et de la forme hémisphérique que l'on donne à ce dernier pansement, si la bande n'est pas méthodiquement appliquée, elle bâille par l'un de ses bords et tend à glisser vers la couronne ou la région plantaire. On y obvie en associant des ren-

versés aux circulaires et aux doloires. — Si vous faites l'emmaillotement, recouvrez le pied, la couronne et le paturon
de larges lames d'ouate hydrophile ou d'ouate de tourbe, que
vous assujettissez avec de la bande dont les tours sont, les
uns disposés circulairement autour des phalanges, et les
autres, par l'artifice du renversé, passés sur la face inférieure
du pied. Enveloppez le pansement d'une lame de toile pliée
en deux ou en quatre et garnissez-le d'une double tresse de
paille (*fig.* 141).

III. — Opération de la seime.

Instruments. — Râpe, rénettes, feuilles de sauge, pince, rogne-
pied, tricoises. — Fer spécial et objets de pansement.

Assujettissement. — Pour la seime en pince, couchez l'animal
sur le côté opposé à celui où vous devez opérer. Entravez le
membre postérieur sur l'antérieur correspondant, au-dessus du
genou, ou le membre antérieur sur le postérieur, au-dessus du
jarret. — Pour la seime quarte, suivant que l'accident siège au
quartier interne ou à l'externe, couchez le sujet sur le côté du
membre à opérer ou sur le côté opposé, et entravez comme il
vient d'être indiqué.

TECHNIQUE. — A. PROCÉDÉ PAR EXTIRPATION. — *Premier,
deuxième et troisième temps : Creusement des rainures et
avulsion.* — Le pied paré à fond en sa région antérieure, avec
la rénette à large gorge creusez dans la muraille, à 5-6 centimètres de la seime, deux rainures parallèles ou légèrement
convergentes vers le bord plantaire; délimitez ainsi un lambeau de paroi dont la fissure occupe la partie moyenne, et
procédez à l'avulsion comme il a été dit précédemment.
V. p. 230.)

Quatrième temps : Excision des tissus mortifiés. — Les
parties sous-cornées mises à nu, on constate de la gangrène
limitée ou diffuse du podophylle, de la nécrose du *réticulum
processigerum* et de la phalange ou de la carie de cet os,
quelquefois une collection purulente sous le bourrelet ou de la

nécrose du tendon de l'extenseur antérieur. — Avec la pince et une feuille de sauge, excisez les tissus sphacélés; souvent un îlot de nécrose ou de carie oblige à curetter la phalange. L'aspect des coupes faites dans le tissu podophylleux et dans l'os suffit à reconnaître les limites du foyer morbide (V. p. 233). Au cas où un abcès existe sous le bourrelet, évacuez-en le contenu et détergez la cavité; si quelques fibres tendineuses sont frappées de nécrose, faites-en l'ablation.

Aux *Exercices de chirurgie*, enlevez dans toute la hauteur du tissu podophylleux une bande de 1 à 2 centimètres et ruginez la phalange sur cette surface.

B. PROCÉDÉ PAR AMINCISSEMENT. — *Premier temps : Amincissement d'un lambeau de muraille.* — Tracez sur la muraille deux rainures convergentes en bas, comme si vous vouliez pratiquer l'extirpation. Amincissez à la rénette le lambeau de muraille compris entre ces rainures, jusqu'à ce que la corne cède en tous les points sous la pression de l'ongle.
Deuxième temps : Excision des tissus mortifiés. — Enlevez avec une feuille de sauge la corne et le tissu podophylleux nécrosé. Curettez ensuite la phalange.

Aux *Exercices de chirurgie*, enlevez la corne et le podophylle sur une largeur de 1 à 2 centimètres dans toute la hauteur de l'amincissement et ruginez la phalange.

Pansement. — Irriguez la plaie avec une solution antiseptique chaude, saupoudrez-la d'iodoforme, recouvrez-la de gaze iodoformée et d'ouate hydrophile, et faites l'emmaillotement du pied avec une suffisante compression pour assurer l'hémostase. Le pansement est enveloppé d'une lame de toile et garni d'une double tresse de paille (*fig.* 141).
Si vous vous servez du *fer à seime*, recouvrez la plaie de plumasseaux superposés qui débordent sur les côtés et en haut les limites de la brèche. Fixez-les avec de la bande : passez le premier tour au milieu, le second en haut, le troisième en bas, et les autres successivement de haut en bas, faisant autant de renversés qu'il est nécessaire, ayant soin aussi que chacun

de ces tours recouvre les deux tiers inférieurs de celui qui
le précède et soit recouvert dans ses deux tiers inférieurs par
le tour suivant. Faites tenir le chef sur la ligne médiane.

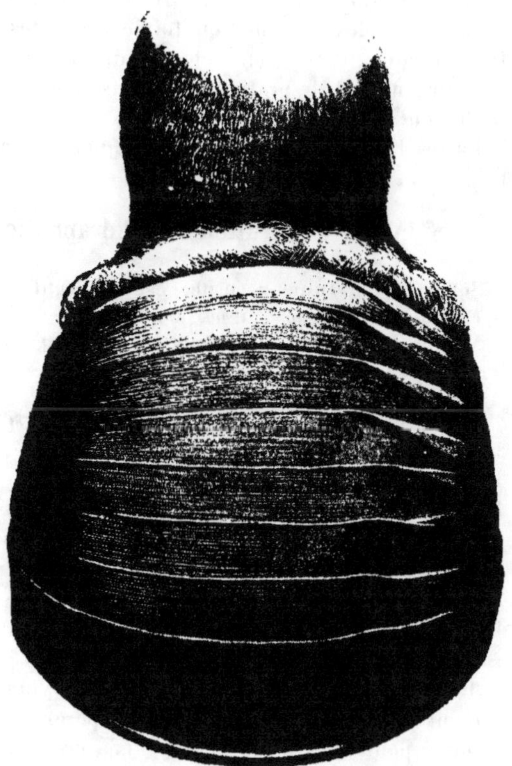

Fig. 142. — Pansement avec fer. Face antérieure du pied.

entre les deux éponges du fer, perpendiculaire à la région
plantaire. Tous les tours de bande doivent être passés, en
arrière, entre le chef et les éponges.

Pour *l'opération de la seime quarte*, comme pour la
seime en pince, faites une brèche par extirpation ou par amin-

cissement. Enlevez en totalité les parties sphacélées (gangrène du tissu podophylleux, nécrose ou carie de l'os, nécrose du fibro-cartilage). — Dans les cas où il existe des lésions complexes, l'ablation totale exige des délabrements trop étendus : il est préférable de faire d'abord l'opération la plus urgente, et de pratiquer l'autre quand la plaie est partiellement comblée.

Faites l'emmaillotement ou appliquez un pansement avec fer.

IV. — Opération du kéraphyllocèle.

Selon que la tumeur cornée est adhérente ou décollée, on opère par *amincissement* ou *par extirpation*.

Mêmes *instruments* et même *assujettissement* que pour la *seime*.

A. — Si l'opération est faite *par amincissement*, une fois le pied paré à fond en pince et désinfecté, tracez sur la muraille deux rainures parallèles ou un peu divergentes en bas, qui encadrent le kéraphyllocèle, et amincissez à pellicule le lambeau de corne qu'elles circonscrivent. Ensuite délimitez la tumeur par deux coups de feuille de sauge, un de chaque côté, s'étendant du biseau au bord plantaire : puis, tenant l'instrument à pleine main, le pouce prenant appui sur la muraille, enlevez la tumeur en contournant sa face profonde.

B. — Dans la plupart des cas, le kéraphyllocèle est partiellement décollé : il est préférable d'opérer *par extirpation*. Comme pour l'opération de la seime, creusez d'abord sur la paroi deux rainures légèrement divergentes en bas; pour leur donner l'écartement nécessaire, guidez-vous sur les extrémités de la courbe rentrante qui inscrit la base de la tumeur cornée. Réunissez ces rainures par une troisième, faite sur la ligne commissurale déviée. Incisez la pellicule de corne conservée au fond de ces sillons. Avec les tricoises, saisissez par son bord inférieur le lambeau ainsi délimité et effectuez-en l'ablation.

Dans l'un et l'autre procédé, quand le kéraphyllocèle est de petites dimensions, l'opération est terminée. Mais lorsque la colonne cornée, de fort volume, a provoqué des altérations atrophiques, pratiquez l'excision du tissu lamelleux altéré et ruginez la phalange dans tout le champ de la dépression.

Au cas où il existe des lésions de nécrose du podophylle avec ou sans carie de l'os, procédez comme il a été dit à propos de la *seime*.

Pansement. — Irriguez la plaie et recouvrez-la d'un pansement avec ou sans fer. (V. *Opération de la seime.*)

V. — Opération de l'enclouure.

Mêmes instruments et même *assujettissement* que pour la seime.

Technique. — Faites à la muraille, par amincissement ou par arrachement, une brèche, comme pour l'opération de la seime. Le plus souvent la paroi étant décollée sur une large surface, on choisit l'extirpation : les tissus mortifiés sont ainsi à découvert. — En général, les temps essentiels de l'opération consistent à exciser le tissu podophylleux nécrosé, à ruginer la couche superficielle de la phalange ou à la curetter plus ou moins profondément si elle est cariée, observant toujours la règle d'empiéter quelque peu sur les parties adjacentes, de façon à ne laisser aucun foyer infectieux.

Même pansement que pour la seime.

L'enclouure a ordinairement son siège en quartier : la nécrose du fibro-cartilage est une complication fréquente. Si cette lésion est peu étendue, après avoir enlevé la partie mortifiée de la membrane tégumentaire, excisez l'îlot cartilagineux nécrosé et appliquez un pansement. Avec l'antisepsie, on obtient assez fréquemment la guérison.

VI. — Opération du javart cartilagineux.

Instruments. — Râpe, rénettes, feuilles de sauge, pince, érigne plate. — Fer spécial et objets de pansement. — Si l'opération est

faite par extirpation, préparez en outre les instruments nécessaires pour détacher une partie de la muraille.

Assujettissement. — L'animal couché, fixez le membre en position simple ou croisée, au-dessus ou au-dessous du genou s'il
s'agit d'un pied postérieur; au-dessus ou au-dessous du jarret
s'il s'agit d'un membre antérieur.

TECHNIQUE. — A. PROCÉDÉ PAR AMINCISSEMENT. — *Premier
temps : Amincissement du quartier.* — Le pied paré,
amincissez à fond, sur le quartier où vous devez opérer, la
barre et la branche correspondante de la sole. Tracez ensuite
sur la muraille une rainure oblique en bas et en arrière, partant du biseau au niveau de l'extrémité antérieure du cartilage
et délimitant un lambeau de paroi deux fois plus étendu à son
bord supérieur qu'à l'autre. Amincissez la corne à pellicule
dans toute l'étendue de ce lambeau, surtout à la surface et au
voisinage du bourrelet.

Deuxième temps : Incision de la membrane kératogène.
— Séparez le bourrelet du tissu podophylleux en incisant le tégument entre ces deux parties de la membrane
kératogène, le long de la zone coronaire inférieure. Faites
cette incision avec la feuille de sauge tenue à pleine main, le
pouce prenant un point d'appui sur le quartier aminci : com-
mencez-la à la limite antérieure de l'amincissement, pour la
prolonger en arrière jusque dans la lacune latérale, en contournant le talon entre le cercle cutidural et les lames podophylleuses. Ne divisez que la pellicule cornée et le tégument sous-
jacent. Évitez d'entamer profondément le cartilage, surtout
en sa partie antérieure.

*Troisième temps : Décollement du bourrelet et de la
peau.* — Saisissez avec la pince le bord inférieur du
bourrelet; avec la feuille de sauge, détachez partiellement
cet organe du cartilage dans toute l'étendue de l'incision;
décollez-le sur une largeur d'environ 1 centimètre. Vers le
milieu de l'incision, introduisez ensuite entre le bourrelet et
le cartilage, jusqu'au-dessus du bord supérieur de celui-ci, la
feuille de sauge double, face convexe en dehors. Décollez la
cutidure et la peau en arrière d'abord : tenez l'instrument à

pleine main, faites-le légèrement pivoter sur son axe, en arrière et en dedans, pour en rapprocher le tranchant de la surface du cartilage, et par une série de légers mouvements exécutés d'avant en arrière, séparez le tégument du cartilage; arrivé au niveau du bord postérieur de celui-ci, contournez-le en retirant légèrement la feuille de sauge, de manière que le bourrelet ne se trouve pas tendu sur le tranchant de l'instrument. Manœuvrez ensuite celui-ci d'arrière en avant pour achever le décollement au niveau de la partie antérieure de la plaque. — Pendant l'exécution des actes que comporte l'isolement de la face externe du cartilage, prenez un point d'appui sur le quartier aminci. Évitez d'entamer le bourrelet et la plaque cartilagineuse.

Quatrième temps : Extirpation du cartilage. — Introduisez sous le bourrelet la feuille de sauge simple (à droite ou à gauche selon le quartier où vous opérez), engagez-la à plat, le tranchant tourné en haut et en arrière; contournez le bord postérieur de la plaque en faisant exécuter à l'instrument un demi-tour sur son axe, puis, d'un coup, extirpez le tiers ou la moitié postérieure du cartilage, en épargnant le tissu podophylleux.

Pour enlever le reste de la plaque scutiforme, le pied doit être tenu dans l'extension et le bourrelet soulevé avec une érigne. Par des dédolations successives, excisez d'abord la moitié inférieure, faisant des coupes d'autant plus minces que vous approchez davantage de la couche fibreuse, laquelle doit être conservée. Bientôt la teinte blanchâtre et la consistance du tissu cartilagineux font place à la nuance gris jaunâtre et à la souplesse de la trame fibreuse. Pour extirper la moitié supérieure, prenez l'autre feuille de sauge et manœuvrez-la de bas en haut; enlevez complètement l'angle antérosupérieur de la plaque, où, souvent, la couche cartilagineuse est assez épaisse. Pour l'excision de l'angle antéro-inférieur, qui comble la dépression située en avant de l'apophyse basilaire, servez-vous d'une petite rénette.

Si le cartilage a subi une ossification partielle au voisinage de l'apophyse basilaire, enlevez cette néoformation osseuse avec la rénette à petite gorge. Lorsque l'ossification de la plaque est étendue, pratiquez l'ablation de la *forme*. Détachez-la d'abord de la phalange : creusez à la rénette un sillon à sa base et achevez la séparation avec le rognepied et le brochoir. Soulevez-la ensuite à l'aide du rognepied, et avec la feuille de sauge détachez-la des tissus voisins et sous-jacents. Toutes ces manœuvres doivent être

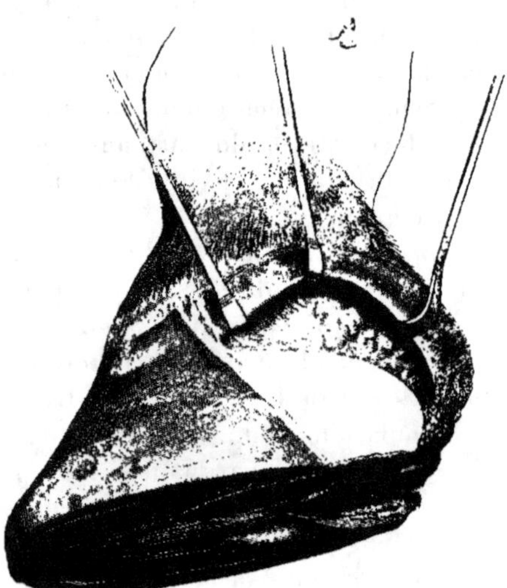

Fig. 143. — Opération complète du javart cartilagineux (procédé par amincissement). La couche cartilagineuse de la plaque scutiforme est enlevée.

exécutées en prenant les précautions nécessaires pour ne blesser ni la synoviale, ni les ligaments latéraux de la jointure du pied. Presque toujours, en avant de la forme, il reste une *portion cartilagineuse* de la plaque scutiforme. Enlevez-la par minces couches, comme dans l'opération classique.

B. Procédé par extirpation. — *Premier temps : Creusement des rainures.* — Le pied paré et la face inférieure du talon amincie, creusez sur la muraille, du bord coronaire au bord plantaire, une rainure d'un centimètre et demi, oblique en bas et en arrière, partant de l'extrémité antérieure du cartilage et limitant un lambeau pariétaire dont le bord supérieur doit avoir une longueur environ double de l'inférieur. Faites sur la région plantaire une autre rainure allant de l'extrémité inférieure de la première jusqu'au talon.

Deuxième temps : Arrachement du lambeau de muraille. — Incisez la pellicule cornée ménagée au fond des rainures,

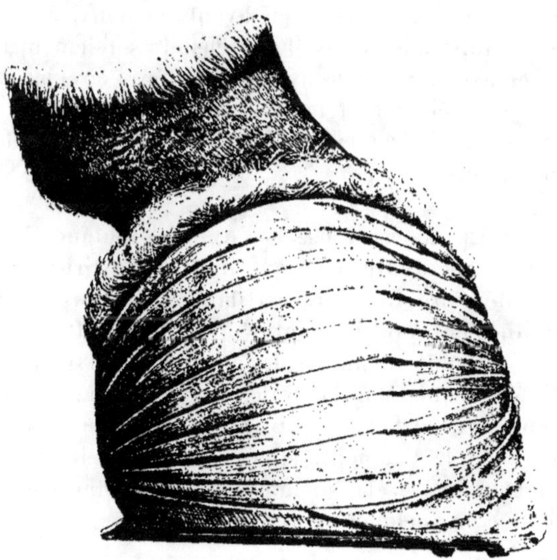

Fig. 144. — Opération du javart. — Pansement.

en longeant les bords de la partie à enlever, de manière à conserver en avant du podophylle une bande d'amincissement d'un centimètre. Détachez ensuite cette portion de muraille. (V. p. 230.)

Au *troisième temps*, prolongez sur la bande d'amincissement l'incision de la membrane kératogène.

Effectuez ensuite le *décollement* et l'*extirpation* comme dans le premier procédé.

Pansement. — Faites l'emmaillotement ou appliquez un *pansement avec fer*. — Le fer fixé, placez dans la dépression sous-podophylleuse et sous le bourrelet un tampon de gaze afin de conserver la disposition en relief de la région cutidurale ; comblez la brèche pariétaire ; disposez ensuite sur le quartier de larges couches d'ouate et fixez-les avec de la bande. Passez le premier tour circulaire au milieu du pansement, croisez la bande au niveau de l'éponge du côté opposé et faites tenir le chef perpendiculaire à la région plantaire ; passez, d'arrière en avant, le deuxième tour en haut et le troisième en bas. Fixez ensuite solidement le pansement en associant des renversés aux tours circulaires, tous passés entre l'éponge et le chef et se recouvrant en partie comme dans le pansement de la seime. Arrêtez les chefs par un nœud droit.

Autres procédés opératoires. — Afin de diminuer l'étendue de la plaie opératoire, on peut limiter l'extirpation à la partie antérieure du fibro-cartilage, à la portion de cet organe située en avant du point nécrosé. Pour cette *opération partielle*, il suffit d'amincir le quartier sans toucher à la muraille calcienne. Mais la corne pariétaire qui reste en talon gêne l'opérateur et l'expose davantage à blesser la synoviale ou à entamer le ligament. Mieux vaut amincir aussi l'arc-boutant et n'inciser la membrane tégumentaire que dans une étendue de quelques centimètres.

Une autre opération partielle consiste, après amincissement du quartier, incision et décollement du tégument au niveau du foyer de nécrose, à enlever la portion cartilagineuse nécrosée et la zone qui l'entoure. La guérison rapide est possible par ce procédé, quel que soit le siège de la nécrose, mais l'opération est d'une exécution délicate, et elle exige une rigoureuse antisepsie. Pour découvrir l'îlot nécrosé, il faut ordinairement diviser le bourrelet. Ce procédé est moins sûr que le précédent ; il expose à la réapparition de la nécrose.

Sous le couvert de l'antisepsie, on peut obtenir la réunion *per primam* de la plaie d'excision, en opérant de la manière suivante. La veille de l'intervention, le pied est paré, puis nettoyé dans un bain antiseptique. Après avoir coupé les poils sur la couronne et le paturon, on l'enveloppe d'ouate ou de tarlatane imbibées d'un liquide antiseptique. — L'animal couché, la peau rasée et aseptisée, la fistule désinfectée et curettée, enlevez en quartier un lambeau demi-circulaire de

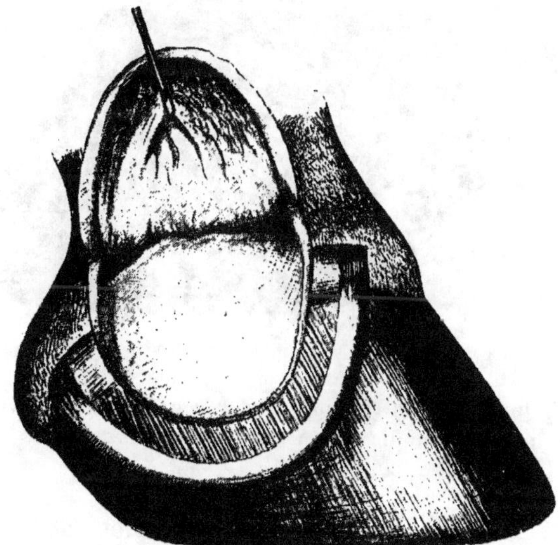

Fig. 145. — Opération du javart. Procédé de Bayer. — Incision de la peau, du bourrelet et du tissu podophylleux. Le lambeau est disséqué et relevé. Le fibro-cartilage est à découvert.

corne pariétaire, en ménageant une bande d'amincissement. Faites ensuite, à quelques millimètres de celle-ci, le long des bords antérieur, inférieur et postérieur du cartilage, une incision portant sur la peau de la couronne, le bourrelet et le tissu podophylleux. Détachez du fibro-cartilage le lambeau tégumentaire semi-elliptique ainsi délimité (*fig.* 145). Extirpez ensuite tout le fibro-cartilage. — L'hémostase peut nécessiter quelques ligatures.

Faites la toilette de la plaie; saupoudrez-la d'iodoforme.

rabattez le lambeau décollé et réunissez-en les bords au
tégument adjacent (*fig.* 146). Terminez par l'emmaillotement
du pied.

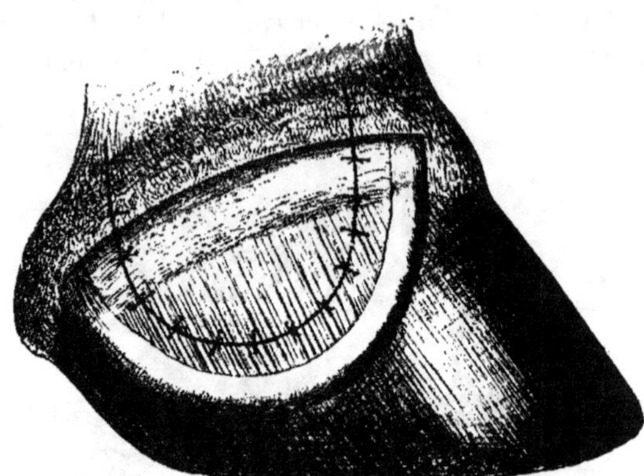

Fig. 146. — Suture.

Quand la cicatrisation s'opère régulièrement, laissez le pansement à demeure dix à quinze jours.

VII. — Opération du clou de rue.

Instruments. — Rénettes, feuilles de sauge, pince, érigne aiguë,
rugine ou curette. — Fer spécial et objets de pansement. — Si
vous faites la dessolure, préparez les instruments nécessaires
pour cette opération.

Assujettissement. — Fixez le pied comme pour l'ablation de la
sole. Placez sous les membres une botte de paille ou entravez le
pied en position croisée pour l'exécution des temps essentiels.

TECHNIQUE. — A. OPÉRATION PARTIELLE. — *L'opération
partielle du clou de rue* consiste à faire une brèche limitée
qui découvre le foyer traumatique, et à pratiquer l'ablation
de la partie mortifiée de l'aponévrose.

Le pied préparé, extirpez ou amincissez à pellicule le plan-

cher du sabot, — la sole, la fourchette et les barres. Débridez
la fistule, puis, avec la pince et la feuille de sauge, excisez en
côte de melon, de chaque côté de l'incision, le coussinet plantaire, de façon à mettre à nu l'expansion du perforant. Si les
fibres tendineuses superficielles sont seules nécrosées, bornez-
vous à les exciser. Le plus souvent, on est obligé d'enlever,
dans toute son épaisseur, la partie nécrosée de l'aponévrose.

Ruginez la partie de l'os naviculaire ou de la phalange correspondant au fond de la plaie (*fig.* 147).

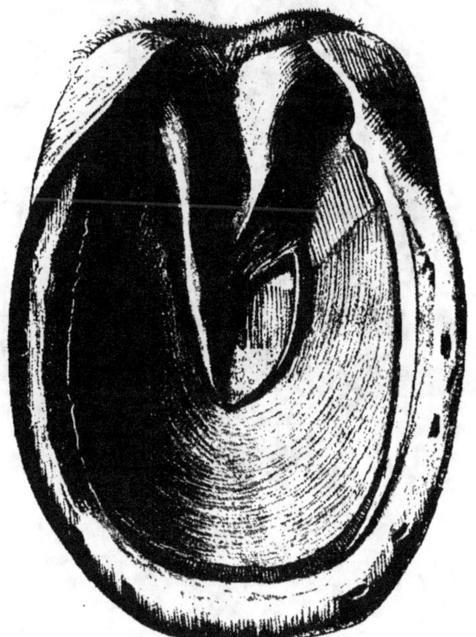

Fig. 147. — Opération partielle du clou de rue. — Au fond de la plaie
d'excision, on voit un point de l'os naviculaire, une partie du ligament
sésamoïdo-phalangien et de la crête semi-lunaire.

Détergez celle-ci, lavez la gaine et appliquez un pansement
antiseptique.

Cette opération partielle est souvent suivie de synovite

suppurée avec décortication du sésamoïde et d'abcès du creux du paturon, quelquefois de récidive de la nécrose.

B. Opération complète. — Effectuez le *premier temps* comme pour l'opération partielle.

Deuxième temps : Ablation du coussinet plantaire. — Le pied tenu dans l'extension par un aide, sectionnez trans-

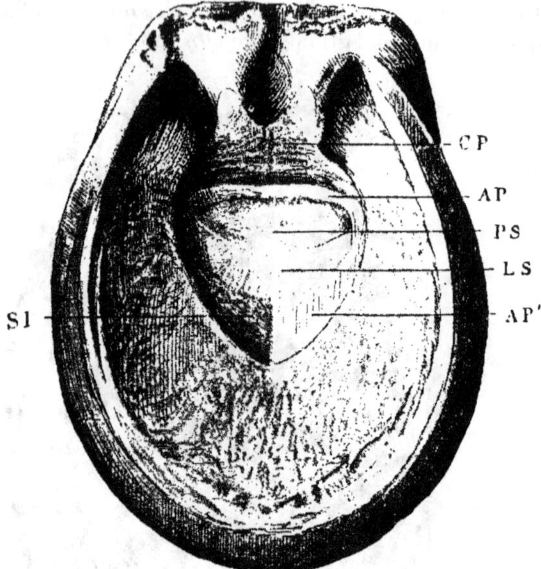

Fig. 148. — Opération complète du clou de rue. (Nocard.)

CP, coussinet plantaire ; AP, coupe transversale de l'aponévrose plantaire ; PS, petit sésamoïde ; LS, ligament sésamoïdo-phalangien ; AP', coupe de l'aponévrose plantaire près de son insertion ; SI, surface d'insertion de cette aponévrose.

versalement le coussinet plantaire près de sa base, avec la feuille de sauge double ; faites la section oblique d'arrière en avant, de la surface du coussinet vers l'aponévrose, en un point tel que cette incision prolongée dans l'aponévrose aboutisse sur le bord postérieur de l'os naviculaire. Saisissez avec la pince ou avec une érigne aiguë la portion antérieure du coussinet et détachez-la en donnant, à plat, deux coups de feuille de sauge dans les lacunes du pied.

Troisième temps : Ablation de l'aponévrose plantaire.

Avec une feuille de sauge et enprenantun solide point

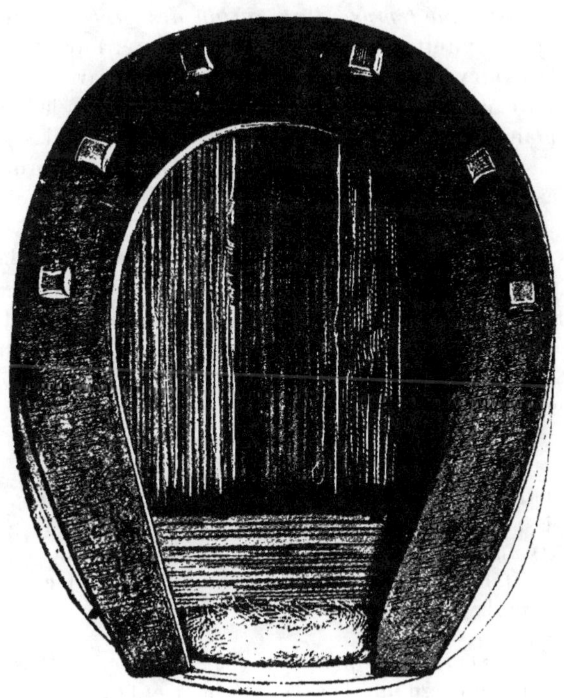

Fig. 149. — Pansement avec fer.

d'appui, sectionnez transversalement l'aponévrose plantaire d'une lacune latérale à l'autre : l'instrument s'arrête sur l'os naviculaire, près de son bord postérieur. — Divisez ensuite sur la ligne médiane, au niveau du sésamoïde, ce lambeau de l'aponévrose, et extirpez successivement les deux parties, en les soulevant avec l'érigne aiguë ou la pince et en les coupant avec la feuille de sauge. Achevez d'abord d'un côté la section transversale de l'aponévrose, en y faisant, vers la crête semilunaire, une incision curviligne, puis détachez-la de la phalange en rasant ladite crête, prenant grand soin de ne pas blesser le ligament interosseux. — Mêmes manœuvres pour l'autre portion.

Quatrième temps : Rugination des surfaces osseuses. — Avec la curette ou une rénette à gorge étroite manœuvrée à plat, enlevez la couche cartilagineuse qui garnit la face inférieure de l'os naviculaire. — Ne ruginez pas la crête semilunaire, à moins que les fibres tendineuses qui s'y insèrent ne soient frappées de nécrose, et en ce cas bornez-vous à l'excision large de la portion nécrosée avec rugination de la surface osseuse correspondante (*fig.* 148).

Pansement. — Détergez la plaie, saupoudrez-la d'iodoforme et tamponnez-la à la gaze. Recouvrez la région plantaire de couches d'ouate et faites l'emmaillotement du pied ou appliquez un pansement avec fer, comme pour la dessolure.

VIII. — Opération du crapaud.

Instruments. — Rénettes, feuilles de sauge, curettes, pince. — Fer spécial et objets de pansement.

Assujettissement. — Debout, dans le travail, ou en position décubitale, le membre fixé en position convenable sur l'avantbras ou la jambe.

Technique. — I. *Opération superficielle.* — Parez le pied à fond. Enlevez toute la corne décollée et faites à la périphérie du champ affecté un amincissement large de 1 centimètre au moins, qui permettra de traiter la zone suspecte et préviendra la compression des tissus. — L'adhérence de la corne à la membrane tégumentaire indique les limites du mal : on peut ainsi se rendre très exactement compte de l'étendue des altérations. — La dessolure est interdite ; toujours c'est l'amincissement qu'il faut pratiquer. — Si le crapaud a dépassé la surface plantaire, s'il s'est propagé sous la muraille, le long des cannelures podophylleuses, avec une rénette à gorge étroite creusez la couche profonde de la paroi :

ici encore, poussez l'amincissement jusqu'au tissu sain.

Avec une feuille de sauge, coupez ensuite les végétations, les fics et les ergots; partout vous devez mettre à nu la couche réticulaire de la membrane kératogène; au niveau

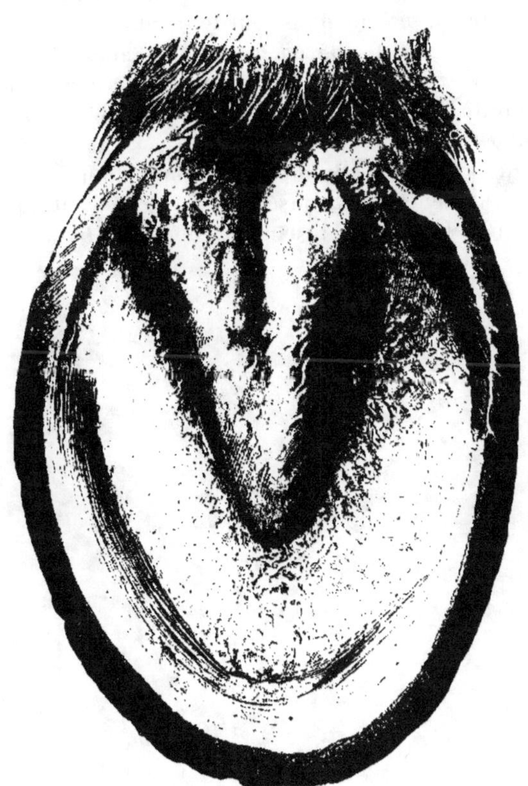

Fig. 150. — Opération du crapaud.

du coussinet plantaire, ménagez ses parties en relief tout en creusant les lacunes.

L'ablation terminée, détergez la plaie par une irrigatio antiseptique; saupoudrez-la d'iodoforme, de tannoforme, de calomel ou de tannin, et recouvrez-la d'une couche de gaze, puis d'un pansement ouaté.

II. *Opération profonde*. — Encore appelée *opération radicale*, elle consiste à enlever non seulement les végétations, les papilles hypertrophiées, mais la membrane tégumentaire elle-même, dans tout le territoire envahi.

Si celui-ci est très large, il convient d'anesthésier le cheval. Après avoir excisé les végétations avec la feuille de sauge et la curette, faites l'abrasion du tissu velouté et du podophylle malades.

Pansez comme pour la première opération.

Si les phénomènes consécutifs ne dénoncent aucune complication, laissez le pansement à demeure dix à quinze jours.

DEUXIÈME PARTIE

OPÉRATIONS PRATIQUÉES SUR LES ANIMAUX DE L'ESPÈCE BOVINE

I. — Assujettissement.

A. — CONTENTION DU BŒUF DEBOUT.

Presque toutes les opérations se font sur l'animal debout. On se méfiera des cornes et des membres postérieurs.

1° *Fixation de la tête.* — a) *Par un aide.* — Un homme vigoureux se place à gauche de l'animal et maintient de la main gauche la corne correspondante ; la droite, glissée le long de la face, saisit le mufle ; le pouce introduit dans une narine, l'index et le médius dans l'autre, le serrent plus ou moins fortement. Ainsi la tête peut être tenue élevée.

b) *Par une corde.* — Lorsque la bête est difficile, il faut fixer étroitement la tête à un anneau, à un arbre ou à un poteau. Trois ou quatre tours de corde passés sous les cornes et dans l'anneau ou autour du poteau suffisent d'ordinaire. On peut aussi enrouler la corde sur la partie inférieure de la tête. Parfois on assujettit l'animal en l'attelant au joug ou avec un sujet de même espèce.

2° *Contention des membres antérieurs.* — Comme pour le cheval, on tient levé un membre antérieur avec la main seule, ou en se servant soit d'une corde, soit d'une courroie passée autour de l'avant-bras et du paturon.

On peut amener l'animal contre un chariot, faire tenir la

tête par un aide ou la fixer au véhicule. Une corde attachée

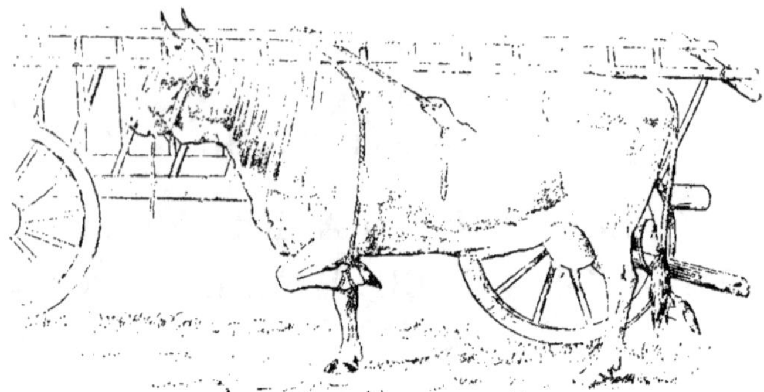

Fig. 151. — Contention d'un membre antérieur et d'un membre
postérieur. (Hess.)

au paturon est passée sur le dos et tirée par un aide de
l'autre côté de la voiture, ou comme le montre la figure 151.

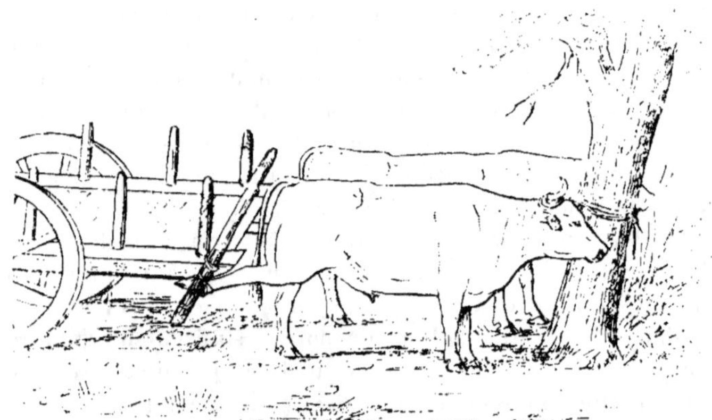

Fig. 152. — Fixation d'un membre postérieur à une barre. (Guittard.)

Pour limiter les mouvements des membres, on fait quelquefois usage de l'entrave Le Goff.

3° *Contention des membres postérieurs.* — En raison

d'une conformation anatomique spéciale, les bovidés ne peuvent guère effectuer la ruade, mais il faut craindre les coups portés en avant et de côté — les « coups de pied en vache ». — Pour s'en préserver, on peut employer différents moyens : — 1° Réunir les deux membres au-dessus des jarrets avec une corde disposée en anse et dont l'extrémité libre est

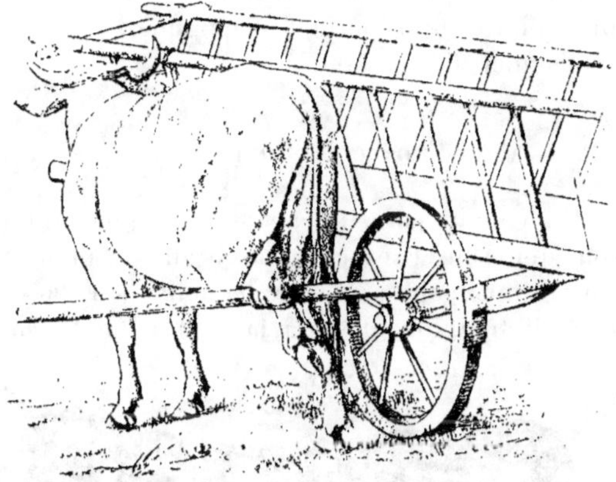

Fig. 153. — Fixation d'un membre postérieur à l'aide d'une barre tenue par deux aides. (Hess.)

tirée par un aide ; — 2° Passer la queue successivement en dedans, en avant et en dehors du membre, puis la tirer en arrière : on empêche ainsi la projection du pied en avant ; — 3° Faire tenir une perche par deux aides, en avant des jarrets ;

4° Entraver les deux membres postérieurs, comme pour le cheval ; — 5° Fixer l'un d'eux à une barre fixe ou tenue par des aides.

Les bovidés dangereux, surtout les taureaux, peuvent être aisément maîtrisés à l'aide de la *pince-mouchette* ou de *l'anneau nasal.*

Pour placer *l'anneau*, traversez à l'aide d'un gros trocart le cartilage nasal et retirez la tige. Introduisez dans la canule un bout de l'anneau, puis poussez ce dernier en même temps que vous retirez la gaine du trocart. L'anneau engagé dans la cloison est sorti de la canule, puis ses extrémités sont affrontées et rivées ou vissées.

Le *bâton conducteur* se compose d'une tige de bois longue de 1^m,30, à 1^m,50, à laquelle est clouée une armature métallique pouvant se fixer à l'anneau nasal. On peut se servir d'une armature spiralée qui permet d'appliquer et de retirer le bâton à distance de l'animal.

B. — CONTENTION DU BOEUF EN POSITION COUCHÉE.

Procédez comme pour le cheval, en employant de petits entravons que vous fixez au paturon ou au canon. Ayez soin de disposer une épaisse couche de paille sur la surface où doit porter la tête, afin d'éviter la fracture de la corne. — A

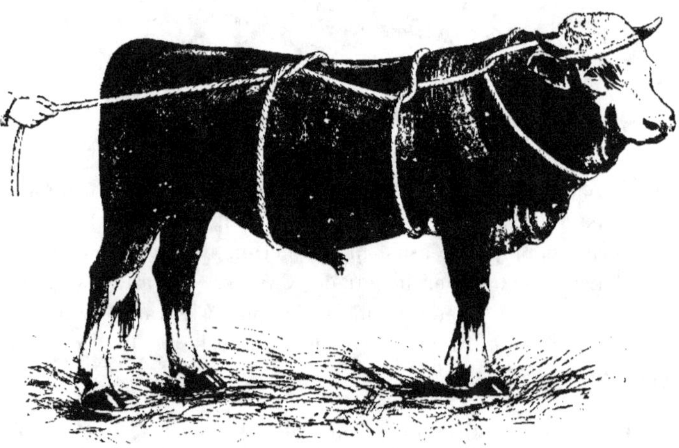

Fig. 154. — Abatage du boeuf. (Rueff.)

défaut d'entravons, servez-vous de deux cordes. Avec l'une, liez les membres antérieurs en les rapprochant le plus possible ; avec l'autre, fixez de même les postérieurs. Passez ensuite la première corde entre ces derniers, et la deuxième entre les membres antérieurs. Faites exercer une traction

sur les deux lacs, tandis qu'un aide tire la tête du côté où
le patient doit être abattu, et qu'un autre le pousse par la
hanche. L'animal couché, croisez les cordes et nouez-les.

Rueff a conseillé de se servir simplement d'une corde longue
de 10 à 12 mètres. On serre sur la base des cornes un nœud
coulant, préparé à l'une des extrémités de la corde, puis
celle-ci est dirigée sur le bord dorsal de l'encolure jusqu'au
tiers postérieur de cette région, que l'on enlace en ce point.
Un deuxième enlacement est fait derrière les épaules, et un
troisième au niveau du flanc. Le bout de la corde est dirigé
en arrière, le long du sacrum, du *côté droit de la queue* si
l'on veut coucher la bête *à gauche* (*fig.* 154), et *vice versa*.
Deux aides tirent sur la corde. Bientôt l'animal se couche.

II. — Anesthésie.

On a quelquefois anesthésié les bovins par les inhalations
d'éther, de chloroforme, de benzine, ou par le chloral.
Aujourd'hui ces agents sont justement délaissés. Ils ne conviennent pas pour les animaux dont la viande, en cas d'insuccès opératoire, doit être livrée à la consommation.

L'assoupissement par l'alcool est le seul procédé recommandable. L'animal assujetti, faites-lui prendre en breuvage
une forte dose d'eau-de-vie ou de rhum (un demi-litre à un
litre). Au bout de quelques minutes, l'engourdissement commence et s'accentue peu à peu. L'ivresse amène la résolution
musculaire.

On peut aussi recourir à *l'anesthésie locale*. On obtient
facilement celle-ci par l'injection sous-cutanée d'une solution de chlorhydrate de cocaïne à 1 p. 100-200.

III. — Saignées.

A. — Saignée a la jugulaire.

La *veine jugulaire* superficielle du bœuf est volumineuse
mais il est parfois difficile d'en obtenir la distension en la com-

primant : le sang s'écoule par la jugulaire accessoire, satellite de
la carotide. Pour provoquer la stase dans la veine, appliquez sur
la base de l'encolure une cordelette disposée en nœud coulant
et dont l'extrémité est tirée par un aide. Pour empêcher l'anse
de remonter le long de l'encolure, fixez à sa partie inférieure
une autre corde qui, passée entre les membres antérieurs, est
tirée par l'aide dans la même direction que la première.

Assujettissement. — Attachez l'animal à un poteau ou à un
anneau. S'il se défend, immobilisez-le contre un mur au moyen
d'une plate-longe. Faites couvrir l'œil du côté où vous opérez.

TECHNIQUE. — La position de l'opérateur et le manuel sont
les mêmes que pour la saignée à la jugulaire chez le cheval.
La région préparée (on se borne à mouiller et à lisser les
poils), prenez la flamme et sortez la tige qui porte la lame la
plus large : placez celle-ci dans l'axe du vaisseau, un peu au-
dessus du milieu de l'encolure, et ouvrez-le en frappant un
fort coup de bâtonnet. La blessure de la carotide n'est pas à
craindre, en raison du volume de la veine.

Pour l'hémostase, faites cesser la compression du vaisseau,
affrontez les lèvres de la plaie, traversez-les par une épingle et
appliquez une ligature. Le thrombus qui se produit parfois
disparaît sans intervention.

Comme chez le cheval, on peut aussi faire la saignée avec
un *trocart*. (V. p. 45.)

B. — SAIGNÉE A LA MAMMAIRE.

Assujettissement. — Fixez l'animal comme pour la saignée à la
jugulaire. Avec la queue disposée ainsi qu'il a été dit *page 255*,
immobilisez le membre postérieur du côté où vous opérez.

TECHNIQUE. — Placez-vous comme pour la saignée à la sous-
cutanée thoracique chez le cheval ; comprimez la veine avec la
main armée de la flamme ; ouvrez-la en frappant sur la tige
un coup de bâtonnet.

Faites l'hémostase comme pour la saignée à la jugulaire.

IV. Sétons et trochisques.

Rarement utilisés chez les sujets de l'espèce bovine, les *sétons* sont appliqués suivant les règles indiquées pour le cheval. On emploie de préférence les *trochisques*, dont les effets sont plus intenses que ceux des sétons.

L'opération du trochisque consiste à introduire dans le tissu conjonctif sous-cutané un agent irritant de nature végétale (racine d'ellébore, de vératre) ou minérale (acide arsénieux, sublimé corrosif). On la pratique généralement au fanon. — Coupez les poils au lieu d'élection et, avec le bistouri convexe, faites-y une étroite incision cutanée verticale. Engagez dans celle-ci la pointe des ciseaux courbes et décollez la peau au-dessous, de façon à creuser là un godet profond de quelques centimètres. Introduisez ensuite dans le décollement le corps irritant dont vous avez fait choix.

V. — Cautérisation.

Pour les animaux de l'espèce bovine, on n'use guère de la cautérisation. Les règles de celle-ci sont d'ailleurs à peu près les mêmes que pour le cheval. Plus épaisse, très vasculaire, la peau peut supporter plus longuement l'action du fer rouge sans danger de brûlure. Toutefois, suivant les régions, l'épaisseur du derme varie dans la proportion de 1 à 4. A ce point de vue, les principales régions sur lesquelles on opère se rangent dans l'ordre suivant : *région inguinale; — face interne du jarret, canon, face postérieure du genou; — face externe du jarret, boulet, paturon, couronne; — front, dos, lombes; — articulation de la hanche, face antérieure du genou.*

Instruments. — Pour la cautérisation superficielle, servez-vous d'instruments dont la pointe est effilée ou la partie cultellaire mince, afin que le fer rouge, qui doit pénétrer assez profondément, ne provoque pas de larges plaies. — Appliquez le feu pénétrant avec les cautères qui servent pour le cheval.

Assujettissement. — Autant que possible, opérez sur l'animal debout, solidement fixé dans un travail, au joug ou contre un chariot. S'il est nécessaire de le coucher, faites-le tenir à la diète pendant douze heures, et, afin d'éviter la météorisation, assurez-vous qu'il a bien ruminé après son dernier repas.

Technique. — Pour les *cautérisations transcurrente* ou *en pointes superficielles*, procédez comme pour le cheval, en augmentant, pour chacun des degrés du feu, d'un tiers environ le nombre des applications du fer rouge, tout en tenant compte de la région sur laquelle vous opérez. Les signes des trois degrés de la cautérisation ainsi que les phénomènes consécutifs n'offrent rien de spécial.

Le feu *en pointes pénétrantes* et la *cautérisation en aiguilles* donnent d'excellents résultats chez le bœuf. On peut passer l'instrument de cinq à dix fois dans les pointes lorsque l'opération est faite pour des lésions tendineuses et osseuses. Pour les synoviales, on ne doit donner qu'un coup de cautère à chaque pointe.

Généralement on recouvre d'une préparation vésicante la région cautérisée.

Opérations spéciales.

I. — Ablation des cornes.

Instruments. — Scie, bistouri, ciseaux. — Objets de pansement.

Assujettissement. — Attachez l'animal à un arbre ou à un poteau avec une plate-longe.

Pratiquée seulement sur l'étui corné, l'opération est inoffensive. Quand elle porte sur l'os, elle exige quelques précautions. Il est indiqué notamment de tenir plus basse que l'autre la corne sur laquelle on opère, de façon que la sciure et le sang ne pénètrent pas dans le sinus.

Technique. — Coupez la corne avec une scie bien tranchante enduite de vaseline simple ou boriquée. L'hémorragie tarie par des compresses chaudes, recouvrez le moignon d'ouate ou d'étoupe aseptiques. — Si vous avez sectionné la corne au ras du crâne, appliquez un emplâtre adhésif (poix noire et térébenthine) arrondi et découpé sur les bords. — Si le moignon est saillant, fixez le pansement avec de la bande. L'un des chefs, passé sous la base de la corne opposée enveloppée au préalable d'étoupe, est maintenu près de la corne amputée en commençant un **8** de chiffre. L'autre est roulé en spire à tours imbriqués sur la compresse ; lorsque celle-ci est bien fixée, enlevez la plate-longe ; passez la bande

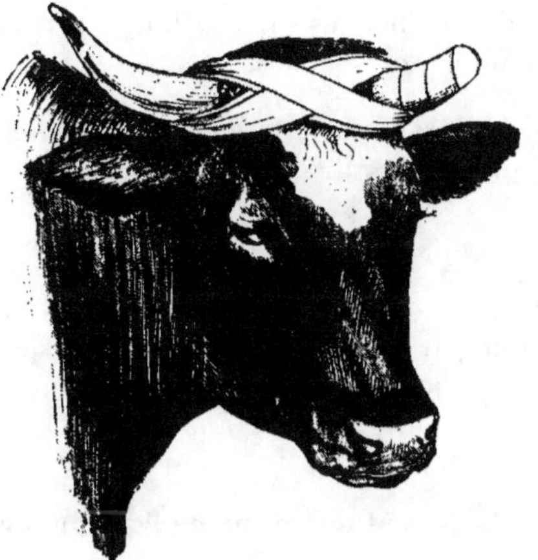

Fig. 155. — Pansement à la bande.

trois ou quatre fois sous la base des cornes et sur la nuque (*fig.* 155), ensuite nouez les chefs.

S'il ne survient aucune complication, laissez le pansement à demeure huit à douze jours. Il suffit de le renouveler une fois pour que la cicatrisation soit complète.

II. — **Trépanation des sinus.**

Cette opération est quelquefois pratiquée chez les bovins. On ouvre le *sinus frontal* ou le *sinus maxillaire*.

On peut trépaner le premier en sa partie supérieure, à 2-3 travers de doigt de la base de la corne et à la même distance du relief occipital ; — et en sa partie inférieure, un peu au-dessus d'une perpendiculaire abaissée du bord supérieur de l'orbite sur la ligne médiane, à peu près à égale distance de ces parties, ou à 1-2 centimètres en dedans de la scissure orbitaire, qui loge une artère assez volumineuse. — On peut encore ouvrir le sinus de la cheville frontale en trépanant la corne sur sa face antérieure, à deux travers de doigt de sa base.

Ouvrez le *sinus maxillaire* immédiatement en avant de l'épine maxillaire chez les sujets adultes, à 1 ou 2 travers de doigt plus haut chez les jeunes.

Le manuel opératoire est le même que pour la trépanation des sinus chez le cheval. (V. p. 93.)

III. — Trachéotomie.

Indiquée pour conjurer l'asphyxie dans les cas de dyspnée intense causée par une affection des voies respiratoires supérieures, on la pratique sur l'animal assujetti debout et comme il a été dit pour la *trachéotomie provisoire* du cheval.

IV. — Cathétérisme de l'œsophage.

Instruments. — Cathéter ou poussoir et bâillon ou spéculum.

Assujettissement. — Opérez sur l'animal debout, la tête maintenue en extension modérée par un aide vigoureux. La langue tirée hors de la bouche et saisie par un second aide, appliquez le bâillon.

Technique. — Prenez la sonde ou le poussoir et procédez comme il a été indiqué pour le cheval. Le voile du palais est moins long que chez ce dernier, et le conduit œsophagien beaucoup plus large : le cathétérisme est toujours des plus faciles.

V. — Taxis et extraction des corps étrangers de l'œsophage.

A. — Premier procédé.

Assujettissement. — Opérez sur l'animal debout et faites tenir la tête étendue sur le cou.

Technique. — Pour ramener le corps étranger dans l'arrière-bouche, placez-vous près de la face gauche de l'encolure :

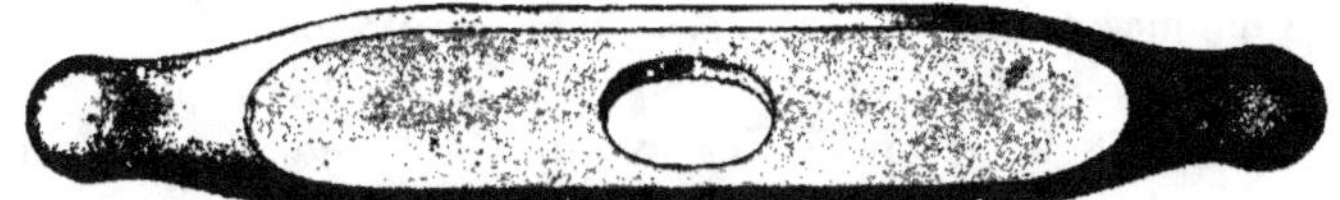

Fig. 156. — Spéculum pour le cathétérisme de l'œsophage
chez le bœuf.

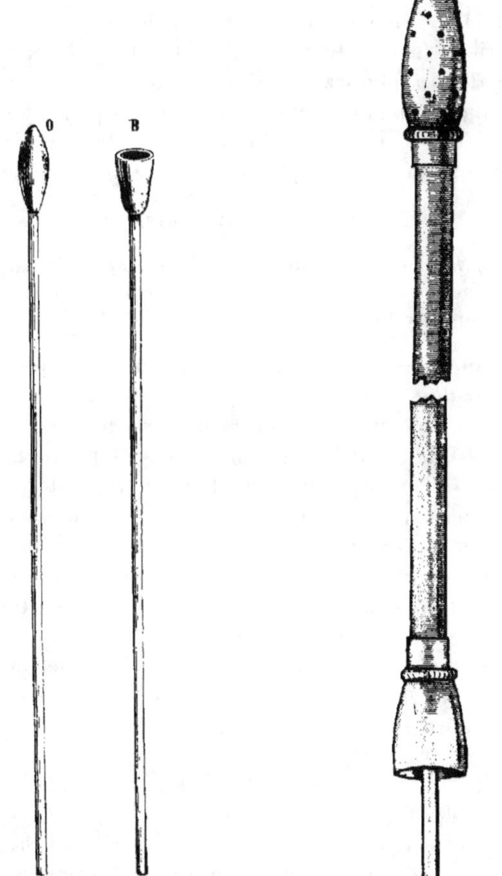

Fig. 157 et 158. — Poussoirs œsophagiens.   Fig. 159. — Sonde œsopha-
(Peuch et Toussaint.)   gienne.

appliquez par-dessus celle-ci la main droite dans la gouttière jugulaire droite, la main gauche dans la gouttière opposée, au niveau de la première, les extrémités des doigts immédiatement au-dessous du corps obstruant. Par des pressions effectuées de bas en haut sur celui-ci, faites-le remonter jusque dans le pharynx.

Tandis qu'un aide l'y maintient en comprimant l'origine de l'œsophage, saisissez de la main gauche la mâchoire inférieure en arrière du col du maxillaire et entr'ouvrez la bouche de l'animal, ou appliquez un spéculum. Introduisez ensuite la main droite dans le pharynx et saisissez le corps poussé en avant par l'aide. Cette dernière manœuvre doit être exécutée rapidement, afin d'éviter l'asphyxie par occlusion de la glotte.

B. — Deuxième procédé.

Assujettissement. — Faites tenir la tête abaissée par deux aides ou attachez-la solidement, de sorte que le mufle soit à environ 40 centimètres du sol.

Technique. — Placé à gauche de l'encolure, passez le bras droit par-dessus celle-ci, appliquez les deux mains sur le bord trachélien du cou et les pouces dans les gouttières jugulaires, l'un à droite, l'autre à gauche ; par des pressions en avant exercées sur le corps étranger, faites-le remonter jusque dans le pharynx. Là, il est arrêté par le voile du palais. Faites porter la tête dans l'extension et entr'ouvrir la bouche tandis que vous exercez une pression en bas et en avant sur le corps étranger : la base de la langue est déprimée et le passage agrandi ; le corps est bientôt expulsé.

Si l'action des pouces est insuffisante, faites maintenir le corps étranger par un aide, et effectuez en l'extraction avec la main portée dans le pharynx.

VI. — Œsophagotomie.

On pratique cette opération dans la gouttière jugulaire gauche, au niveau du corps étranger arrêté dans la partie cervicale de l'œsophage, l'animal assujetti de préférence debout.

Même manuel que pour le cheval.

Afin de fermer plus complètement la plaie du conduit, on peut, vu l'ampleur de celui-ci, appliquer sur la muqueuse une suture de Jobert. — A condition d'inciser largement les couches qui recouvrent l'œsophage, on peut aussi ne suturer ni ces couches, ni les parois du conduit.

Quand le corps étranger est susceptible d'être coupé ou écrasé, au lieu de pratiquer l'œsophagotomie classique, on procédera comme il a été dit *page* 135.

VII. — **Ponction du rumen.**

Remarques anatomiques. — Le creux du flanc est limité en avant par la dernière côte, dont la direction est oblique en bas et en arrière ; en haut par les extrémités libres des vertèbres lombaires ; en arrière et en bas par la corde du flanc.

En cette région, on trouve sous la peau : 1° une couche de tissu conjonctif assez dense ; 2° la portion aponévrotique du grand oblique représentée par quelques brides fibreuses ; 3° la portion charnue du petit oblique dont les faisceaux sont dirigés en bas et en avant ; 4° l'aponévrose du muscle transverse de l'abdomen ; 5° la couche conjonctive sous-péritonéale ; 6° le feuillet pariétal du péritoine. — La face externe du rumen est tapissée par le feuillet viscéral de la séreuse.

Assujettissement. — Faites tenir la tête de l'animal par un aide vigoureux ; entravez en **8** les membres postérieurs, ou immobilisez le gauche avec une plate-longe ou avec la queue. V. p. 254.

Instruments. — Ciseaux courbes, bistouri convexe, trocart. — Employez de préférence un trocart de petit calibre.

Technique. — La ponction du rumen doit être faite dans le flanc gauche, au centre du triangle formé par le relief des apophyses tranverses des vertèbres lombaires, la dernière côte et la corde du flanc.

On peut introduire d'emblée le trocart au lieu d'élection, mais il est préférable d'opérer en deux temps. Faites d'abord à la peau, avec le bistouri convexe, une incision de 1 à 2 centimètres. La pointe du trocart engagée dans la plaie, tenez l'instrument de la main gauche, par la canule, dans une direction oblique en avant et un peu en dedans (vers le membre antérieur droit ; d'un coup vigoureux porté avec la paume de l'autre main sur le sommet de la tige, faites péné-

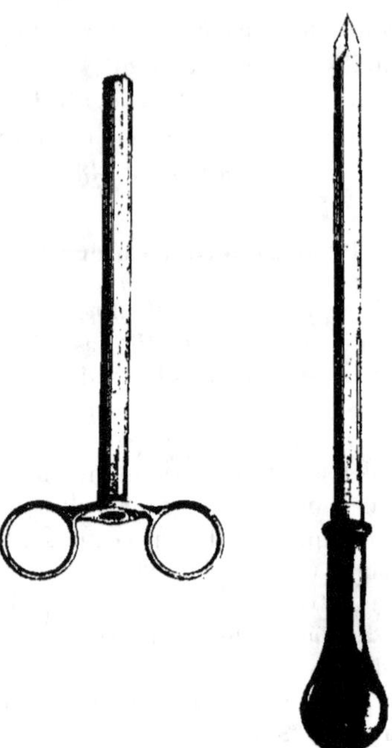

Fig. 160 et 161. — Trocart et sa canule pour la ponction du rumen.

trer le trocart dans le rumen. Retirez la tige et fixez la canule par deux liens noués sur l'abdomen.

Le dégagement de gaz terminé, sortez la canule en exerçant sur elle une traction avec la main droite, tandis que les doigts gauches appliqués sur la peau empêchent le soulèvement des parois du flanc.

VIII. — Gastrotomie.

Instruments. — Ciseaux courbes, bistouris, pinces ordinaire et hémostatiques, aiguille courbe. — Fils de chanvre ou de soie et compresses.

Assujettissement. — Comme pour la ponction du rumen.

TECHNIQUE. — *Premier temps : Incision de la peau.* — Le lieu d'élection est la partie centrale du flanc gauche. La région préparée, faites, à deux travers de doigt de la quatrième apophyse transverse lombaire, une incision cutanée verticale de 10 à 15 centimètres.

Deuxième temps : Incision des couches sous-cutanées. —

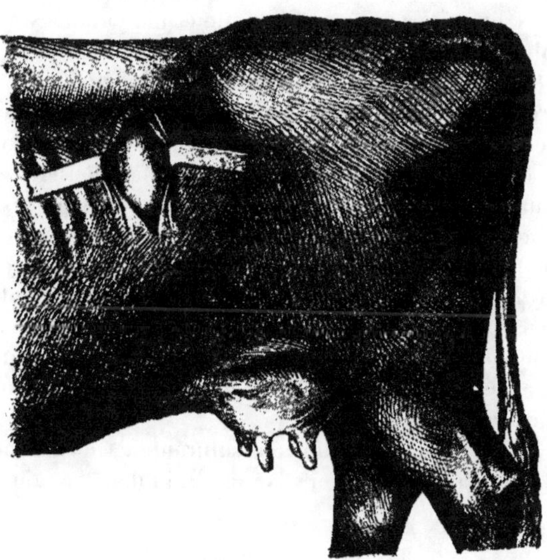

Fig. 162. — Laparotomie pour l'incision du rumen.

Divisez successivement les couches formées par le grand oblique, le petit oblique, le transverse de l'abdomen et le péritoine. Découvrez le rumen par l'application d'écarteurs qui entr'ouvrent la plaie.

Troisième temps : Ouverture du rumen. — On peut l'effectuer d'emblée en incisant au fond de la plaie les parois du réservoir; mais, pour éviter l'affaissement de celui-ci lorsque des gaz y sont accumulés en plus ou moins grande quantité, il convient de suturer d'abord les parois du rumen aux parois du flanc, avec une aiguille très courbe et du fort fil de chanvre ou de soie. Appliquez deux points de suture au niveau des angles de l'incision, puis ponctionnez le rumen avec un trocart, afin d'empêcher la projection des matières alimentaires, qui souilleraient la plaie et pourraient infecter le péritoine. Avec le bistouri, incisez ensuite les parois du rumen dans le sens de la plaie du flanc, et fixez chacune des lèvres du réservoir aux lèvres musculo-cutanées correspondantes.

Quatrième temps : Évacuation des aliments. — Les lèvres de la plaie recouvertes chacune d'un linge mouillé étalé, en dedans, sur la muqueuse du rumen, en dehors sur la peau, procédez à l'extraction des matières soit avec la main, soit avec une cuillère ou de longues pinces. Il suffit d'évacuer la moitié environ ou les deux tiers du contenu de la panse.

Suture. — Fermez la plaie du rumen par une suture séro-séreuse à points séparés distants d'environ 1 centimètre, ayant soin de passer les fils dans la séreuse et la musculeuse seulement, afin d'éviter leur infection et les accidents qui en pourraient résulter.

Fermez la plaie du flanc en suturant la couche musculaire, puis la peau, après avoir fixé un drain dans l'angle inférieur.

IX. — Urétrotomie.

Chez le bœuf, selon le siège des calculs arrêtés dans le canal urinaire, on pratique l'*urétrotomie ischiale* ou l'*urétrotomie scrotale*.

Instruments. — Bistouri droit, sonde cannelée, cathéter ou pinces pour l'extraction des calculs.

A. — Urétrotomie ischiale.

Indications. — Imminence de rupture de la vessie par rétention de l'urine lors d'obstruction de l'urètre en sa partie scrotale par un calcul; — engagement d'un calcul dans la partie intrapelvienne du conduit; — opérations intravésicales.

Assujettissement. — Fixez solidement la tête de l'opéré et entravez les membres postérieurs. Faites tenir la queue relevée sur la ligne médiane.

TECHNIQUE. — Si l'urètre est distendu par l'urine dans sa partie ischiale, s'il y a des « bonds urétraux » (cas où le calcul est arrêté au niveau de l'S pénienne ou dans la partie scrotale du conduit), ouvrez-le comme chez le cheval, en un seul temps, par une ponction et un débridement vertical.

Si le canal est affaissé (cas où le calcul est arrêté dans la partie intrapelvienne), au niveau de la courbure ischiale incisez verticalement, couche par couche, les tissus qui recouvrent l'urètre ; ponctionnez celui-ci et débridez-le, sur la sonde cannelée, dans le sens de la plaie. Sortez ensuite le calcul avec une pince ou refoulez-le dans la vessie.

B. — URÉTROTOMIE SCROTALE.

Indication. — Extraction d'un calcul arrêté au niveau de l'une des courbures de l'urètre ou dans sa partie inférieure.

Assujettissement. — Couchez l'animal sur le côté gauche. Découvrez la région scrotale en portant le membre postérieur droit sur l'épaule correspondante au moyen d'une plate-longe. — Si le réservoir urinaire était distendu, avant de coucher le patient il conviendrait d'évacuer l'urine par la ponction de l'urètre faite avec la flamme ou le trocart, au niveau de l'arcade ischiale. — Sur les animaux épuisés par la douleur, on peut opérer debout.

TECHNIQUE. — Effacez la double inflexion urétro-pénienne en exerçant sur l'extrémité de la verge une traction prolongée, tandis qu'un aide pousse en avant la saillie formée par la deuxième courbure. Cela fait, le calcul est perçu sur la partie du pénis qui dépasse le fourreau, ou sur celle qui est recouverte par celui-ci.

Dans le premier cas, ouvrez l'urètre par une étroite incision longitudinale faite au niveau du calcul : enlevez ce dernier avec une pince et fermez le conduit par un ou deux points de suture.

Dans l'autre cas, incisez d'abord le fourreau au niveau du

calcul, amenez au dehors la partie correspondante du pénis,
et achevez l'opération comme il vient d'être indiqué.

X. - Cathétérisme de l'urètre chez la vache.

Assujettissement. — Comme pour l'ovariotomie.
Instrument.   Sonde en gomme ou en métal.

TECHNIQUE. — Malgré la valvule qui existe sur la paroi inférieure de l'urètre, près de son orifice, on peut réussir le cathé-

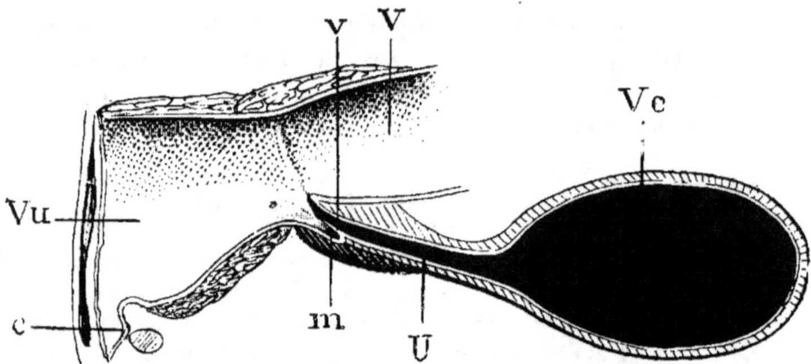

Fig. 163. — Coupe antéro-postérieure et médiane de la vessie,
de l'urètre, du vagin et de la vulve chez la vache.

Ve, vessie ; U, urètre ; r, valvule de l'urètre ; m, méat ; V, vagin ; Vu, vulve ; c, clitoris.

térisme en engageant la sonde le long de la paroi supérieure
du conduit. Si l'instrument est arrêté par la valvule, il faut le
retirer, abaisser celle-ci avec l'index de la main libre et
introduire ensuite le cathéter.

L'écartement des lèvres de la vulve par un spéculum facilite
l'opération.

XI. — Castration du taureau.

A. — BISTOURNAGE.

Assujettissement. - - On pratique le bistournage sur le taureau
contenu debout, la tête fixée haut à un anneau ou à un poteau.

les membres postérieurs immobilisés par deux plates-longes serrées au-dessus des jarrets et fixées, en avant, sur les membres
antérieurs au-dessus des genoux.

TECHNIQUE. — *Premier temps : Assouplissement des
bourses.* — Placé en arrière des jarrets, un genou fléchi,

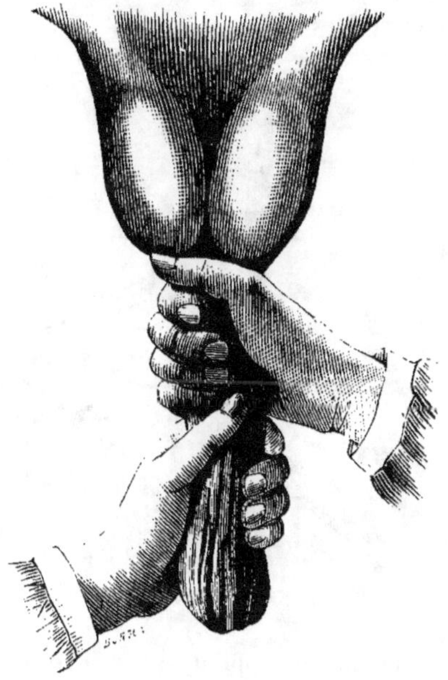

Fig. 164. — Bistournage. — Assouplissement des bourses. (Peuch.)

commencez par assouplir les bourses : abaissez les deux
testicules dans celles-ci, puis remontez-les haut et brusquement vers l'anneau inguinal; répétez ces manœuvres jusqu'à
ce que les adhérences conjonctives des enveloppes soient rompues. — Effectuez les autres actes opératoires successivement
sur chacune des glandes.

Deuxième temps : Bascule du testicule. — Le testicule
droit refoulé vers l'aine, amenez le gauche au fond de sa
bourse. Avec la main gauche, saisissez le cordon en sa partie

inférieure, le pouce appliqué en dehors ou en arrière, les
autres doigts en dedans ou en avant, et avec la main droite,
agissant en sens inverse sur les enveloppes qu'elle tire en
bas, et sur la partie postérieure du testicule qu'elle pousse en
haut, faites basculer celui-ci de manière que son grand axe
devienne parallèle au cordon.

Troisième temps : Torsion du cordon. — Par l'action

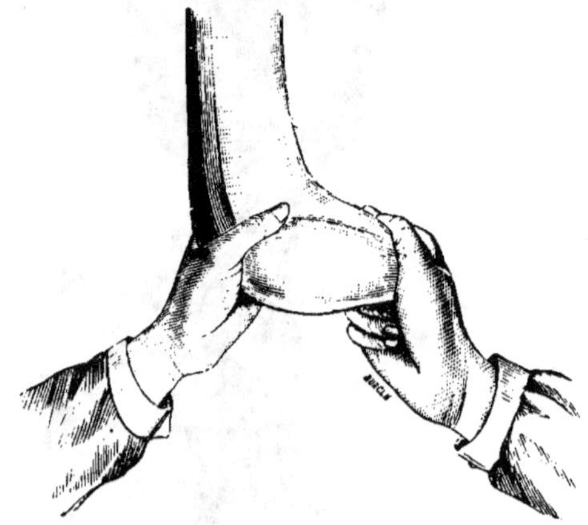

Fig. 165. — Position des mains pour faire basculer le testicule.

des mains, la gauche appliquée sur le cordon et la droite sur
le testicule, imprimez à celui-ci un mouvement de rotation
autour du premier, en le portant d'abord en avant et en dedans,
le cordon étant légèrement tiré en arrière et en dehors. Quand
le testicule a fait un demi-tour, que le cordon est devenu
postérieur, le rôle des mains change : tandis que le pouce
droit appuie sur le cordon, le poussant à droite et en dedans,
les doigts gauches amènent le testicule en dehors puis en
arrière, aidés par le pouce droit qui peut abandonner le cordon
après l'avoir refoulé en avant.

Faites exécuter au testicule, deux, trois ou quatre tours
semblables. Le premier est souvent laborieux, mais les autres
sont faciles.

Après avoir remonté la glande bistournée, descendez l'autre au fond de sa bourse, et répétez sur elle les mêmes manœuvres, avec cette différence que le rôle des mains est inverse.

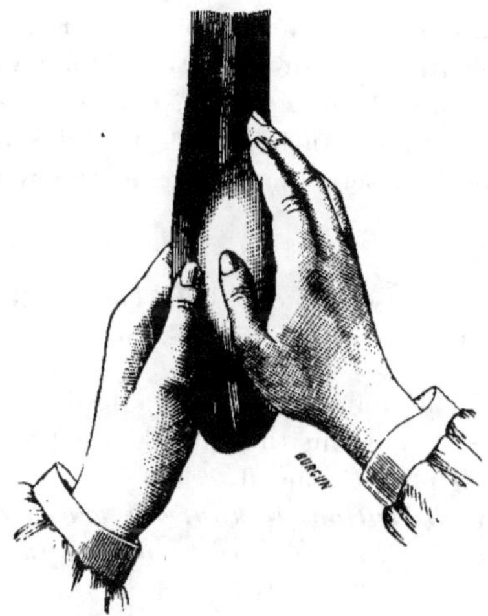

Fig. 166. — Position des mains pour faire la torsion. (Peuch.)

Quatrième temps : Ligature des bourses. — Les deux testicules refoulés aussi haut que possible, appliquez au-dessous d'eux, sur les bourses, une ligature bien serrée, qui sera enlevée au bout de vingt-quatre à quarante-huit heures.

B. — CASTRATION PAR LES CASSEAUX.

On la pratique sur l'animal couché ou assujetti debout, les membres postérieurs entravés ou simplement réunis par une corde serrée au-dessus des jarrets.

On opère à testicules *couverts* ou *découverts*.

Le manuel opératoire est le même que pour le cheval. — On peut diviser les enveloppes superficielles (scrotum et dartos) sur la ligne médiane et sortir par l'incision les *testicules couverts*, ou, après avoir divisé les enveloppes profondes par deux autres incisions latérales, les *testicules découverts*.

Chirurgie vétér.   18

— On peut encore étreindre les cordons avec un seul casseau.

Dans un autre procédé, on applique transversalement et à quelques centimètres au-dessus des épididymes, sur les deux cordons recouverts de leurs enveloppes, un fort casseau à charnière dont les branches sont rapprochées au moyen d'une vis, et que l'on serre davantage les jours suivants s'il est nécessaire.

C. — CASTRATION PAR TORSION. — CASTRATION
PAR CAUTÉRISATION.

On opère sur l'animal assujetti en position décubitale. — On se sert des mêmes instruments et l'on procède de la même manière que pour le cheval.

Pour la *castration du taureau cryptorchide*, on peut opérer *par le flanc* ou *par la région inguinale* (procédé danois ou belge. (V. p. 167.)

XII. — Castration de la vache.

Remarques anatomiques. — Chez la *vache*, l'utérus est moins long et ne s'avance pas aussi loin dans la cavité abdominale que chez la jument. Le corps, peu volumineux, est légèrement déprimé d'un côté à l'autre : les cornes sont grêles, effilées à leur extrémité. — Cet organe est incurvé dans le sens de sa longueur, mais sa concavité est inférieure et correspond à la paroi abdominale, au lieu d'être tournée vers la région lombaire comme chez la jument. Les ligaments larges se fixent sur le plan inférieur du corps et sur le bord concave des cornes, ce qui explique la légère torsion en dehors et en haut de la partie antérieure de ces dernières. — L'utérus peut se trouver en rapport avec le cul-de-sac gauche du rumen lorsque ce réservoir est rempli d'aliments, mais ordinairement il en est séparé par des anses intestinales.

Les *ovaires* sont situés à proximité du bassin, au voisinage du corps de l'utérus ou de la base des cornes et près de l'extrémité de celles-ci : ils sont fixés à la face interne des ligaments larges par une lame séreuse doublée de faisceaux fibreux.

Moins gros que ceux de la jument, ils ont habituellement les dimensions et la forme d'un haricot ou d'une amande. Parfois ils sont assez volumineux, irréguliers ou kystiques.

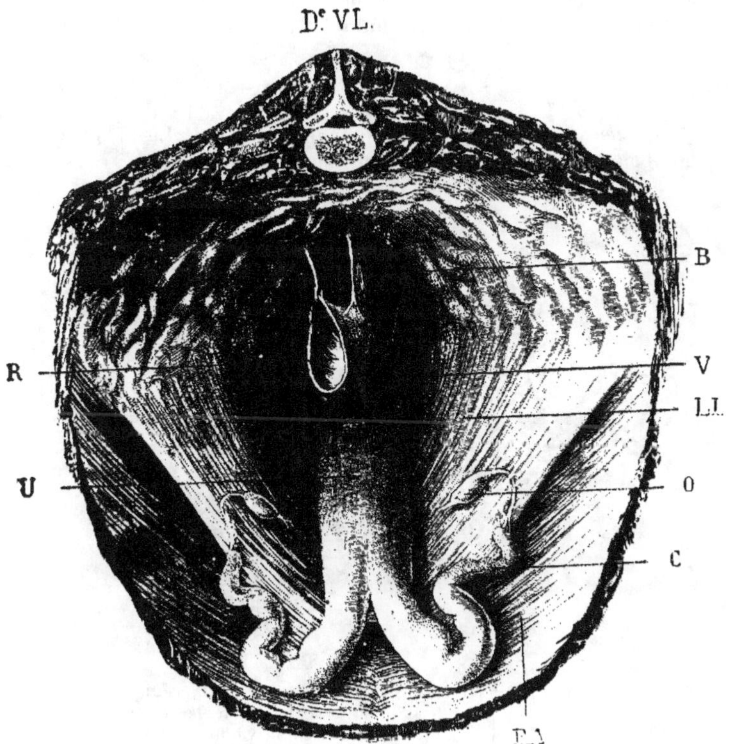

Fig. 167. — Coupe transversale verticale de la région abdominale postérieure, faite en avant de la dernière vertèbre lombaire, montrant la disposition de l'utérus vu par sa face supérieure, et l'insertion des ovaires sur les ligaments larges, chez la vache.

O, ovaire; C, corne; U, utérus; LL, ligament large; V, vagin; — R, coupe du rectum; B, bassin; P.A, paroi abdominale; DVL, dernière vertèbre lombaire.

Préparation de l'opérée. — Celle-ci doit être à jeun; parfois on la soumet à une demi-diète pendant un ou deux jours. — Avant de l'assujettir, on provoquera la défécation par un lavement.

Assujettissement. — Attachez solidement la tête et entravez les
membres postérieurs ou fixez la bête dans le travail. Faites tenir
la queue relevée sur la ligne médiane par un aide. — Désinfectez
la zone génitale et le vagin comme il a été dit pour la jument.

A. — CASTRATION AVEC L'ÉCRASEUR.

Instruments. — Les mêmes que pour la jument. Le bistouri à
lame cachée et l'écraseur suffisent dans tous les cas.

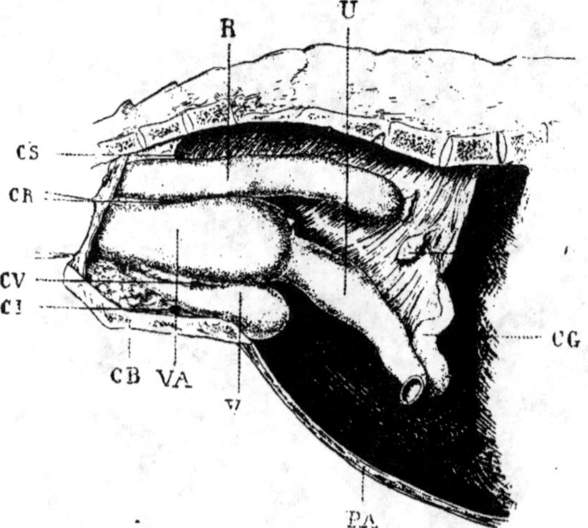

Fig. 168. — Coupe verticale antéro-postérieure de la région abdominale postérieure et du bassin, faite à droite de la ligne médiane,
montrant les organes génito-urinaires de la vache.
Ovariectomie. — Premier temps : ponction du vagin.

O, ovaire ; U, utérus ; CG, corne gauche ; VA, vagin ; R, rectum ; V, vessie ; CR, cul-
de-sac recto-vaginal ; CV, cul-de-sac vésico-vaginal ; CS, cul-de-sac supérieur ; CI, cul-
de-sac inférieur ; — CB, coupe du bassin ; PA, paroi abdominale.

TECHNIQUE. — *Premier temps : Ponction du vagin et
agrandissement de l'ouverture.* — Faites la ponction au
même point et de la même manière que pour la jument. —
au fond du vagin, un peu au-dessus du col, le bistouri tenu
horizontal. Agrandissez la plaie de façon à pouvoir y engager
facilement deux doigts.

Deuxième temps : Préhension et ablation de l'ovaire. — Généralement les ovaires sont à proximité de l'ouverture faite au vagin, à côté du corps de l'utérus et sur le plan de celui-ci ; parfois ils sont situés un peu plus haut ou un peu plus bas. — Pour les percevoir, introduisez l'index et le médius dans la cavité péritonéale, explorez la partie inférieure

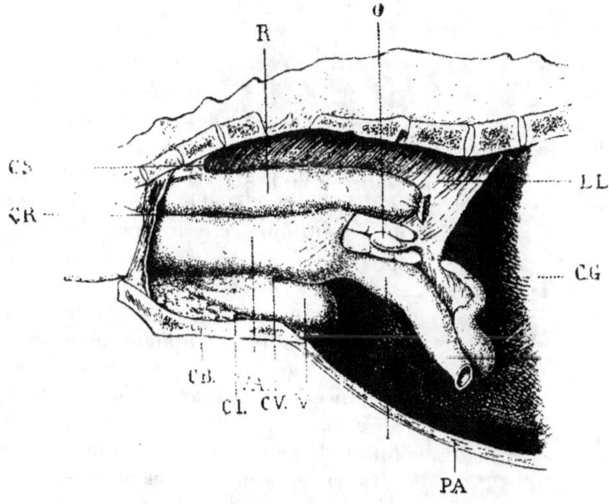

Fig. 169. — Ovariectomie. — Deuxième temps : préhension de la glande (ovaire gauche).

O, ovaire ; U, utérus ; VA, vagin ; R, rectum ; V, vessie.

de la face interne des ligaments larges, au voisinage du corps de l'utérus.

Pour l'ovaire gauche, servez-vous de la main gauche. Saisissez-le entre l'index et le médius, et amenez-le dans le vagin en retirant ces doigts. — Excisez-le avec l'écraseur manœuvré très lentement.

Même manuel pour l'ablation de la seconde glande, — en vous servant de la main droite pour la saisir et l'amener dans le vagin.

Si les ovaires sont situés trop loin pour être atteints avec les doigts, agrandissez la plaie en déchirant les parois du vagin par la seule action de ceux-ci, jusqu'à ce que la main puisse pénétrer dans l'abdomen. Prenez l'un des ovaires, amenez-le dans le vagin et faites-en l'ablation. — Procédez de même pour l'autre. — Il est rare que l'on soit obligé d'introduire l'écraseur dans la cavité péritonéale.

B. — Castration par la ligature.

Lorsque la castration est faite sur des vaches laitières dans le but de prolonger la durée de la période où la lactation est abondante, l'hémorragie qui accompagne parfois l'exérèse pratiquée avec l'écraseur est toujours préjudiciable, et, quel que soit le but de l'opération, cette hémorragie serait quelquefois mortelle, même en se servant d'un « écraseur perfectionné ».

La ligature élastique des ovaires a le grand avantage d'être absolument hémostatique.

Dans ce procédé, l'écraseur est remplacé par une anse élastique garnie d'une perle (*fig.* 170), anse dans laquelle est passée une ficelle. En raison de l'étroitesse du conduit dont la perle est creusée, celle-ci ne peut ni glisser, ni être déplacée sur le fil de caoutchouc que si ce dernier est allongé et aminci par une forte traction ; elle reprend sa fixité dès qu'on cesse de tirer sur le fil.

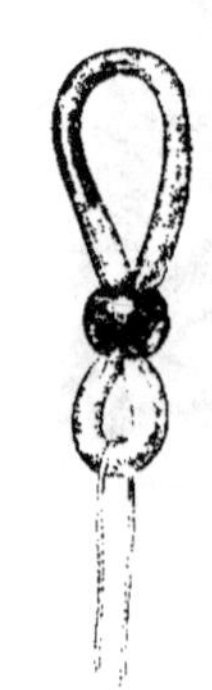

Fig. 170. — Anse élastique pour la castration de la vache. (Degive.)

Lien de caoutchouc, perle et ficelle doivent être rigoureusement aseptiques.

TECHNIQUE. — Le *premier temps* — la ponction du vagin et l'élargissement de la plaie — est exécuté comme pour la castration avec l'écraseur.

Deuxième temps : Application de la ligature. — Cette application se fait avec les doigts qui saisissent l'ovaire, sans le secours d'aucun instrument. En voici le manuel :

Engagez l'index et le médius gauches dans l'anse élastique distendue, que vous glissez assez loin sur les doigts. Introduisez ceux-ci dans la plaie vaginale, saisissez l'ovaire gauche et amenez-le dans le vagin comme il a été dit plus haut. Une traction exercée sur la ficelle élargit l'anse élastique : le pouce gauche peut s'engager dans cette anse; par une poussée de la face dorsale de la phalangette, il la fait glisser en avant sur les deux autres doigts et la pousse sur le ligament ovarien. Saisissez alors la perle entre le pouce et l'index ; ces doigts soutenant l'ovaire et la ligature, tirez sur la ficelle avec la main droite : le fil élastique s'allonge, glisse dans la perle Quand la striction est suffisante, cessez la traction : le fil reprend son volume primitif et la perle le maintient tendu.

Sortez la ficelle en tirant sur l'un de ses bouts, et laissez rentrer dans l'abdomen la glande ligaturée.

Opérez de même pour l'autre ovaire.

XIII. — **Réduction de l'utérus prolabé.**

Assujettissement. — S'il est nécessaire d'annihiler les efforts expulsifs, administrez à la vache un demi-litre à un litre d'eau-de-vie. — Lorsque la bête peut être maintenue debout, faites un peu surélever le train de derrière. Un aide est placé à la tête : un autre tient la queue renversée sur la croupe. — Le plus souvent la patiente garde l'attitude décubitale. Placez-la sur le dos après avoir entravé séparément les membres antérieurs et ceux de derrière, puis élevez l'arrière-main en passant le lacs sur une poulie attachée au plafond.

TECHNIQUE. — Nettoyée avec une solution antiseptique légère et tiède, la matrice est soutenue par un drap humide dont les extrémités sont tenues par deux aides. Rentrez-la en commençant par la partie supérieure. Tandis que les aides la soulèvent, exercez avec les mains des pressions en avant, sur la partie de l'organe voisine de la vulve; refoulez-la peu à peu, et continuez ces manœuvres sur les parties qui arrivent successivement au niveau de la vulve. Lorsqu'il n'en reste plus qu'une petite portion, rentrez-la directement en la poussant avec le poing. Engagez le bras dans le vagin, puis dans la matrice ; déplissez celle-ci, étalez-en les parois aussi complètement que possible.

Lorsque la masse utérine est très volumineuse, gorgée de sang, avant de la rentrer il est avantageux d'en réduire les dimensions en faisant refluer dans la circulation générale une partie du sang qu'elle contient. On obtient ce résultat par

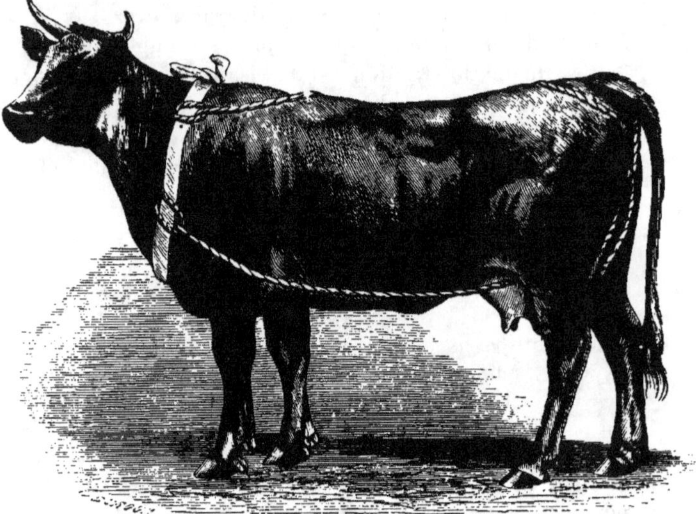

Fig. 171. — Bandage de Delwart. (Saint-Cyr.)

l'esmarchisation. — par l'enveloppement et la compression de la masse, effectués de l'extrémité libre vers le pédicule avec un drap humide, des serviettes ou une bande de caout-chouc. (V. p. 32.)

Pour éviter le retour de l'accident, on peut appliquer un bandage *ad hoc* ou *suturer la vulve*.

1. *Bandage de Delwart.* — Il est formé de deux longes en corde réunies vers leur partie moyenne comme le montre la *figure* 171, ou par deux nœuds droits peu serrés et distants d'en-viron 10 centimètres, de façon à ménager une ouverture ovale qui embrasse les lèvres de la vulve.

Les chefs sont ramenés en avant, les supérieurs par la
région lombaire, les inférieurs par la région mammaire ; tous
sont arrêtés sur un collier placé à la base de l'encolure. Pour
éviter les blessures du tégument, il est avantageux de garnir
d'étoupe les deux cordes, surtout au niveau de la vulve.

II. *Bandage de la Maison rustique*. — Il se compose d'un

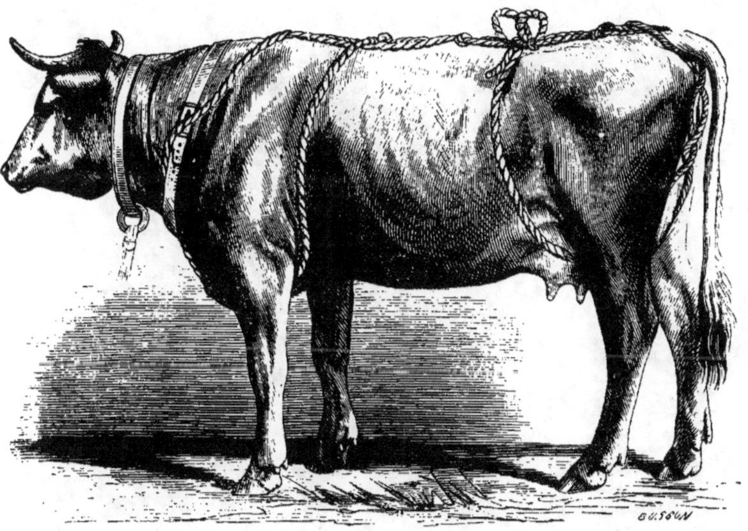

Fig. 172. — Bandange de la Maison rustique. (Saint-Cyr.)

collier à boucle et d'une corde longue de 8 à 10 mètres, du
calibre de celle connue vulgairement sous le nom de *garrot*
ou un peu plus forte. L'application en est simple. Le collier
placé à l'origine de l'encolure, on plie la corde en deux parties
égales et on la place à cheval sur la partie postérieure du
garrot et les régions costales ; les chefs, dirigés sous les ars
et entre-croisés au poitrail, suivent la partie antérieure des
épaules en passant sur le collier, de dessous en dessus ; ensuite
ils sont réunis à la partie supérieure de l'origine de l'encolure, par un nœud simple susceptible d'être serré ou relâché à
volonté. A 25 ou 30 centimètres de ce nœud, on en fait un
second plus solide, puis plusieurs autres selon la taille de la

vache, tous à peu près à égale distance, jusqu'à la base
de la queue ; on pratique un nœud simple au-dessus du tron-
çon, et un second au-dessous. De là, chaque partie de la corde
est appliquée sur une lèvre de la vulve ; on fait un nœud au
niveau de la commissure inférieure ; enfin les chefs sont passés

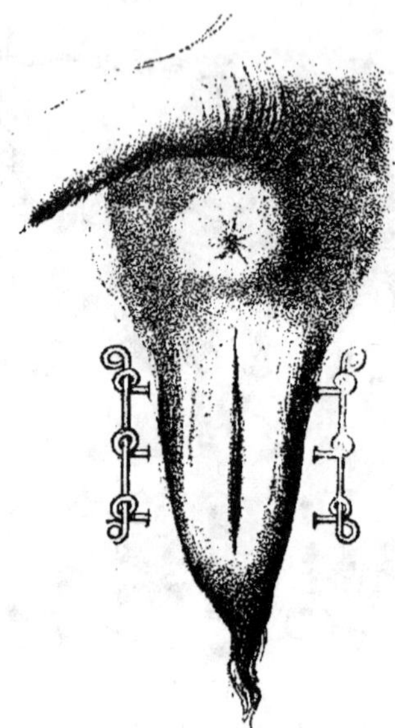

Fig. 173. — Suture métallique de la vulve.

dans le pli de l'aine (entre le membre et le quartier correspondant de la mamelle), et de là sur le flanc, pour être fixés à
l'un des nœuds de la région lombaire, par une boucle facile
à défaire.

Bandage de Lund. — La partie essentielle de ce bandage
est une pièce métallique triangulaire confectionnée de façon
à être pourvue d'un anneau à chacun de ses angles. Appliquée
sur la vulve, la base en haut, elle y est maintenue par des
cordes disposées comme dans le bandage de Delwart et
attachées en avant, à un collier ou à un surfaix.

On utilise nombre d'autres bandages plus ou moins perfectionnés, ne différant des précédents que par la disposition de la partie ou de la pièce appliquée sur la vulve.

Suture vulvaire. — Si vous voulez suturer la vulve, préparez cinq petites tiges métalliques (bouts de fil de fer) aiguës à une extrémité et dont l'autre est recourbée en anneau. Passez transversalement dans les lèvres de l'orifice, à égale distance l'un de l'autre, trois de ces fils ; puis, avec une pince, contournez en anneau leur extrémité pointue. Passez ensuite dans les anneaux qui se correspondent sur chacune des lèvres les deux autres tiges, et fixez-les en recourbant leur extrémité inférieure (*fig.* 173).

XIV. — **Ablation de l'utérus.**

Dans les cas où la matrice a subi des altérations trop graves (perforation ou gangrène) pour que la réduction offre des chances de succès, on en peut faire *l'ablation.*

Si l'utérus n'est pas le siège de lésions septiques ou putrides qui contre-indiquent l'esmarchisation, on la pratiquera d'abord comme il a été dit à l'article précédent. On évite ainsi une excessive déperdition de sang.

Pour l'excision, le procédé de choix est la *ligature* du pédicule avec un fort lien de caoutchouc. Celui-ci sera appliqué, fortement tendu, à 7-8 centimètres en arrière du méat urinaire, et ses chefs arrêtés, comme d'habitude, par un fil solide serré sur leur entre-croisement. Il n'y a plus qu'à sectionner transversalement l'utérus à 8-10 centimètres au-dessous du lien.

Les jours suivants et jusqu'à section du pédicule par la ligature, on le détergera par des lavages antiseptiques.

XV. — **Cathétérisme et incision du trayon.**

Assujettissement. — Debout, la tête tenue par un aide. Immobilisez le membre postérieur gauche avec la queue passée comme

il a été dit *page* 255, ou faites porter en avant le membre
opposé, à l'aide d'une plate-longe.

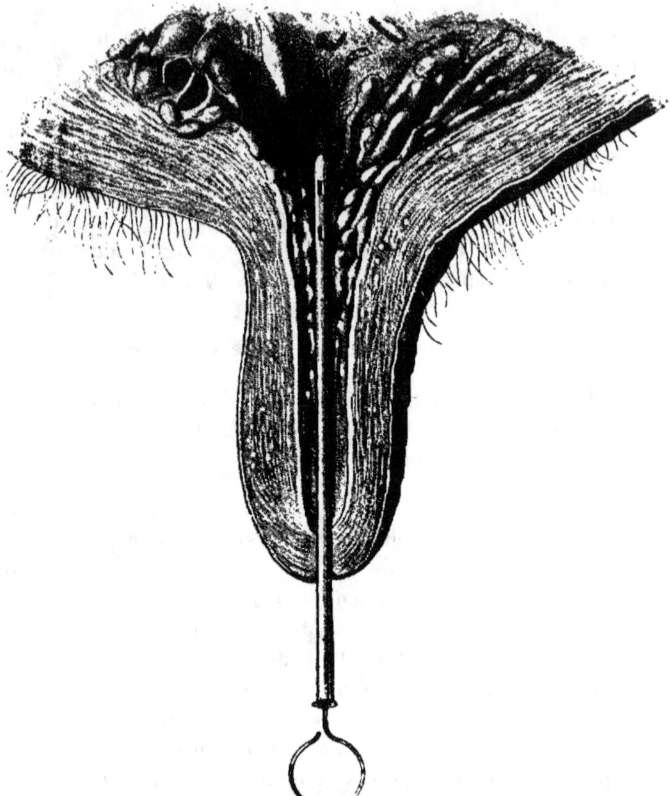

Fig. 174. — Cathétérisme du trayon.

TECHNIQUE. — Effectuez ces interventions en prenant les précautions d'asepsie usuelles. Placez-vous au niveau du flanc
gauche.

Pour le *cathétérisme*, servez-vous de la sonde spéciale à
extrémité mousse. L'instrument stérilisé, tenez le trayon de la
main gauche et introduisez la sonde dans l'orifice du conduit

excréteur ; engagez-la graduellement jusqu'à une profondeur de
4 à 6 centimètres et retirez le mandrin. La canule s'obstrue
fréquemment par des grumeaux qui obligent à réintroduire
la tige.

Pour l'*incision du trayon*, employez de préférence le trayo-
notome de Guilbert, aseptisé par l'immersion dans l'eau bouillante. Le trayon tenu de la main gauche, engagez l'instrument
dans le conduit jusqu'à ce que la base des lames arrive au
niveau de son orifice, et retirez-le aussitôt.

XVI. — **Ablation de la mamelle.**

On enlève rarement les deux masses mammaires. Presque
toujours l'ablation porte sur deux quartiers latéraux seulement.

Instruments. — Ciseaux, bistouris, sonde cannelée, pinces ordinaire et hémostatiques. — Objets de pansement.

Assujettissement. — Couchez la vache sur le côté opposé aux
quartiers affectés. Faites porter avec une plate-longe le membre
superficiel sur l'épaule correspondante.

Technique. — La région préparée, circonscrivez par une
incision elliptique les trayons des deux quartiers à enlever.
Commencez l'énucléation en disséquant la peau sur leur face
externe. Séparez-les ensuite des quartiers sains en dilacérant
le plan conjonctif intermammaire. Détachez d'arrière en
avant leur couche profonde de la paroi abdominale. Arrivé
sur le faisceau vasculaire qui pénètre dans la glande vers la
limite de ses tiers postérieur et moyen, faites-en la ligature.
Achevez l'énucléation et ligaturez la veine mammaire.

L'hémostase assurée par la torsion des petits vaisseaux qui
saignent, détergez la plaie, tamponnez avec de la gaze et de
l'ouate, puis suturez la peau.

XVII. — **Section du long vaste luxé.**

Instruments. — Ciseaux, bistouri droit, sonde.

Assujettissement. — Selon le degré d'irritabilité de la bête, fixez
celle-ci au travail, à la charrette, ou immobilisez-la en position
décubitale.

TECHNIQUE. — Si l'animal est maigre, l'espèce de corde formée par le bord antérieur de l'ischio-tibial est saillante, facile
à sentir. Sectionnez-la par le procédé sous-cutané. A 8-10 centimètres au-dessous du trochanter, implantez obliquement et

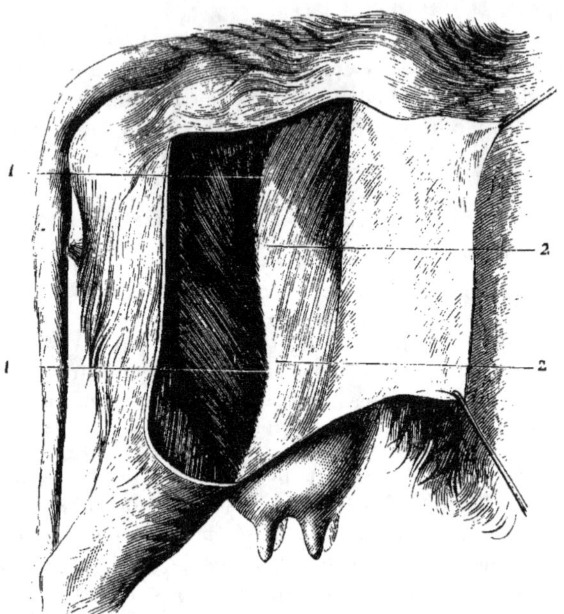

Fig. 175. — Fascia lata et long vaste, chez les bovidés.

1. bord antérieur de l'ischio-tibial externe ; 2. fascia lata. (Crazel et Peuch.)

à plat la lame du bistouri droit sous la saillie formée par le
muscle, tournez-en le tranchant contre cette saillie et, en la
retirant, divisez l'aponévrose et le bord antérieur du muscle.
Si la régularité de la marche n'est pas rétablie, réintroduisez
l'instrument et complétez la section.

Dans les très rares cas où le sujet est gras, il est malaisé
de se rendre compte de la situation des organes de la région ;
on ne perçoit pas nettement la partie antérieure du muscle.

Au même lieu d'élection, divisez la peau et le fascia lata sur une longueur de 4 à 5 centimètres, engagez ensuite sous le muscle, en haut et en arrière, la sonde cannelée. Introduisez, en le guidant sur celle-ci, le bistouri à plat, puis placez-le de champ, de façon à diviser l'aponévrose et le muscle. — L'obliquité de l'incision, l'emploi de la sonde et non du doigt facilitent l'écoulement du liquide, et limitent les délabrements aux proportions strictement nécessaires.

Parfois une hémorragie assez abondante se produit, qui exige le tamponnement de la plaie.

XVIII. — **Ablation du doigt.**

Elle peut se faire par désarticulation ou par section de la première phalange. Pour les lésions localisées aux tissus sous-ongulés, on pratiquera de préférence la désarticulation de la phalangette ou de l'onglon.

Instruments. — Ciseaux, rénettes, feuilles de sauge, pince. Fil de soie ou de chanvre et objets de pansement.

Assujettissement. — Couchez l'animal et fixez le membre en position convenable. Appliquez sur le canon une ligature hémostatique, puis préparez la région digitée par la section des poils, la désinfection des onglons et du tégument.

Technique. — Premier procédé. — A 2-3 centimètres du bourrelet, creusez une rainure sur le côté externe de l'onglon, et une autre en arrière. Au fond de ces rainures, incisez la corne et le tégument sous-jacent, puis désarticulez en sectionnant successivement le ligament latéral externe, le tendon extenseur, le ligament latéral interne, le perforant et le coussinet plantaire. Vous enlevez ainsi la phalange et l'os naviculaire. Mais généralement celui-ci peut être épargné, et il est avantageux de conserver le talon pour obtenir, avec la guérison plus rapide, un résultat plus complet. Aussi doit-on accorder la préférence au second procédé.

Deuxième procédé. — Faites sur la partie supérieure de la face externe de l'onglon un amincissement à pellicule, qui découvre l'articulation. La pulpe de l'index appliquée sur la corne amincie, il suffit de faire exécuter quelques mouvements

à l'onglon pour percevoir l'interligne articulaire, situé à
2-3 centimètres au-dessous du bourrelet. Avec la feuille de
sauge, faites là une brève incision courbe à concavité supérieure, et ouvrez l'articulation. Engagez-y la pointe de l'ins-

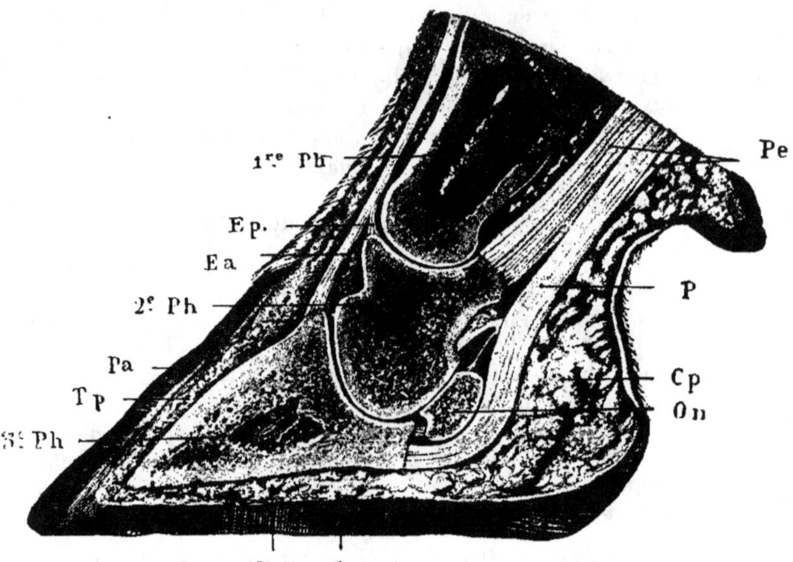

Fig. 176. — Coupe antéro-postérieure du doigt.

1re Ph. première phalange; 2e Ph. deuxième phalange; 3e Ph. troisième phalange
On. os naviculaire; Ep. tendon extenseur du pied; Ea. tendon extenseur antérieur;
Pe. perforé; P. perforant; Cp. coussinet plantaire; Tp. tissu podophylleux; Tr. tissu
velouté; Pa. paroi; S, sole.

trument, la concavité de la lame tournée vers la couronne et
son tranchant en avant. L'onglon porté dans une direction qui
favorise les manœuvres, prolongez l'incision en avant, le long
du bord de la phalange, jusqu'au sommet de cet os : vous sectionnez ainsi la mince couche de corne conservée, le podophylle, le ligament latéral externe et la synoviale. Prolongez
de même l'incision en arrière et en haut, jusqu'à l'os navicu-

laire. Séparez celui-ci de la phalange en implantant entre
eux la feuille de sauge, et, par une incision rectiligne, détachez l'onglon en arrière. Divisez ensuite d'avant en arrière,

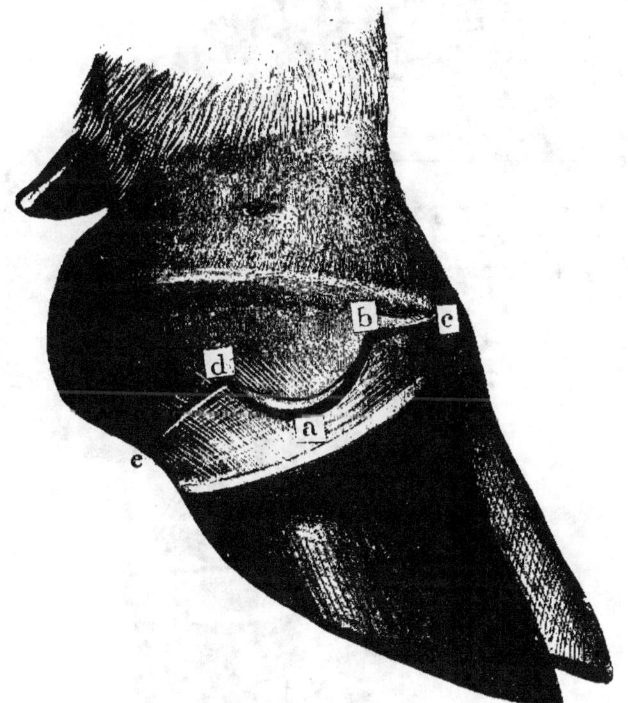

Fig. 177. — Désarticulation de la phalangette.

a, b, c, incision antérieure ; *a, d, e,* incision postérieure.

le tendon extenseur, le fort ligament latéral interne et la
paroi correspondante de l'onglon. S'il reste des lambeaux
de tissus mortifiés, enlevez-les ; enfin, avec la rénette ou
la curette tranchante, ruginez la face inférieure de l'os coronaire.

Après ligature des vaisseaux qui peuvent être pincés, dé-

Chirurgie vétér.   19

sinfectez la plaie et recouvrez-la d'un pansement antisep-

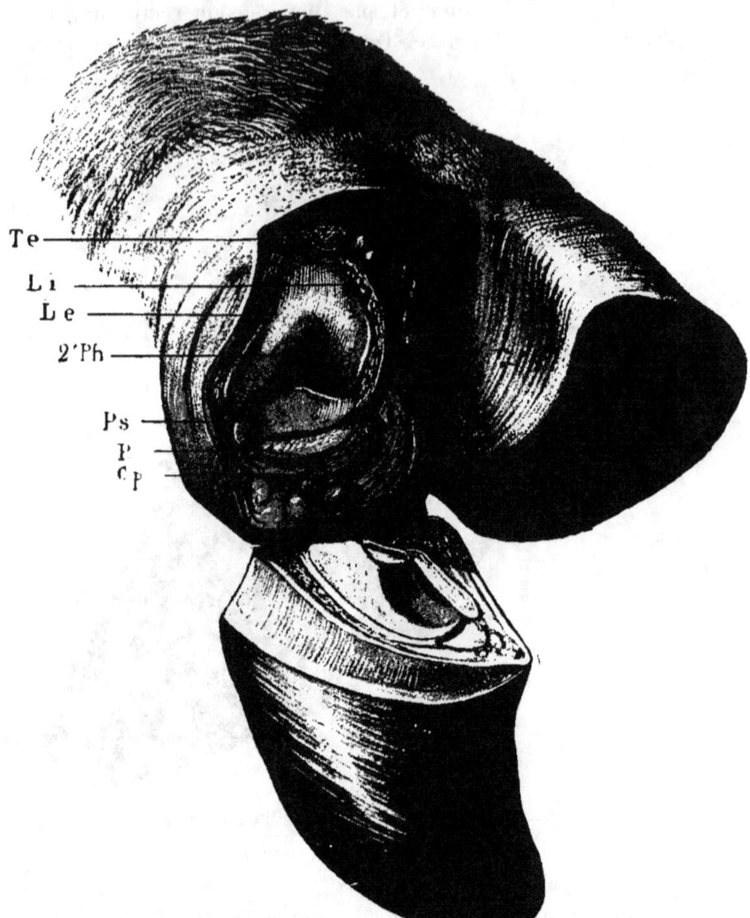

Fig. 178. — Désarticulation de la phalangette.

2ᵉ Ph. deuxième phalange ; Ps, petit sésamoïde ; Le. ligament externe ; Li. ligament interne ; Te, tendon de l'extenseur commun des doigts ; P. perforant ; Cp, coussinet plantaire.

tique maintenu par une chaussure de toile ou de cuir.

TROISIÈME PARTIE

OPÉRATIONS PRATIQUÉES SUR LES PETITS RUMINANTS ET LE PORC

I. — Assujettissement.

Il est aisé d'assujettir le MOUTON en toutes positions. Pour la castration, un aide tient l'animal sur le dos ou sur le séant, le ventre tourné vers l'opérateur, le tronc serré entre les jambes, et avec chacune de ses mains il immobilise les deux extrémités d'un bipède latéral. Ce dernier mode convient aussi pour les opérations pratiquées sur la tête. — Si la contention doit être de longue durée, on lie d'abord ensemble les membres de chaque bipède latéral, puis on les réunit par un ou plusieurs tours de corde. Lorsque l'opéré est un bélier ou un bouc, on se méfiera des coups de tête.

On saisit habituellement le PORC par un membre postérieur, au-dessus du jarret. Pour le renverser, en même temps que l'on bascule le train de derrière, un ou deux aides exercent sur les oreilles des tractions dans le même sens.

Autre procédé : Deux hommes saisissent le porc par les oreilles; tandis que l'animal crie, on glisse dans la bouche entr'ouverte une anse de corde disposée en nœud coulant que l'on serre sur la mâchoire supérieure, le plus près possible des commissures, en arrière des crochets. On attache ensuite l'animal à un arbre ou à un anneau, assez haut pour que la tête se trouve en extension forcée. Le patient « tire au renard » : il n'est pas à craindre qu'il se détache.

Si l'on doit examiner la cavité buccale, on profite des cris poussés par l'animal — de l'écartement des mâchoires — pour introduire dans la bouche un bâton dont on se sert comme levier. — Les interventions pratiquées dans le fond de la cavité buccale ou dans le pharynx nécessitent l'emploi d'une mordache. — On utilise aussi un tord-nez spécial à l'aide duquel on enserre les mâchoires. — On peut encore immobiliser celles-ci avec un bout de corde enroulé et noué au-dessus du groin.

II. — Saignée.

Chez le MOUTON, on saigne à l'*angulaire* de l'œil, à la *sous-cutanée de l'avant-bras* ou à la *saphène*.

Pour saigner à l'*angulaire*, faites tenir la tête de l'animal, comprimez la faciale en avant du tubercule maxillaire avec le pouce gauche et ouvrez la veine avec la lancette.

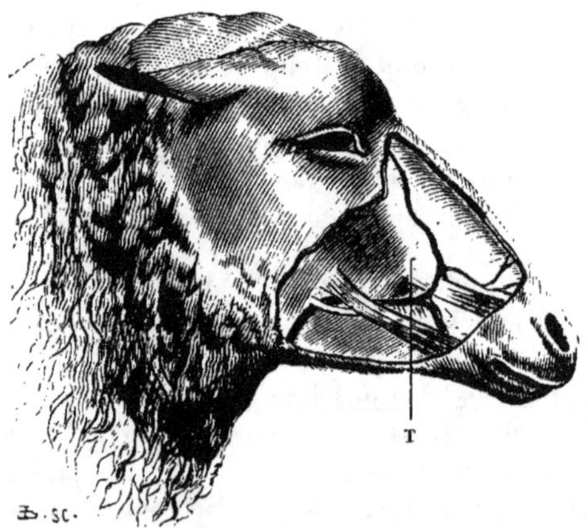

Fig. 179. — Veines angulaire et faciale. (Peuch et Toussaint.)
T. tubercule maxillaire.

Si vous opérez à la *sous-cutanée de l'avant-bras*, provoquez la distension de cette veine et de la céphalique en comprimant celle-ci en avant du bras ou du coude, et, avec le bistouri ou la lancette, ponctionnez la première à la partie supérieure de l'avant-bras.

Pour saigner à la *saphène*, il convient d'appliquer une ligature vers le milieu de la jambe : la veine devient très apparente sur la face externe de cette région. Ouvrez-la avec la lancette un peu au-dessus du jarret.

Chez le porc, on saigne aux *veines auriculaires* ou à la *saphène*.

Si vous faites choix des *veines auriculaires*, qui occupent la face interne de la conque, renversez celle-ci sur la nuque, comprimez le vaisseau le plus volumineux et ouvrez-le avec la lancette. On peut ponctionner successivement plusieurs de ces veines.

Pour saigner à la *saphène*, appliquez, comme chez le mouton, une ligature sur la jambe ; la *veine saphène* devient d'ordinaire bien apparente à son passage sur la corde du jarret à 5-10 centimètres au-dessus du calcanéum. Ouvrez-la en ce point avec la lancette ou le bistouri droit.

III. — Ponction du rumen et gastrotomie.

Pour la *ponction du rumen* et la *gastrotomie* chez les *ovins* et les *caprins*, on procédera comme il a été dit pour ces mêmes opérations pratiquées sur les sujets de l'espèce bovine. (V. p. 265.)

IV. — Hernie inguinale des porcelets.

Ainsi que chez les jeunes sujets des autres espèces, on traite cette hernie par la castration à cordon couvert, après torsion de celui-ci.

L'animal tenu en position dorsale, les membres postérieurs portés en avant ou écartés, incisez le scrotum et le dartos, énucléez la gaine vaginale aussi haut que possible et réduisez. Il est très rare que l'on soit obligé d'ouvrir le sac pour libérer l'intestin ectopié. Ce dernier rentré, tordez le cordon couvert jusqu'au niveau de l'anneau inguinal, liez-le près de celui-ci avec un fil de soie dont les chefs sont ensuite fixés sur les lèvres de l'anneau, et coupez-le à un centimètre au-dessous de la ligature. — Dans quelques cas, il est nécessaire d'occlure l'anneau par une suture.

Réunissez la peau sur un tampon de gaze.

V. — **Ablation du rectum renversé**.

Très rare chez les petits ruminants, cet accident est plus fréquent chez le porc.

Dans les cas où le prolapsus est incurable par les autres moyens, l'*ablation* doit être pratiquée ainsi qu'il a été dit pour la même opération chez le cheval. On réunit les surfaces de section des deux cylindres par une double suture (musculo-séreuse et muqueuse) ou par un seul rang de points séparés.

VI. — **Castration du bélier et du porc**.

Pour châtrer le BÉLIER, on a le choix entre le *bistournage*, la *ligature élastique*, le *fouettage* et la *torsion*. Les deux premiers procédés méritent la préférence.

Le *bistournage* est pratiqué selon le manuel décrit pour le bœuf (V. p. 271), avec cette différence que l'animal, au lieu d'être assujetti debout, est tenu en position renversée, sur son séant, par un aide qui, relevant les membres antérieurs de chaque côté de la tête, appuie celle-ci contre sa poitrine. On fait écarter les membres postérieurs, et, placé en face du patient, un genou en terre, on peut manœuvrer à l'aise.

Pour l'application de la *ligature élastique*, faites tenir l'animal dans la même position. Arrachez la laine sur la partie supérieure du scrotum, au point où doit être placé le fil. Un aide maintenant les testicules au fond des bourses, avec la collaboration d'un autre passez trois à cinq fois sur la partie inférieure du cordon, à quelques centimètres au-dessus des testicules, le lien de caoutchouc bien tendu, et arrêtez les chefs par un bout de fil serré sur leur entre-croisement. (V. p. 51.)

A défaut de fil élastique, on peut se servir de ficelle. On étreint les cordons par une double anse disposée en nœud de saignée : c'est le *fouettage*.

La ligature élastique est le procédé le plus simple pour les *agneaux*. On assujettit l'animal en position dorsale sur une table, les membres postérieurs maintenus en avant par un aide.

Pour le VERRAT, on emploie les *casseaux*, que l'on applique de préférence sur les cordons couverts, ou la *torsion limitée* effectuée avec les pinces sur les cordons découverts. — L'animal est couché sur le côté gauche et solidement assujetti ; le membre postérieur droit est porté sur l'épaule correspondante au moyen d'une corde. — Le manuel des deux procédés est le même que pour le cheval.

On châtre les *porcelets* par la torsion des cordons découverts. L'opéré est tenu couché sur le dos, comme il a été indiqué pour l'agneau. La région préparée, incisez le scrotum sur la ligne médiane et faites de chaque côté, sur la partie interne des enveloppes profondes, une incision qui donne issue aux deux testicules. Remontez les enveloppes et sectionnez la partie postérieure des cordons. Appliquez transversalement sur la portion vasculaire de ceux-ci, à 2-3 centimètres au-dessus des épididymes, une solide pince hémostatique à longs mors. Avec une autre pince fixée à un centimètre au-dessous de la première, tordez les deux cordons jusqu'à rupture.

Enduisez de vaseline boriquée les plaies scrotales ou suturez-les sur une mèche de gaze.

Pour la *castration du bélier et du porc cryptorchides*, on opère *par le flanc* en s'inspirant de la description donnée de cette opération chez le cheval. — Il suffit d'introduire deux doigts dans l'abdomen pour trouver et sortir le testicule.

VII. — **Castration de la truie**.

Chez la *truie*, les cornes sont longues, flexueuses, appendues à des ligaments larges très développés en hauteur. Les ovaires, petits et aplatis jusque vers la fin du deuxième mois, augmentent ensuite de dimensions, deviennent kystiques et atteignent le volume d'une grosse amande ou d'une noix. Ils sont fixés sur la face interne des ligaments larges, vers le bord antérieur de ceux-ci et près de l'extrémité des cornes.

Instruments. — Bistouri ou autre instrument tranchant et aiguille. — Fil de chanvre.

On châtre habituellement la truie vers l'âge de deux mois, parfois plus tard. Elle doit être préparée par une diète de vingt-quatre heures. La castration peut se faire par le *flanc* ou par la *ligne blanche*.

a. *Par le flanc.* — C'est le procédé de choix. L'opérée est fixée en décubitus latéral droit ou gauche, le groin fermé, la tête et les membres antérieurs tenus par un aide ; un autre saisit les membres postérieurs et les porte légèrement en arrière. La région préparée (section des poils et désinfection du tégument), faites, très peu en avant et immédiatement au-dessous de l'angle externe de l'ilium, une incision cutanée verticale ou légèrement oblique en avant et longue de 3 à 4 centimètres. D'un second coup de bistouri, divisez le tissu conjonctif adipeux sous-cutané. Avec l'index porté dans la plaie et disposé perpendiculairement, perforez par une brusque poussée la couche musculaire et le péritoine. Dirigez le doigt vers la voûte lombaire — la pulpe tournée vers la colonne vertébrale — et explorez cette région : vous percevrez bientôt un petit corps dur — l'ovaire du côté de l'incision, — ou un cordon sinueux et ferme — la corne. En retirant le doigt, sortez le bout de celle-ci avec la glande et enlevez cette dernière par arrachement ou par torsion. — Tirez la corne jusqu'à la bifurcation du corps utérin ; saisissez l'autre, en la déroulant, amenez le second ovaire et enlevez-le comme le premier. — Lavez les cornes avec de l'eau bouillie si elles ont été souillées, puis rentrez-les et fermez la plaie par un ou deux points de suture comprenant la peau et la couche musculaire sous-cutanée.

Les complications (hémorragie, abcès, hernie, péritonite) sont exceptionnelles.

b. *Par la ligne blanche*. — La bête est maintenue sur le dos, le train postérieur élevé. La région préparée, incisez la peau et la couche musculo-aponévrotique dans l'espace compris entre les trois dernières paires de mamelles, puis perforez le péritoine avec le doigt. Introduit dans le ventre, l'index droit perçoit facilement les cornes et les amène à l'extérieur. Enlevez les ovaires, rentrez les cornes et fermez la plaie par une solide suture. — Ce procédé est peu usité.

VIII. — Réduction de l'utérus prolabé.

Chez la *brebis*, la *chèvre* et la *truie*, on réduira l'utérus prolabé en procédant comme pour la vache (V. p. 279). Après avoir rentré la matrice dans l'excavation pelvienne, on en étalera les parois en faisant dans les voies génitales une abondante injection d'eau boriquée tiède.

Dans les cas où l'ablation de l'utérus est jugée nécessaire, on la fera avec le bistouri, après application d'une ligature élastique sur le pédicule, à quelques centimètres en arrière du méat urinaire.

IX. — Ablation de la mamelle.

Chez la BREBIS et la CHÈVRE, *l'ablation de la mamelle* est pratiquée de la même manière que chez la vache. Dans la grande majorité des cas, on n'enlève qu'une seule glande.

QUATRIÈME PARTIE

OPÉRATIONS PRATIQUÉES
SUR LE CHIEN

I. — **Assujettissement. — Anesthésie.**

Pour toutes les interventions qui s'accompagnent de quelque douleur, il convient d'employer la *muselière* ou une *ligature* immobilisant les mâchoires et fixée en arrière des oreilles. Si l'on doit pratiquer une opération délicate ou de longue durée, l'animal sera étroitement assujetti sur une table par des aides qui veilleront à ne pas exercer de pression sur le thorax, le bord inférieur du cou et la gorge, et à ne pas occlure les narines.

Pour l'*anesthésie*, on peut se servir du chloroforme ou de l'éther, mais le procédé de choix est la chloroformisation précédée d'une injection d'atropomorphine :

Chlorhydrate de morphine............ 0gr,10
Sulfate d'atropine...................... 0gr,005.
Eau distillée........................... 10 grammes.

Injectez un demi-centimètre cube de cette solution aux chiens de petite taille, 1 à 2 centimètres cubes aux sujets de taille moyenne, 3 à 4 aux chiens des grandes races. Au bout de quinze à vingt-cinq minutes, administrez le chloroforme.

On obtient ainsi un sommeil profond et de longue durée, sans danger de syncope.

II. — **Saignée**.

On peut saigner le chien à la *jugulaire*, à la *sous-cutanée de l'avant-bras* et à la *saphène externe*.

Pour la *saignée à la jugulaire*, muselez l'animal et faites-le tenir couché sur une table. Provoquez la distension de la veine par une ligature appliquée sur la base du cou, ou faites-la comprimer en ce point par un aide. Ouvrez-la avec la lancette. L'écoulement du sang s'arrête dès qu'on cesse la compression. Il suffit d'appliquer sur la plaie une couche de collodion.

Pour la *saignée à la sous-cutanée de l'avant-bras* et à la *saphène*, servez-vous également de la lancette.

Comprimez ces vaisseaux par l'application d'un lien au niveau du coude ou de la partie moyenne de la jambe, et ouvrez-les un peu au-dessous. La ligature enlevée, l'hémorragie s'arrête. Il n'y a qu'à recouvrir la plaie d'une couche de collodion. L'ouverture de ces veines ne donne d'ailleurs qu'une petite quantité de sang.

III. — **Cautérisation**.

La cautérisation est rarement employée chez le chien. On y peut recourir cependant pour combattre diverses affections internes et les lésions osseuses, articulaires ou les paralysies.

Le patient doit être muselé et bien assujetti. — Pour les *feux en raies* et *en pointes superficielles*, on se servira de cautères légers, à bords minces ou à pointe fine. Quatre à six applications du fer rouge suffisent. — Pratiquez la *cautérisation pénétrante* avec des instruments de petites dimensions et à pointe très fine. Pour les lésions articulaires, ne donnez qu'un coup de cautère à chaque pointe.

Afin de soustraire la région cautérisée à l'action de la langue et des dents, il convient de la recouvrir d'un pansement ouaté ou de la protéger le mieux possible. Souvent on est obligé de faire usage de la muselière.

IV.   Sétons.

Le *séton à la nuque* est indiqué dans le traitement de maladies aiguës de l'encéphale, et le *séton à l'oreille* lorsque la conque est ulcérée à son bord libre (chancre auriculaire).

On passe le *séton à la nuque* avec l'aiguille à bourdonnet. La région préparée et le chien muselé s'il est nécessaire, soulevez la peau avec la main gauche ; faites-y, sur la ligne

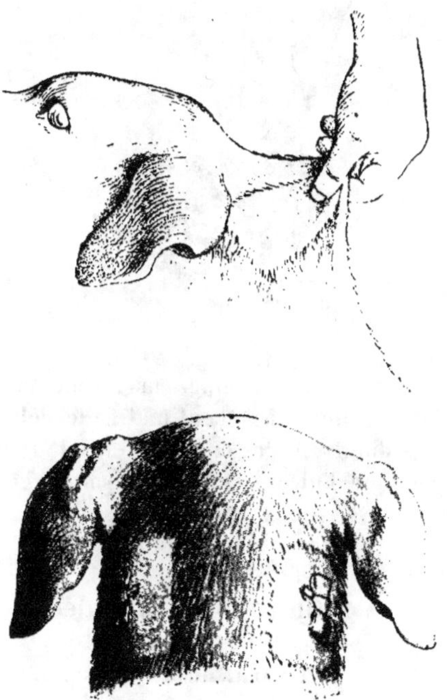

Fig. 180 et 181. — Séton au cou.

médiane, un pli disposé dans le sens du cou. Avec l'aiguille, traversez la base de ce pli un peu en arrière des oreilles, et passez un bourdonnet en retirant l'instrument. Vous pouvez placer un second séton un peu en arrière du premier.

Pour *sétonner l'oreille*, servez-vous d'une forte aiguille

ordinaire dans le chas de laquelle est passée une mèche de
chanvre. Traversez la conque près de son bord libre, à 1-2 centimètres de la base de l'ulcère, et, tirant sur l'aiguille, engagez
la mèche de chanvre dans la perforation jusqu'à ce qu'elle y

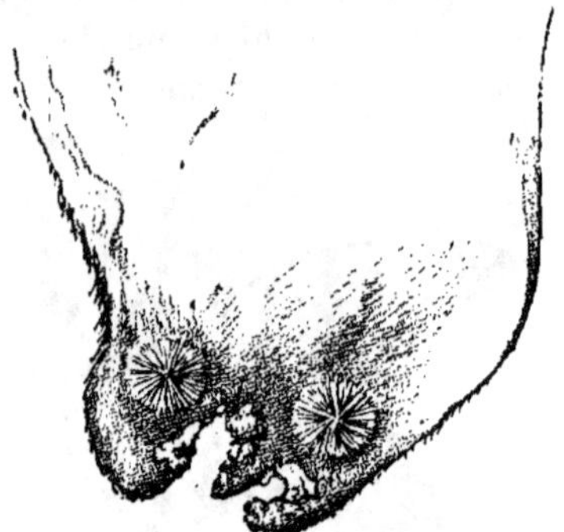

Fig. 182. — Sétons à l'oreille.

soit étroitement fixée. Coupez la mèche en dehors et en
dedans de la conque, à 1 centimètre de celle-ci, puis, avec
la pulpe des doigts, étalez en rosette les deux bouts du séton.

Pour peu que l'ulcère auriculaire soit large ou profond, il
convient de passer deux sétons.

Opérations spéciales.

I. — Opération de l'entropion.

Instruments. — Pince ordinaire ou à mors fenêtrés, ciseaux
courbes, aiguille courbe. -- Fils de chanvre ou de soie.

Assujettissement. — Muselez le chien et faites-le tenir sur une
table, la tête étroitement immobilisée.

TECHNIQUE. — Sur chacune des paupières déviées, excisez un
lambeau de peau de largeur proportionnée au degré de l'en-

tropion, ayant soin de laisser entre la plaie et le bord libre de
la paupière une bande cutanée d'environ un demi-centimètre.
Pour cela, après avoir coupé les poils et désinfecté la peau,
saisissez avec la pince le tégument de la paupière, de façon

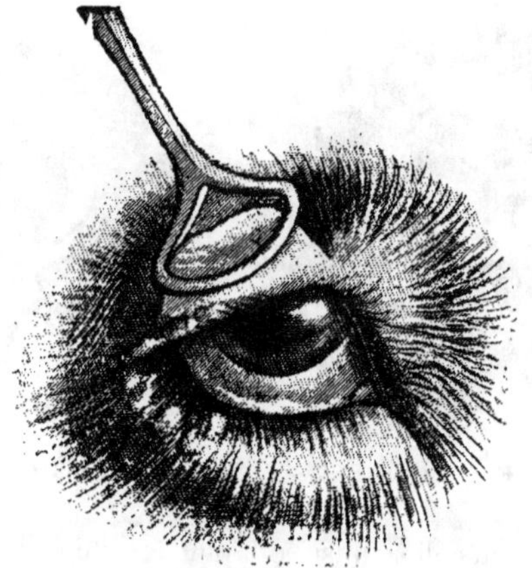

Fig. 183. — Opération de l'entropion. Pincement du lambeau cutané
à exciser.

à former un pli parallèle à son bord libre (fig. 183), et
coupez ce pli à sa base avec les ciseaux courbes.

Si vous voulez réunir les bords de la plaie par des points
séparés, servez-vous d'une fine aiguille courbe manœuvrée
avec une pince, et passez les différents fils en traversant
d'abord la lèvre la plus rapprochée de l'œil.

II. — Opération de l'ectropion.

Instruments. — Pince, bistouri, aiguille fine. — Fil de chanvre
ou de soie.

Assujettissement. — Comme pour l'opération de l'entropion.

TECHNIQUE. — On ne pratiquera guère l'opération que pour
remédier à l'éversion de l'une des paupières, produite par la
rétraction cicatricielle.

Délimitez par deux incisions en **V** le tissu de cicatrice et
faites-en l'excision. Mobilisez ensuite le lambeau cutané
triangulaire *a*, de la pointe à la base, en le disséquant avec

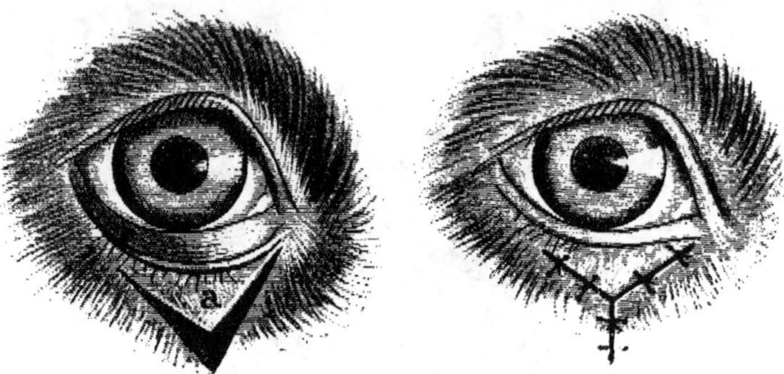

Fig. 184 et 185. — Opération de l'ectropion.

précaution ; décollez aussi un peu les deux lèvres opposées.
Redressez la paupière en remontant le lambeau *a*, et réunissez
les lèvres des incisions, par une suture en **Y**.

III. — Opération de la cataracte.

L'asepsie absolue des instruments et des mains est indispensable. Anesthésié au chloroforme, le patient est placé en position sterno-abdominale sur une table, la tête soutenue par un
aide.

Les principaux procédés opératoires sont : 1° le *déplacement* ;
2° la *discision* ; 3° l'*extraction*.

La conjonctive sera soigneusement aseptisée avec la solution
aqueuse de sublimé à 1 p. 4 000.

A. — DÉPLACEMENT.

Instruments. — Aiguille à cataracte, écarteurs à mains.

Provoquez la dilatation de la pupille par l'instillation de
quelques gouttes d'une solution d'atropine à 1 p. 100 et fixez l'œil
avec une pince.

Le *déplacement* comprend l'*abaissement* et la *réclinaison*.

TECHNIQUE. — Pour *l'abaissement*, tenez l'aiguille en plume
à écrire dans une direction légèrement oblique en haut et un
peu en arrière, la pointe horizontale, la convexité tournée en
haut. Implantez-la dans la sclérotique à 4-5 millimètres de la
cornée, un peu au-dessous du diamètre transverse de l'œil,
et faites-la pénétrer en avant ou en arrière du cristallin. Une

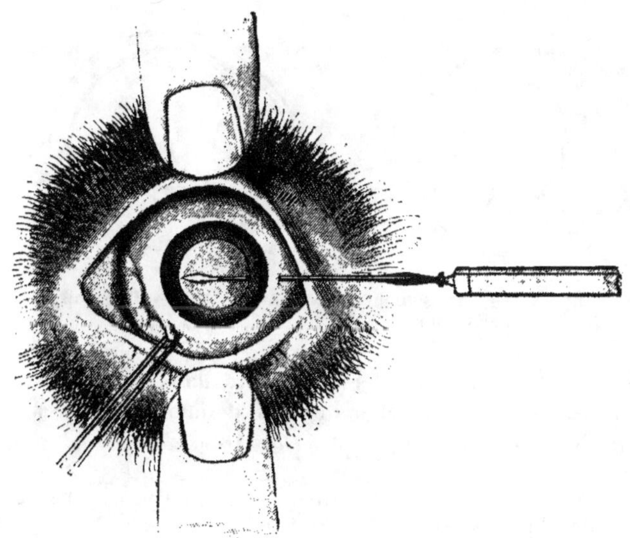

Fig. 186. — Opération de la cataracte par abaissement
ou par réclinaison chez le chien.

fois introduite toute la partie courbe de l'aiguille, portez-en
l'extrémité vers la partie supérieure du cristallin, en remontant
en arrière ou en avant de celui-ci *fig*. 186 .

Appliquez la concavité de l'aiguille sur le sommet de la
lentille, puis, par un mouvement de bascule, abaissez celle-ci
de champ, enfoncez-la en bas et en arrière, au-dessous de l'axe
visuel et dans le corps vitré. Maintenez-la quelques instants
pour l'empêcher de remonter, et sortez l'aiguille après l'avoir
ramenée en position horizontale. — Quand l'opération a été

bien exécutée, la face antérieure du cristallin est devenue inférieure (*fig.* 187).

Pour la *réclinaison*, introduisez l'aiguille dans l'œil et portez-la au sommet du cristallin, comme il vient d'être indiqué pour l'abaissement. Au lieu de déplacer la lentille directement

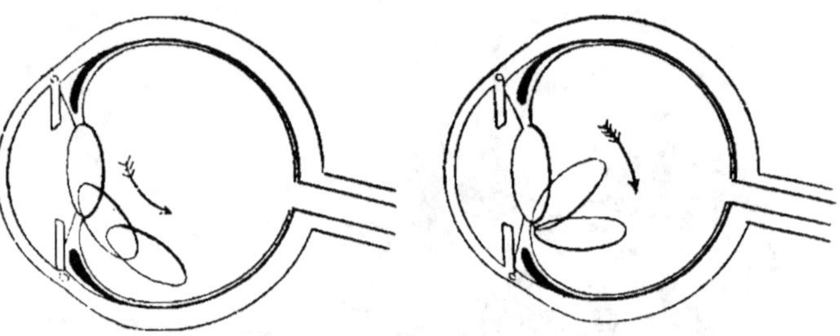

Fig. 187. — Abaissement
du cristallin.

Fig. 188. — Réclinaison.

en bas, faites-la basculer en arrière dans le corps vitré ; couchez-la sur le plancher de l'œil, de manière que sa face antérieure devienne supérieure (*fig.* 188).

Quand le cristallin est abaissé ou récliné enveloppé de sa capsule, il tend à remonter et résiste longtemps à la résorption. Aussi, bien que la capsule puisse se rupturer sous la pression de l'aiguille, a-t-on conseillé de la diviser avec celle-ci, en bas ou en arrière, là où le cristallin doit s'échapper.

B. — Discision.

Applicable à toutes les cataractes des jeunes animaux et aux cataractes molles des sujets adultes ou âgés, la discision consiste à faire à la cristalloïde antérieure une solution de continuité permettant l'imbibition du cristallin par l'humeur aqueuse et sa résorption ultérieure.

Le sujet et l'œil sont préparés comme pour le déplacement. Quelques gouttes de la solution d'atropine provoquent la mydriase ; une instillation de cocaïne insensibilise la cornée.

Instruments. — Blépharostat ou écarteurs à mains, pince à fixer, aiguille à arrêt.

TECHNIQUE. — Immobilisez les paupières et fixez l'œil avec la pince. — L'aiguille à discision tenue en plume à écrire, perforez la cornée dans sa moitié supérieure, à quelques millimètres de son bord. Dirigez la pointe vers la partie supérieure de la pupille et faites à la cristalloïde antérieure une incision simple ou une double incision en croix, mesurant environ les deux tiers de son diamètre ; évitez de pénétrer dans la substance du cristallin, ce qui pourrait déterminer une subluxation. Afin de ne pas agrandir la plaie cornéenne, retirez l'aiguille dans la direction qu'elle avait au moment de son introduction. — Il est parfois nécessaire de pratiquer plusieurs séances de discision à quelques semaines d'intervalle.

Après l'opération par abaissement, réclinaison ou discision, le plus souvent on laisse l'œil sans pansement. Les jours suivants, on instille de l'atropine.

C. — EXTRACTION.

Dans ce procédé, on donne issue au cristallin à la faveur d'une incision de la cornée.

Instruments. — Blépharostat, pince fixatrice, couteau de Graefe, molles, kystitome et curette.

A l'*extraction linéaire*, applicable seulement aux cataractes on préférera la *discision*.

L'*extraction à grand lambeau* est indiquée pour les cataractes dures, séniles, dans lesquelles le noyau du cristallin ne peut sortir que par une large plaie cornéenne.

L'incision de la cornée et la formation du lambeau sont d'une exécution assez délicate. Avec le couteau de Graefe, tranchant tourné en haut, ponctionnez la vitre un peu au-dessus de l'extrémité externe du diamètre transversal de l'œil. Poussez la lame dans la chambre antérieure, parallèlement à l'iris, pour faire sortir la pointe en un point diamétralement opposé à l'orifice d'entrée (*fig.* 189), et sectionnez tout le lambeau supérieur de la cornée par des mouvements de scie imprimés au couteau. L'humeur aqueuse s'écoule et parfois l'iris s'engage dans la plaie.

A la faveur de la plaie, introduisez le kystitome dans la

chambre antérieure, sans blesser l'iris, et divisez la cristalloïde.

Avec le dos de la curette, exercez ensuite une légère pression

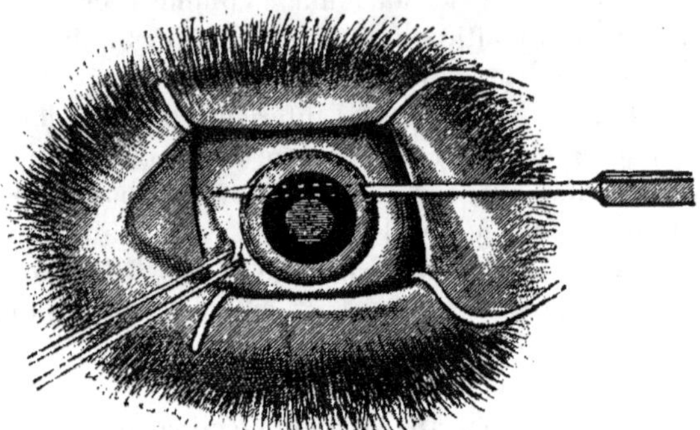

Fig. 189. — Opération de la cataracte par extraction.
Section de la cornée.

sur la partie inférieure de la cornée : le cristallin s'engage entre
les bords de l'incision kératique : on l'enlève avec l'aiguille ou la

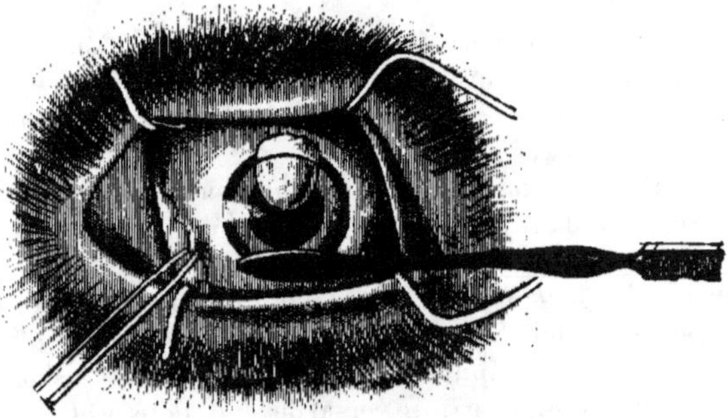

Fig. 190. — Opération de la cataracte. Sortie du cristallin.

curette. Parfois l'iris en coiffe le bord supérieur et s'oppose à sa
sortie : en pareil cas, il faut pratiquer l'iridectomie.

Appliquez sur l'œil un pansement occlusif aseptique. Souvent
la plaie cornéenne est fermée au bout de quarante-huit heures.

IV. — **Œsophagotomie.**

Instruments. — Ciseaux, bistouris, pinces ordinaire et hémostatiques, aiguille. — Fil de chanvre ou de soie et drain.

Assujettissement. — Muselez le patient. Couchez-le à droite sur la table et faites-le tenir par deux aides.

TECHNIQUE. — Coupez les poils et rasez la peau au niveau de la saillie formée par le corps étranger. Avec le bistouri convexe, divisez successivement, dans le sens du conduit, la peau et les couches sous-cutanées qui recouvrent celui-ci, prenant les précautions nécessaires pour éviter de blesser la jugulaire et la carotide.

L'œsophage découvert sur une suffisante étendue, faites-y une incision longitudinale de quelques centimètres ; saisissez le corps étranger avec une pince et sortez-le.

Réunissez par des points isolés les bords de la plaie œsophagienne.

Suturez la peau sur un drain fixé dans l'angle inférieur de l'incision cutanée.

V. — **Thoracentèse.**

Instruments. — Ciseaux, rasoir, trocart capillaire ou aiguille creuse aseptiques. — Pour cette opération et les deux suivantes, observez strictement les règles de l'asepsie.

TECHNIQUE. — Immobilisez le chien debout. Gardez-vous de le coucher et de provoquer des mouvements de défense ou une vive agitation : l'asphyxie est à craindre.

Coupez les poils et désinfectez la peau sur la partie inférieure de la région thoracique droite ou gauche, en arrière du coude (de la cinquième à la neuvième côte). Enfoncez le trocart ou l'aiguille dans la partie déclive du thorax, au niveau du sixième ou du septième espace intercostal. Évacuez lentement l'exsudat collecté dans la plèvre. Si des grumeaux obstruent la canule, repoussez-les avec la tige du trocart.

Retirez la canule ou l'aiguille et recouvrez la piqûre d'une couche de collodion.

Pansement ouaté.

VI. — **Ponction du péricarde**.

Instruments. — Trocart capillaire ou aiguille à pointe courte et appareil aspirateur.

Technique. — La région préparée, faites la ponction au niveau de la partie inférieure de la zone de matité, dans un espace intercostal. Si vous vous servez du trocart, implantez-le par un double mouvement de pression et de

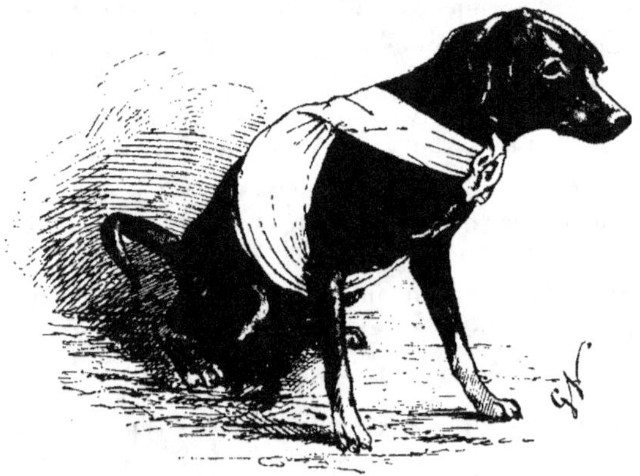

Fig. 191. — Pansement pour les plaies de poitrine.

rotation; évitez de le pousser trop loin. — Si vous employez l'aspirateur, celui-ci préparé et le vide fait dans le corps de pompe, passez ce dernier à un aide, introduisez la pointe de l'aiguille sous la peau, à la partie inférieure de la zone mate; ouvrez le robinet correspondant et poussez l'aiguille doucement jusqu'à ce que le liquide jaillisse dans l'instrument. Ainsi la pénétration de la pointe dans le péricarde est réduite au minimum, et les blessures du cœur, toujours plus ou moins rapetissé et refoulé en haut, ne sont pas à craindre.

L'évacuation terminée, retirez l'aiguille ou la canule et pansez comme pour la thoracentèse.

VII. — **Paracentèse**.

Instruments. — Les mêmes que pour la thoracentèse.

Assujettissement. — Faites tenir le chien debout. Évitez de provoquer des mouvements de défense ou une vive agitation.

TECHNIQUE. — Coupez les poils et désinfectez la peau sur la région abdominale inférieure (ligne médiane ou partie inférieure de l'un des flancs).

Implantez le trocart ou l'aiguille un peu en arrière de l'ombilic, sur la ligne blanche ou à son voisinage. Faites-le pénétrer d'abord sous la peau, puis poussez-le doucement dans l'abdomen. Évacuez lentement le liquide.

L'instrument retiré, recouvrez la plaie de collodion et appliquez un pansement ouaté.

VIII. — **Hernies**.

Instruments. — Ciseaux, bistouris, rasoir, sonde cannelée, aiguille. — Fils de soie et objets de pansement.

La cure opératoire exige une correcte asepsie.

A. — HERNIE INGUINALE.

a. *Chez le chien.*

Quelquefois observée chez les jeunes chiens, la hernie inguinale n'a pas de tendance à disparaître spontanément. Presque toujours elle nécessite une intervention chirurgicale. — Le sujet sera assoupi au chloroforme et convenablement fixé.

TECHNIQUE. — Après avoir préparé la région comme il convient, incisez le scrotum et le dartos, énucléez haut la gaine vaginale et réduisez. Tordez le cordon couvert jusqu'à l'orifice de la gaine, ligaturez-le aussi haut que possible avec un fil de soie fixé ensuite aux lèvres de l'anneau inguinal, et coupez le cordon au-dessous du lien. Pour peu que l'anneau soit élargi, fermez-le par deux ou trois points de suture.

Réunissez les lèvres scroto-dartoïques sur une mèche de gaze. Pansement ouaté.

b. *Chez la chienne.*

Fréquente chez la chienne, la hernie inguinale peut acquérir d'assez grandes dimensions. Le sac contient le plus souvent une partie de l'épiploon ou l'une des cornes de l'utérus, quelquefois l'intestin ou la vessie. Elle est particulièrement grave quand, la chienne étant fécondée, un ou plusieurs fœtus se développent dans la corne ectopiée.

Assujettissez la chienne en position dorsale. A moins de contre-indication, il est toujours avantageux de l'anesthésier.

TECHNIQUE. — La zone opératoire préparée, incisez largement la peau ainsi que les lamelles conjonctives sous-cutanées suivant le grand axe de la tumeur, et énucléez le sac jusqu'à l'anneau inguinal ou aussi haut que possible.

Réduisez ; tordez le sac ; liez-le avec un fil de soie au niveau de l'anneau inguinal et coupez-le à un demi-centimètre de l'anneau inguinal.

Quand la réduction ne peut être obtenue complète, incisez le fond du sac et libérez l'organe qui lui adhère. Si l'étroitesse de l'orifice herniaire ne permet pas de réduire, élargissez-le par une incision sur la sonde cannelée.

En général, on doit occlure l'orifice herniaire par deux ou trois points séparés. Il n'y a plus qu'à suturer la peau sur une mèche de gaze après en avoir excisé un lambeau de chaque côté, et à appliquer un pansement ouaté.

Dans le cas où le sac contient l'une des cornes avec un ou plusieurs fœtus, il faut l'ouvrir largement, inciser la corne et en extraire le contenu, puis exciser la première après avoir appliqué une double ligature sur sa base et sur son extrémité ou sur le pédicule ovarien, lier ou tordre les vaisseaux qui saignent, cautériser ou purifier le moignon, le rentrer dans le ventre, et terminer comme il vient d'être dit. (V. *Hystérectomie.*)

B. — HERNIE OMBILICALE. — HERNIE VENTRALE.

Assez commune chez les jeunes animaux, la *hernie ombilicale* diminue graduellement dans la plupart des cas et finit par disparaître après le sevrage.

L'opération ne doit être faite que si la tumeur est stationnaire depuis plusieurs mois ou si elle augmente de volume. Le patient sera simplement assujetti en position dorsale ou anesthésié au préalable.

TECHNIQUE. — La région ombilicale et ses environs préparés, incisez la peau suivant le grand axe de la tumeur; énucléez le sac, rentrez les organes qu'il contient, ligaturez-le au niveau de l'anneau ombilical et amputez près du lien. Le moignon refoulé, avivez les bords de l'anneau et fermez ce dernier par deux ou trois points séparés. Faites sur la peau, de chaque côté, une excision plus ou moins large et suturez sur un rouleau de gaze.

Parfois on doit libérer les organes contenus dans le sac. — Chez quelques sujets opérés tardivement, l'orifice ombilical est fermé : la tumeur est constituée par une sorte de kyste contenant un îlot d'épiploon dégénéré.

Même assujettissement et même préparation pour la *hernie ventrale*. Ici le sac fait très généralement défaut. — Incisez la peau et la couche conjonctivo-fibreuse sous-cutanée (pseudo-sac), rentrez dans l'abdomen les organes ectopiés, avivez les bords de l'ouverture herniaire, fermez celle-ci par des points isolés à la soie et suturez la peau sur un lambeau de gaze.

Pansement ouaté.

C. — HERNIE PÉRINÉALE.

Située entre l'anus dévié, la base de la queue et la pointe de la fesse, cette hernie est ordinairement formée par la vessie renversée, refoulée le long du rectum par les efforts expulsifs. Elle est assez commune chez les vieux chiens atteints d'hypertrophie de la prostate. — La tumeur peut contenir une anse d'intestin, une partie de l'épiploon ou de la matrice.

Assujettissement. — Anesthésiez le patient et faites-le tenir en position sterno-abdominale, le train de derrière surélevé.

TECHNIQUE. — La région préparée, faites sur la tumeur une incision cutanée verticale en procédant avec précaution, afin de ménager le sac. L'énucléation de celui-ci est toujours délicate et parfois impossible. Si vous avez pu la faire, réduisez et ligaturez le sac loin en avant, puis excisez la partie située en aval de la ligature. Enlevez de chaque côté un lambeau de peau et suturez celle-ci sur un drain. — Lorsqu'il n'existe qu'un pseudo-sac dont la dissection est impossible, on doit se borner le plus souvent à faire la suture du tégument après en avoir enlevé un lambeau sur chacune des lèvres.

Pansement ouaté.

Il importe de satisfaire à l'indication causale : remédier à la constipation ; combattre l'hypertrophie de la prostate par la médication iodurée ou la castration.

IX. — Cœliotomie.

Sauf les cas où l'on doit intervenir sur-le-champ, préparez le sujet par un régime diététique (alimentation lactée) et l'antisepsie intestinale (calomel à la dose de 1 à 3 centigrammes par jour).

L'opération exige une asepsie rigoureuse de la région, des instruments et des mains.

Instruments. — Ciseaux, rasoir, bistouris, pinces simple et hémostatiques, sonde cannelée et aiguilles fines. — Fils de soie, crin de Florence, compresses et objets de pansement.

Assujettissement. — Anesthésiez l'animal et faites-le tenir en position dorsale.

TECHNIQUE. — *Premier temps : Incision.* — Sur la ligne blanche et dans une étendue variable selon le but poursuivi, divisez successivement la peau et les couches sous-jacentes jusqu'au péritoine. Arrêtez l'hémorragie par le tamponnement et la forcipressure. Ponctionnez la séreuse, engagez sous celle-ci, dans toute la longueur de la plaie, la sonde cannelée, et incisez-la, de dedans en dehors, avec le bistouri guidé sur la sonde.

Deuxième temps : Manœuvres intra-abdominales. — Effectuez ces manœuvres aussi rapidement que possible et évitez d'infecter le péritoine. — Si la séreuse a été souillée, faites-en la toilette par le lavage avec une solution chaude

(35-40°) de sel marin à 7 p. 1000, ou par l'essuyage avec des compresses stérilisées trempées dans cette solution.

Troisième temps : Suture. — Réunissez les bords du péritoine par une suture en surjet à la soie fine, et ceux de la couche musculaire par des points séparés avec de la soie plus forte ou du crin de Florence. On peut toutefois affronter ces deux premières couches par un seul rang de points isolés. — Faites ensuite la suture de la peau. Asséchez la couture et recouvrez-la de collodion iodoformé.

Pansement ouaté.

X. — Gastrotomie.

Indication. — Extraction des corps étrangers de l'estomac ou de la partie inférieure de l'œsophage.

Instruments. — Ciseaux, rasoir, bistouris, pince ordinaire, pince à griffes, pinces hémostatiques, fines aiguilles courbes. — Fils de soie et de catgut. Objets de pansement.

Même *assujettissement* et mêmes *précautions aseptiques* que pour la cœliotomie.

Technique. — *Premier temps : Incision de la paroi abdominale.* — Faites l'incision sur la ligne blanche, de l'appendice xiphoïde à l'ombilic, en procédant comme il vient d'être dit pour la cœliotomie.

Deuxième temps : Ouverture de l'estomac et extraction du corps étranger. — Le champ opératoire cerné par des compresses, avec les doigts aseptiques ou en vous aidant d'une pince à griffes, amenez l'estomac au dehors et fixez-le en passant deux fils dans la séreuse et la musculeuse, près des extrémités de l'incision qui va être pratiquée. Faites cette incision parallèle à la grande courbure et au niveau de celle-ci ou sur la partie inférieure de l'une des faces du viscère, en une région où n'apparaissent pas de vaisseaux importants. Les lèvres de la plaie gastrique pincées et écartées, engagez l'index dans l'estomac, et, la situation du corps étranger reconnue, procédez à l'extraction de celui-ci.

Avec de longues pinces à forcipressure engagées dans le cardia, on peut saisir et extraire un corps étranger arrêté dans la partie inférieure de l'œsophage.

Suture. — Dans toute l'étendue des lèvres de l'incision stomacale, décollez la muqueuse de la musculeuse sur une largeur de quelques millimètres et suturez la première membrane par des points séparés au catgut (suture muco-muqueuse par inflexion). Appliquez un deuxième rang de sutures sur la musculeuse et la séreuse (suture musculo-musculeuse). On peut aussi faire une suture de Lembert à deux étages. (V. p. 152.)

Lavez avec la solution salée chaude à 7 p. 1 000 les parties souillées du péritoine, et achevez l'intervention en procédant comme il a été dit pour la *cœliotomie.*

XI. — Entérotomie.

Instruments et *assujettissement.* — Les mêmes que pour la cœliotomie.

Elle est indiquée surtout pour extraire les corps étrangers de l'intestin. Même asepsie rigoureuse que pour la cœliotomie.

TECHNIQUE. — Le ventre ouvert, amenez au dehors la partie de l'intestin dans laquelle est arrêté le corps étranger et étalez-la sur une compresse aseptique. En amont et en aval de celui-ci, fermez provisoirement l'intestin avec deux pinces hémostatiques dont les mors sont recouverts de caoutchouc, ou avec des épingles de sûreté garnies d'ouate. — L'anse obstruée entourée de compresses, incisez-la longitudinalement dans l'étendue voulue, sur son bord convexe, et enlevez le corps étranger. — Nettoyez la plaie intestinale et fermez-la par une suture appropriée. (V. p. 150.)

XII. — Entérectomie.

La gangrène partielle, les blessures graves, les néoplasmes de l'intestin sont les principales indications de cette opération.

Instruments et assujettissement. — Comme pour la cœliotomie.
— Taillez dans une pomme de terre, un navet ou une carotte deux
cônes creux à parois assez résistantes, du diamètre de l'intestin,
et immergez-les dans une solution de sublimé à 1 p. 1 000.

TECHNIQUE. — Mêmes temps préliminaires que pour l'entérotomie. L'anse intestinale à exciser étalée sur un linge
aseptique et entourée de compresses, appliquez, en amont et
en aval, des pinces qui ferment provisoirement le conduit.
(V. *Entérotomie.*) Ligaturez les branches de l'artère mésen-
térique qui irrigue cette anse, puis sectionnez celle-ci en travers, aux deux points limitant la partie à réséquer.

Désinfectez l'intérieur des deux bouts à réunir. Affrontez et
suturez-les par des points séro-séreux.

L'affrontement et la suture des bouts de l'intestin sont
facilités par l'emploi des cônes creux susmentionnés. Passez
dans la paroi de chacun de ceux-ci, parallèlement à son axe
et en des points opposés, deux fils arrêtés par un nœud sur la
petite extrémité. Chaque cône ainsi préparé est introduit dans
l'un des bouts de l'intestin; passez alors successivement les
deux fils à travers les tuniques de l'intestin à environ 3 millimètres du bord, l'un au point d'attache du mésentère, l'autre
au point opposé. Tandis qu'un aide affronte les bouts, nouez
les fils qui se correspondent et coupez les chefs près du nœud.
Faites ensuite une série de points séro-séreux, en commençant
auprès du mésentère.

L'intestin suturé, nettoyez-le avec la solution chlorurée
sodique chaude, rentrez-le dans le ventre et fermez celui-ci.

Pansement ouaté.

XIII. — **Ablation du rectum renversé**.

Le *prolapsus rectal* est assez fréquent chez les jeunes chiens
atteints d'entéro-proctite avec ténesme. On ne recourra à
l'ablation qu'après avoir vainement employé tous les autres
moyens.

Les règles de l'intervention opératoire sont les mêmes que pour les sujets des autres espèces (V. p. 149 et 294). On coud les surfaces de section des deux cylindres par un seul rang de points séparés ou par une double suture (musculo-séreuse et muqueuse).

XIV. — Cathétérisme de l'urètre.

Instrument. — Sonde en gomme longue de 30 à 35 centimètres et d'un calibre de 2 à 3 millimètres. Elle sera stérilisée et enduite d'un corps gras aseptique (huile bouillie).

Assujettissement. — Faites maintenir l'animal couché en position dorsale sur une table, les membres postérieurs écartés.

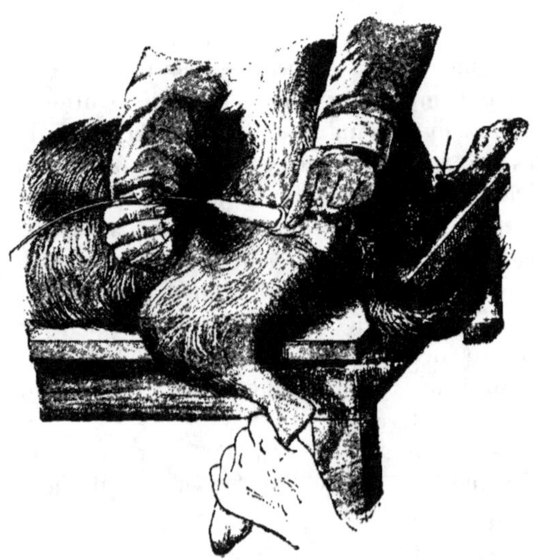

Fig. 192. — Cathétérisme de l'urètre.

TECHNIQUE. — Placé à gauche de l'animal, faites sortir le pénis et maintenez-le découvert en exerçant sur sa base et sur le bord du fourreau une légère pression avec la main gauche. Introduisez la sonde dans l'urètre et faites-l'y pro-

gresser lentement. Il est rarement difficile de lui faire franchir
l'arcade ischiale et de pénétrer dans la vessie.

XV. — **Urétrotomie**.

Chez le chien, les calculs qui s'engagent dans l'urètre venant
s'arrêter sur la base de l'os pénien, c'est *l'urétrotomie scrotale* que
l'on pratique très généralement.

Instruments. — Ciseaux, rasoir, cathéter, bistouri, pince.

Assujettissement. — Faites tenir le patient couché sur le côté
droit, le membre postérieur gauche relevé, ou sur le dos, les
membres postérieurs portés en avant.

TECHNIQUE. — Introduisez une sonde dans l'urètre et
poussez-la jusqu'au point obturé. La région préscrotale rasée
et désinfectée, faites-y, au niveau de ce point et sur la ligne
médiane, une incision de 2 à 3 centimètres. Divisez successivement la peau et les tissus sous-jacents jusqu'à la paroi
urétrale. Incisez cette paroi et sortez le calcul avec la pointe
du bistouri ou une petite pince.

Pas de suture ni de pansement.

XVI. — **Castration du chien**.

Instruments. — Ciseaux, rasoir, bistouri, aiguille. — Fil de soie,
objets de pansement.

Assujettissement. — Comme pour l'urétrotomie.

TECHNIQUE. — La région préparée, incisez toutes les enveloppes sur le grand axe de l'un des testicules et remontez-les
haut sur le cordon. Sectionnez la partie postérieure de celui-ci;
liez la partie vasculaire avec un fil de soie et coupez-la un peu
au-dessous, ou opérez par torsion en vous servant de deux
pinces hémostatiques.

Mêmes manœuvres pour l'autre glande.

Réunissez par un point de suture les bords des plaies
scrotales.

Vous pouvez aussi inciser le scrotum et le dartos sur la

ligne médiane, puis faire successivement l'incision des enveloppes profondes sur la face interne de chaque testicule.

Pansement ouaté.

XVII. — **Castration de la chienne.**

Chez la chienne, les ovaires sont situés immédiatement en arrière des reins. Du volume d'un pois à celui d'un gros haricot, ils sont entourés d'une couche plus ou moins épaisse de tissu adipeux.

La castration peut être faite *par le flanc* ou *par la ligne blanche*, avec ou sans anesthésie. La chienne doit être préparée par une abstinence de vingt-quatre heures.

Instruments. — Ciseaux, rasoir, bistouri, pince, aiguille. – Soie aseptique et objets de pansement.

TECHNIQUE. — a) *Par le flanc.* — Faites tenir la chienne en position latérale sur une table. Rasez et désinfectez la peau du flanc. En cette région, tout près de la dernière côte, faites parallèlement à celle-ci une incision cutanée de 4 à 5 centimètres; divisez ensuite le tissu conjonctivo-adipeux sous-jacent. Avec l'index porté dans la plaie et disposé perpendiculairement, perforez par une brusque poussée la couche musculaire et le péritoine.

Portez l'index vers la voûte lombaire et prenez le rein pour repère : en arrière de cet organe, vous percevrez l'ovaire. Amenez-le au dehors en exerçant sur lui une traction avec le doigt, et enlevez-le par torsion ou par excision après ligature du pédicule. Fermez la plaie par une suture cutanée.

Procédez de la même manière pour enlever le second ovaire, ou amenez celui-ci au dehors par la première incision en déroulant successivement les deux cornes.

Appliquez un pansement ouaté.

b) *Par la ligne blanche.* — La chienne placée en position dorsale et la région préparée, faites la laparotomie sur la ligne blanche, en arrière de l'ombilic.

L'index introduit dans le péritoine perçoit facilement le corps de la matrice : en suivant l'une des cornes, il arrive à l'ovaire, qui est enlevé par torsion ou par section du pédicule après ligature. — Mêmes manœuvres pour l'autre.

Réunissez par une double suture les bords de la plaie abdominale et appliquez un pansement ouaté.

XVIII. — Hystérotomie. — Hystérectomie.

Ces opérations sont une dernière ressource dans les parturitions dystociques, lorsque les fœtus ne peuvent être expulsés ni extraits par les voies naturelles.

L'assujettissement, les *instruments*, les précautions relatives à *l'asepsie* sont les mêmes que pour la cœliotomie. (V. p. 314.)

I. — HYSTÉROTOMIE.

Elle consiste en l'incision de l'utérus mis à nu par la laparotomie et en l'extraction des fœtus par la brèche ainsi pratiquée.

TECHNIQUE. — Faites l'incision des parois abdominales sur la ligne médiane comme il a été dit à l'article *Cœliotomie*.

Sortez la corne gravide ou — quand les deux cornes contiennent des fœtus — celle qui se présente à la plaie, et étalez-la sur un linge aseptique. — Au niveau de la saillie formée par le fœtus, incisez longitudinalement et couche par couche les parois de la corne, suivant une ligne où ne passe aucun vaisseau volumineux. Arrivé sur la muqueuse, faites-y une étroite ponction et divisez-la de dedans en dehors sur la sonde cannelée.

Sortez le fœtus avec une pince ou par des pressions exercées sur la corne, de chaque côté de l'incision. Pincez ensuite les enveloppes, détachez-les par de légères tractions et amenez-les au dehors. — Si la corne contient plusieurs fœtus, poussez-les successivement avec les doigts vers l'incision et faites-les sortir. Pour l'extraction des enveloppes, servez-vous de pinces hémostatiques à longs mors.

Employez la solution salée chaude (8 p. 1000) pour la toilette de la corne et des parties voisines qui ont pu être souillées. Fermez la plaie utérine par une double suture. (V. *Gastrotomie*.)

Même intervention sur la seconde corne si elle contient un ou plusieurs fœtus.

Réunissez les bords de l'incision abdominale comme il a été dit à propos de la *cœliotomie*.

II. — HYSTÉRECTOMIE.

L'*hystérectomie* est le plus souvent *partielle*, nécessitée par une hernie inguinale dont le sac contient une corne utérine gravide. (V. p. 312.) Quelquefois *totale*, portant sur les deux cornes et complétée par l'ablation des ovaires, elle est faite dans les mêmes circonstances que l'hystérotomie.

TECHNIQUE. — Le ventre ouvert par une incision médiane et les cornes étalées sur un linge aseptique, appliquez une première ligature sur la partie antérieure du corps de l'utérus, puis deux autres sur les pédicules ovariens, sur la partie antérieure de chacun des ligaments larges. Détachez ensuite les ovaires et les cornes en sectionnant ces ligaments d'avant en arrière, ayant soin de pincer, à mesure que vous les coupez, les divisions des artères utéro-ovarienne et utérine ; enfin tranchez l'utérus immédiatement en avant de la première ligature.

Le moignon soigneusement désinfecté, cautérisé ou suturé, enlevez les pinces hémostatiques après ligature des vaisseaux, et terminez comme pour l'hystérotomie. (V. *Cœliotomie*.)

XIX. — **Section du tendon commun aux muscles rotuliens.**

Instrument. — Ténotome droit.
Assujettissement. — Faites tenir le patient debout ou couché. Muselez-le s'il se défend.

TECHNIQUE. — La région préparée, la rotule ramenée et maintenue sur la trochlée fémorale avec le pouce et l'index appliqués sur la jointure au niveau des ligaments tibio-rotuliens, ponctionnez la peau immédiatement au-dessus de cet os avec le ténotome droit et engagez-le à plat sous le tendon. Tournez le tranchant contre celui-ci et coupez-le sans diviser la peau.

Déposez sur la plaie une couche de collodion. Inutile d'appliquer un pansement.

XX. — Section des tendons des fléchisseurs du métacarpe.

Instrument. — Ténotome droit. — Éclisses et objets de pansement.

Assujettissement. — Faites tenir le chien debout ou couché.

Technique. — La rétraction de ces tendons n'existe le plus souvent qu'à un membre. La surface opératoire préparée, ponctionnez la peau un peu au-dessus du genou, immédiatement en avant de ces tendons, avec la pointe du ténotome droit ; engagez la lame à plat sous les tendons, puis, dirigeant contre eux le tranchant de l'instrument, coupez-les sans diviser la peau. En quelques cas, on doit couper aussi le tendon du perforé. — Si l'arcure existe aux deux membres, procédez de la même manière pour le second.

Maintenez en bonne direction l'avant-bras et le métacarpe par un pansement à éclisses recouvrant toute l'extrémité et laissé à demeure une semaine.

XXI. — Amputation. — Désarticulation.

Instruments. — Ciseaux, bistouris, pinces ordinaire et hémostatiques, scie. — Fil de catgut et de soie. Objets de pansement.

Assujettissement. — Couchez le patient sur une table et anesthésiez-le.

Préparez la région par la section des poils, le rasement et la désinfection de la peau. — Appliquez un lien hémostatique sur l'une des sections supérieures du membre.

Coupez le tégument et les parties molles sous-jacentes avec le bistouri, de manière à conserver une manchette de peau ou des lambeaux permettant de recouvrir l'extrémité osseuse.

Vous pouvez faire *l'amputation* par la *méthode circulaire*

ou par la *méthode à deux lambeaux*. — Si vous faites
choix de la première, divisez la peau par une incision
circulaire pratiquée un peu au-dessous du point où l'os

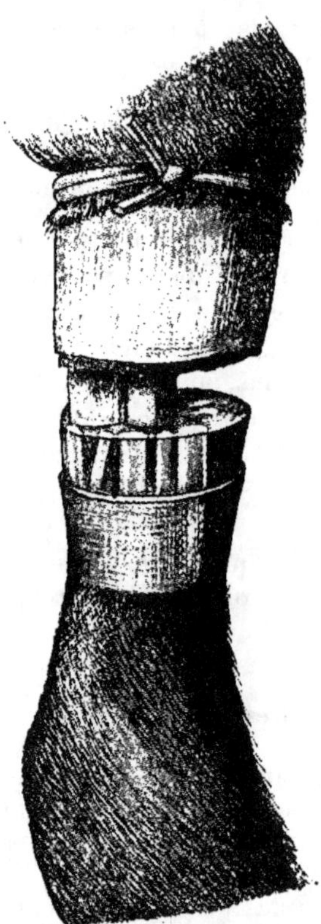

Fig. 193. — Amputation circulaire.

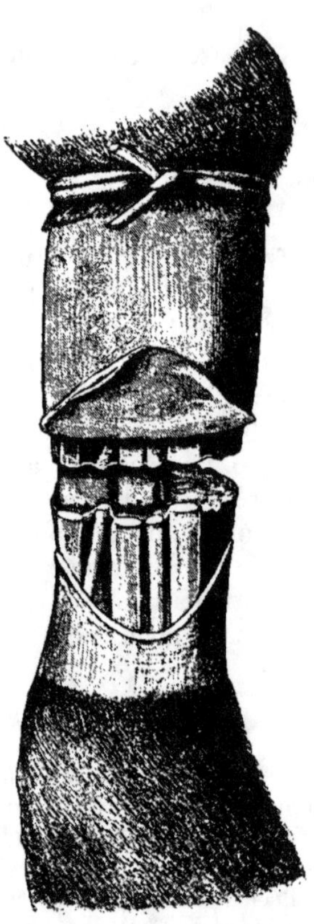

Fig. 194. — Amputation à deux
lambeaux.

doit être coupé; une légère traction exercée par un aide
sur le lambeau supérieur et vers la racine du membre
dégage l'aponévrose; s'il est nécessaire, pour favoriser la

rétraction du tégument, dégagez-le du fascia aponévrotique
avec la pointe du bistouri. — A 2-3 centimètres du point où
a été faite l'incision cutanée et au ras du tégument rétracté,
sectionnez circulairement l'aponévrose et les tissus sous-jacents
jusqu'à l'os. Pincez les artères et les grosses veines ; liez-
les au catgut ou à la soie. Les parties molles légèrement
relevées par un aide au moyen d'une compresse appliquée
sur la surface de section, divisez l'os avec la scie (*fig.* 193).

Dans l'autre méthode, faites deux lambeaux latéraux ou
l'un antérieur et l'autre postérieur, portant sur la peau et les
muscles ; ces lambeaux relevés, sciez l'os au niveau de
leur base. Ou encore, taillez deux lambeaux cutanés, renver-
sez-les, et, comme dans le premier procédé, coupez circulairement les muscles, puis sciez l'os (*fig.* 194).

Le lien hémostatique enlevé, touchez la plaie avec la
solution phéniquée forte, ensuite irriguez-la avec de l'eau
bouillie ou un liquide antiseptique faible. Saupoudrez-la
d'iodoforme : rabattez la manchette ou les lambeaux, et
suturez sur un drain ou une étroite mèche de gaze.

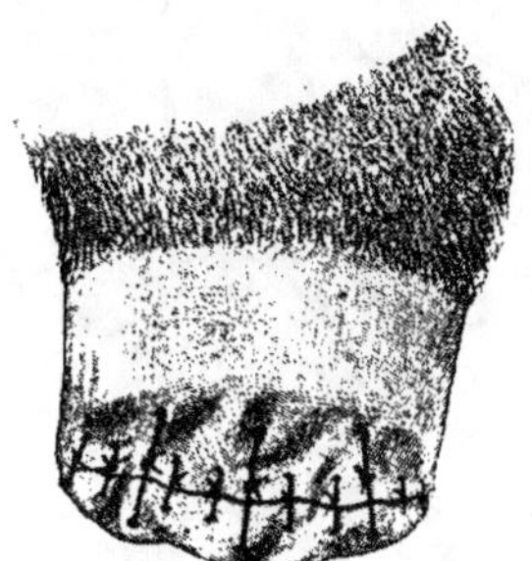

Fig. 195. — Moignon suturé.

Appliquez un pansement ouaté. — Pour l'amputation aux
régions dont le squelette est formé par deux os (avant-bras,
jambe), avant de couper ceux-ci, sectionnez les parties
molles intermédiaires.

Pour la *désarticulation*, coupez la peau circulairement ou
taillez-y deux lambeaux. Divisez sur la ligne de la jointure les

parties molles qui la recouvrent ; puis, l'article mis dans l'attitude favorable, sectionnez successivement les divers ligaments entre leurs points d'attache, soit sur l'interligne, soit à côté.

Quand l'ablation est limitée à l'un des doigts, vous pouvez aussi faire la désarticulation ou l'amputation. En ce dernier cas, divisez l'os avec un sécateur.

TABLE ALPHABÉTIQUE DES MATIÈRES

6987-03. — Corbeil. Imprimerie Éd. Crété.